DE LA DOCTRI

DES

ÉLÉMENTS

ET DE SON APPLICATION

A LA

MÉDECINE-PRATIQUE;

Par J. QUISSAC,

Docteur-Agrégé à la Faculté de Médecine de Montpellier, ancien Chef-Interne de l'Hôtel-Dieu St-Éloi, ancien Chef de Clinique médicale de la Faculté, Membre du Conseil d'Hygiène et de Salubrité publique, etc.

✳

TOME SECOND.

MONTPELLIER,

SEVALLE, Libraire, rue du Gouvernement.

PARIS,

J.-B. BAILLÈRE.   LABÉ.
GERMER BAILLÈRE.   Victor MASSON.

LYON, CH. SAVY.   TOULOUSE, GIMET.

1850.

Tobcco
Pen

DE LA DOCTRINE

DES

ÉLÉMENTS

ET

DE SON APPLICATION

A LA MÉDECINE-PRATIQUE.

MONTPELLIER,
Typographie de P. GROLLIER,
rue Blanquerie, 1.

DE LA DOCTRINE

DES

ÉLÉMENTS

ET DE SON APPLICATION

A LA

MÉDECINE-PRATIQUE;

Par J. QUISSAC,

Professeur-Agrégé à la Faculté de Médecine de Montpellier, ancien Chef-Interne de l'Hôtel-Dieu St-Éloi, ancien Chef-de Clinique médicale de la Faculté, Membre du Conseil d'Hygiène et de Salubrité publique, etc,

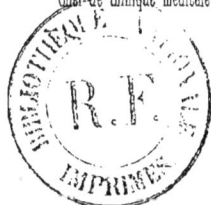

✳

TOME SECOND.

———⊶⊷———

MONTPELLIER,

SEVALLE, Libraire, rue du Gouvernement.

PARIS,

J.-B. BAILLÈRE.	LABÈ.
Germer BAILLÈRE.	Victor MASSON.
LYON, CH. SAVY.	TOULOUSE, GIMET.

1850.

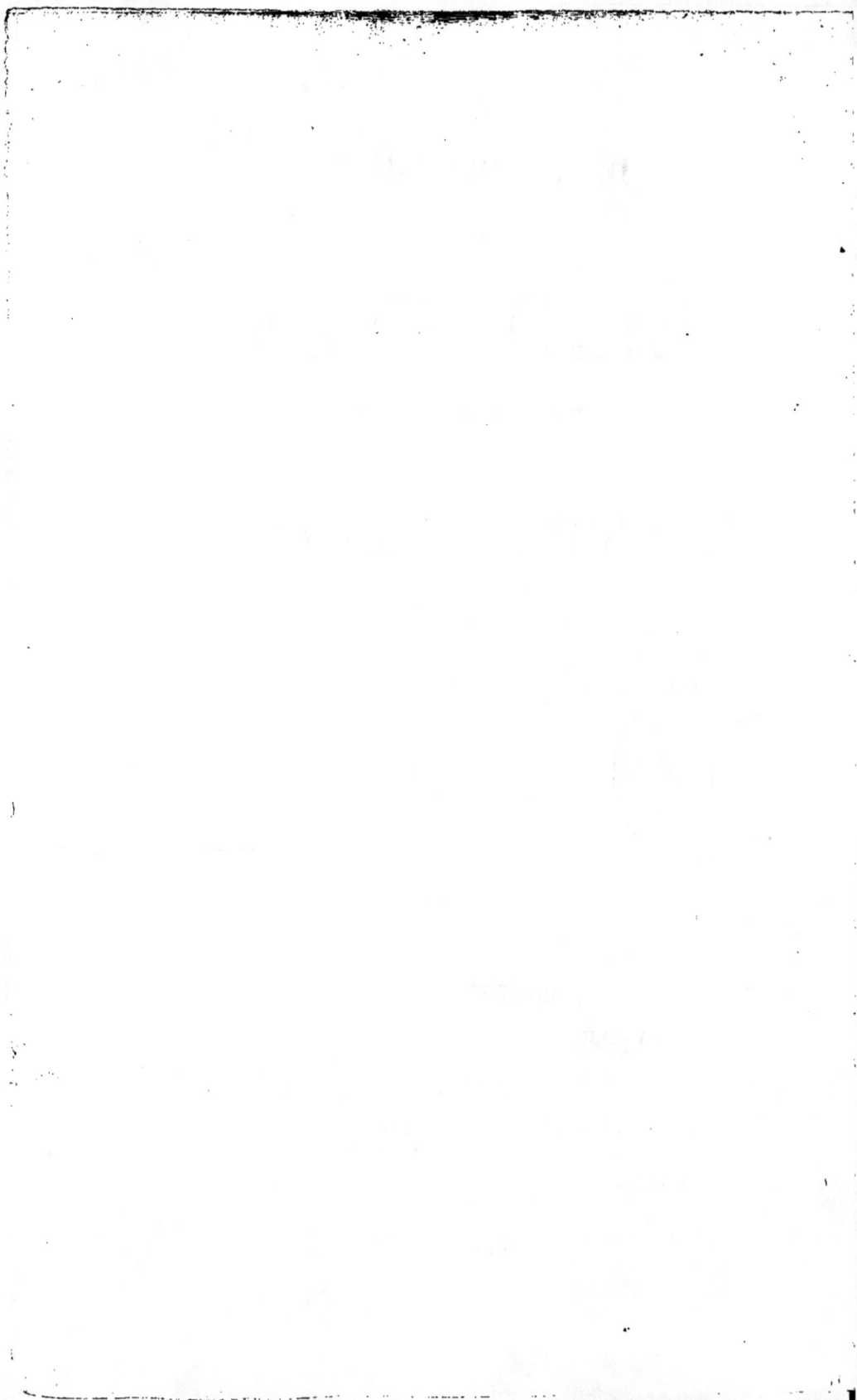

DE LA DOCTRINE

DES

ÉLÉMENTS

ET DE SON APPLICATION

A LA

MÉDECINE-PRATIQUE.

TROISIÈME PARTIE.

CHAPITRE VI.

(Élément adynamique.)

FIÈVRE TYPHOÏDE. — LES MIASMES EN SONT TOUJOURS
LA CAUSE. — QUATRE PÉRIODES DANS CETTE FIÈVRE.
— RARETÉ DES CRISES. — DES LÉSIONS INTESTINA-
LES. — COMMENT ON PEUT EXPLIQUER LEUR AB-
SENCE. — CE N'EST PAS L'INFLAMMATION QUI PRÉSIDE
A LEUR DÉVELOPPEMENT. — LA FIÈVRE TYPHOÏDE
ET LE TYPHUS SONT DEUX MALADIES IDENTIQUES. —
LES LÉSIONS INTESTINALES DE LA FIÈVRE TYPHOÏDE
LUI SONT SPÉCIALES. — DES SAIGNÉES COUP SUR COUP
ET DES PURGATIFS RÉPÉTÉS DANS CETTE MALADIE.
— TRAITEMENT PROPHYLACTIQUE ET CURATIF. — DES
FLUXIONS ACCIDENTELLES DANS LA FIÈVRE TYPHOÏDE
ET DE LEUR TRAITEMENT. — SYNERGIE ENTRE L'ÉTAT
GÉNÉRAL ET LES LÉSIONS ANATOMIQUES.

1

FIÈVRE ADYNAMIQUE PAR LÉSION DU DYNAMISME. ——
DEUX CAS DE FLUXION DE POITRINE AVEC FIÈVRE
ADYNAMIQUE.

ASSOCIATIONS ÉLÉMENTAIRES. —— ANTAGONISMES. ——
—— FIÈVRE CONCOMITANTE AVEC ÉLÉMENT ADYNA-
MIQUE.

Nous avons déjà fait connaître les caractères de
l'élément adynamique ou putride. Cet élément a pour
principaux symptômes : la prostration des forces, la
céphalalgie ou le délire, la stupeur du visage, la faiblesse de la voix, la fuliginosité des lèvres et des dents,
la sécheresse et la couleur brunâtre de la langue, les
hémorrhagies passives, les pétéchies, la rétention d'u-
rine, la petitesse, le peu de consistance du pouls, etc.

L'élément adynamique se rencontre surtout dans
cette affection connue sous le nom de *fièvre typhoïde*
qu'il constitue presque en entier. Mais ce n'est pas
seulement dans cette maladie qu'on l'observe. On le
voit se présenter encore, dans d'autres circonstances,
où tantôt il constitue l'affection principale, tantôt il
se présente comme association ou comme complication.

Nous allons tout d'abord jeter un coup d'œil sur la
fièvre typhoïde, soit parce que c'est dans cette maladie
qu'on aperçoit le plus souvent l'élément adynamique
et que c'est là surtout qu'il est porté au plus haut degré, soit parce que ce sujet, devenu le point de mire
de la plupart des travaux modernes, nous semble mé-
riter une certaine attention de notre part.

Nous commençons par dire que les Modernes ont

jeté la plus grande confusion sur ce qu'il faut entendre par fièvre typhoïde , toute fièvre , de quelque nature qu'elle soit , dès qu'elle présente un caractère grave , étant dès ce moment pour eux une fièvre typhoïde. Ainsi, il n'y a point de fièvre à caractère ataxique , à caractère malin ; ces affections sont pour eux des fièvres typhoïdes. Une fièvre avec élément adynamique ou ataxo-adynamique accidentel est , à bien plus forte raison, rangée dans le même genre. Sous prétexte de simplifier, d'épurer la médecine , ils ont confondu des états morbides généraux parfaitement distincts. Une fièvre catarrhale , bilieuse, muqueuse, qui, par telle ou telle raison, prendra l'un ou l'autre de ces caractères, devra donc être, d'après eux, une fièvre typhoïde ! Or, nous soutenons qu'il n'en est rien ; une fièvre typhoïde est une affection spéciale et non le résultat de la conversion d'une maladie en une autre.

C'est tout au plus si parmi les Modernes, il en est quelques-uns qui aient admis un état typhoïde qui n'est pas tout à fait la fièvre typhoïde. Mais que de vague dans ce qu'ils disent à ce sujet, et combien peu de certitude ont-ils dans les indications qu'ils veulent remplir !

La fièvre typhoïde ne reconnaît, à nos yeux, d'autre cause qu'un air vicié par des miasmes , tel que celui que l'on respire dans les prisons, les bagnes, les hôpitaux, les casernes, les vaisseaux, les camps et parfois même dans les colléges, les séminaires, etc.

Nous avons vu à l'hôpital Saint-Éloi , depuis le com-

mencement de nos études médicales, un bon nombre
de fièvres typhoïdes. Quels étaient les individus qui
en étaient atteints ? C'étaient des soldats, rien que des
soldats. Ils venaient, soit de la citadelle, soit surtout
des casernes, dont les chambres, plus petites, ont une
disposition hygiénique moins favorable ; de lieux par
conséquent dont l'air est vicié par des miasmes. Rien
n'est plus évident pour nous que le rapport qui existait
entre cette circonstance et la maladie qui en était la
suite.

Avons-nous observé la fièvre typhoïde sous d'autres
conditions? L'avons-nous observée dans cet hôpital sur
des civils ? A cela, nous répondrons par la négative la
plus formelle; non, nous n'avons jamais vu à l'hôpital
St-Éloi la fièvre typhoïde sur des individus qui ne fussent pas militaires. Nous ne l'avons observée, nous le
répétons, que sur des soldats de la garnison.

Hors de l'hôpital St-Éloi, dans la pratique civile,
nous n'avons jamais eu non plus l'occasion d'observer
cette maladie. Nous avons bien vu des fièvres prendre
un caractère grave, se montrer avec l'élément ataxique
ou malin, ou même adynamique; mais, qu'il y a loin
de là à la fièvre typhoïde ! Des médicaments appropriés
ne tardaient pas le plus souvent à faire disparaître ces
affections. Avec un peu de bonne volonté, nous aurions
pu en faire aussi des fièvres typhoïdes, mais nous n'aurions fait que nous associer à la confusion que la médecine moderne a jetée sur cette partie de la pathologie.

Les miasmes, voilà, nous le répétons, la cause efficiente de la fièvre typhoïde. Les autres conditions qui

paraissent influer sur son développement, telles que le passage de la vie des champs à celle de soldat, le changement de régime, le regret du pays, des chagrins divers, etc., ne sont que des circonstances tout à fait secondaires, des causes prédisposantes et pas autre chose. Elles seraient incapables de produire par elles-mêmes cette affection.

Il est bon de noter que, dans les grandes villes, les ouvriers se trouvent souvent dans des conditions sem-blables à celles des soldats des garnisons, souvent même ces conditions sont pires. Dans la capitale, par exemple, on sait fort bien que les ouvriers sont logés par vingt, par trente, dans des chambres qui hygié-niquement ne devraient pas contenir même la moitié de ce nombre. Ils y sont presque entassés. Si l'on ajoute à cette condition déjà déplorable le peu de propreté qui y règne, on aura la raison des fièvres typhoïdes que cette classe fournit aux hôpitaux de Paris.

Si nous pouvions porter nos recherches sur tous les cas de fièvre typhoïde, nous verrions probablement que toujours les miasmes seraient en cause, et que, là où ils n'auraient pas agi, là aussi il n'y aurait pas eu de fièvre typhoïde, mais tout simplement une erreur de diagnostic.

Rien, nous le répétons, ne peut nous faire rapporter la fièvre typhoïde, dans notre pays du moins, qu'à l'action des miasmes. Nous sommes fort porté à penser qu'il n'en est pas autrement ailleurs, bien qu'on ait écrit et que l'on écrive encore tous les jours le con-traire.

La fièvre typhoïde, bien qu'elle ait des caractères pathognomoniques, qui ne manquent guère, que l'on retrouve dans presque tous les cas, n'en affecte pas moins maintes fois une certaine variété dans sa forme, et cette variété sera surtout appréciée par la doctrine des affections élémentaires.

La fièvre typhoïde, telle qu'elle se présente le plus généralement, nous offre, après les prodromes :

1º Une période d'irritation ;

2º Une période d'ataxie ;

3º Une période d'ataxo-adynamie ;

4º Une période d'adynamie.

La première période présente ordinairement des symptômes d'irritation gastro-intestinale caractérisée par des coliques, par la douleur augmentant à la pression, par la diarrhée. Quant à la langue, si, dans certains cas, elle est rouge à la pointe ou sur ses bords, bien souvent aussi à une légère couche d'un blanc-jaunâtre près, elle est normale sous les autres rapports. Et pour ce qui est des symptômes généraux, s'il y a de la céphalalgie, s'il y a de la chaleur à la peau, s'il y a de la fréquence et du développement au pouls, nous n'y trouvons cependant pas les conditions nécessaires pour dire que nous avons affaire à un élément inflammatoire. Nous voudrions que le pouls eût une résistance réelle, qu'il fût dur. Cette condition est pour nous de rigueur ; mieux que tout autre, elle nous fait connaître l'état des forces, elle nous indique la thérapeutique que nous avons à suivre. Mais combien il est rare qu'il en soit ainsi !

Si, à ce défaut de résistance prononcée du pouls, nous ajoutons que presque toujours nous avons devers nous connaissance des conditions qui nous font prévoir le genre de la maladie, savoir : la profession de soldat, sa qualité de recrue, le lieu d'où il vient (casernes), la maladie régnante dans ces lieux, la saison des chaleurs pendant laquelle elle se développe de préférence, il sera tout naturel que nous apportions, dans le diagnostic de l'état général, une réserve extrême, réserve qui sera du reste autorisée par les phénomènes qui vont se développer successivement, et par la longueur de l'affection.

Il y a, dans cette première période, des symptômes d'irritation, de fluxion sur le bas-ventre, de la même manière qu'il y a irritation sur la conjonctive quand un ulcère s'y établit ; de la même manière qu'un chancre amène l'irritation des parties voisines. Ce n'est donc pas l'irritation qui est la cause de l'ulcération ; elle ne fait que l'accompagner. Cette distinction est fort importante sous le rapport des indications thérapeutiques.

C'est donc à l'élément fluxionnaire général, et non à l'élément inflammatoire, qu'il faut rapporter cette première période ou période d'irritation.

La deuxième période annonce l'ataxie. Elle a été négligée par les auteurs, qui la font rentrer, les uns, dans la première période ; les autres, dans celle d'ataxo-adynamie. Son existence nous a paru pourtant à peu près constante ; seulement elle a une durée très-variable, de deux à cinq jours.

Les symptômes propres à cette période sont : l'alté-

ration du visage qui offre de l'étonnement ; la sécheresse
de la langue qui est comme grillée ; la pulvérulence des
narines ; une céphalalgie intense, parfois même du délire,
le plus souvent léger , quelquefois presque furieux ; des
soubresauts des tendons , des mouvements automatiques, etc. Bien que les forces aient subi déjà une certaine atteinte , on n'observe pourtant pas , dans les membres et dans le décubitus, cette résolution qu'ils ne tar-
deront pas à montrer. Cependant la sensibilité est déjà
un peu obtuse ; le malade se plaint rarement de son
ventre, et si l'on exerce de la pression sur cette partie,
c'est à peine s'il s'en aperçoit. La peau est chaude et
sèche ; le pouls a de la fréquence, quelque dévelope-
ment , mais peu de résistance.

Outre ces symptômes qui nous paraissent propres à
montrer l'existence de l'élément ataxique , il en existe
d'autres, dans cette période, qui ne lui sont pas particuliers , telle est , par exemple , la diarrhée.

Dans la troisième période , les symptômes sont un
mélange d'ataxie et d'adynamie, aussi mérite-t-elle le
nom d'*ataxo-adynamique*. Ici , ce n'est plus de l'étonnement que l'on voit sur le visage , c'est de la stupeur ;
la langue qui n'était que grillée, s'est raccornie, comme
desséchée ; au délire s'est joint de la tendance à l'assoupissement ; les forces font de plus en plus défaut ; le
décubitus horizontal est presque continuel ; la douleur
du ventre est à peine accusée dans la pression ; le pouls
conserve de la fréquence , il a quelque développement,
mais sa résistance est tout à fait nulle.

C'est dans cette période que se manifeste le plus sou-

vent l'épistaxis, tantôt léger revenant à des reprises
diverses, tantôt presque continuel et même abondant ;
c'est alors que la déglutition commence à devenir difficile par la faiblesse de l'appareil musculaire du pharynx
et de l'œsophage, ce qui fait parfois refluer les liquides
par le nez ; c'est alors que les dents, que la bouche
deviennent fuligineuses ; c'est alors qu'on voit apparaître ces taches rosées constituant ce qu'on a appelé
éruption typhoïde; c'est alors que se montrent les pétéchies ; c'est alors que survient la rétention d'urine,
que se manifestent les hémorrhagies intestinales ; que
les soubresauts des tendons sont presque continuels,
que le météorisme, que le gargouillement de la fosse
iliaque droite sont faciles à reconnaître. La diarrhée
continue, elle donne des matières fétides ; l'urine est
ammoniacale, d'une odeur infecte, sécrétée en petite
quantité ; souvent elle est retenue dans la vessie.

La quatrième période, ou période d'adynamie, nous
montre une sorte d'insensibilité générale pour les im-
pressions externes et internes : l'ouïe est obtuse, ou
même complètement abolie ; la vision semble ne plus
s'exécuter ; le goût est nul, le malade mâchant les
médicaments les plus répugnants sans paraître s'en
apercevoir ; le ventre est indolent quand on le presse.
Alors arrive le coma ; alors se manifestent des escar-
rhes sur les parties du corps qui sont soumises à la
pression : au talon, aux tissus qui sont sur le coccyx, le
sacrum ; ou bien encore au pli des fesses, des cuisses ;
alors se manifestent sur les membres, sur le tronc, de
petits boutons violacés, qui se convertissent bientôt en

ulcères ; alors la gangrène survient sur les vésicatoires, sur les points où ils ont été mis, sur ceux où l'on a appliqué des sinapismes ; alors l'haleine est fétide. Quant au pouls, il a bien de la fréquence, mais il est sans développement, et sa résistance est encore plus nulle.

C'est dans cette période confirmée, que la prostration des forces est portée au plus haut degré, que le coma devient profond, que l'urine et les selles sortent involontairement, que le météorisme arrive au degré de la tympanite, que la déglutition est presque impossible, que la peau perd sa chaleur, que le pouls se montre misérable.

Et, c'est au milieu de ces symptômes qui annoncent l'anéantissement, l'altération profonde des forces de la vie, que l'on voit survenir tantôt une roideur tétanique, tantôt des accidents épileptiformes !

La fièvre typhoïde, arrivée au degré que nous venons de signaler, est presque inévitablement mortelle. La déglutition ne se fait plus, la respiration offre une gêne extrême, les membres se refroidissent, le pouls s'éteint.

Telles sont les quatre périodes que présente généralement la fièvre typhoïde. Il faut pourtant reconnaître qu'elles ne sont pas toujours aussi distinctes, aussi tranchées ; que leur durée offre de nombreuses variétés, et cependant il est presque toujours possible de les distinguer l'une de l'autre.

Quand la fièvre typhoïde arrive à la quatrième période, il est à peu près impossible, avons-nous dit, qu'elle puisse guérir ; la mort est presque inévitable. Si la guérison doit avoir lieu , l'amélioration survient dans la troisième période. Alors, tantôt il ne se présente aucun phénomène particulier, on observe seulement que les symptômes offrent un amendement progressif ; tantôt il se manifeste sur diverses parties du corps une sorte de petits phlegmons sous-cutanés , violacés, qui ne donnent d'abord que du sang plutôt que de la sanie. Déjà cependant le mieux est réel. Mais il est bien plus sensible , lorsqu'à ces phlegmons sanieux en ont succédé d'autres qui ont donné presque du pus ; alors le malade est presqu'en convalescence. La matière de ces phlegmons ne s'est améliorée que parce qu'il y avait déjà amendement du côté de l'état général ; nouvelle preuve de cette loi de synergie, qui existe entre l'affection et les lésions locales.

On voit parfois se manifester pendant la fièvre typhoïde, dans la troisième période le plus souvent , des phénomènes graves ; nous voulons parler de l'érésipèle du visage , de la pneumonie, de la péritonite. Nous y reviendrons dans un instant.

On sait que les lésions anatomiques que présentent les individus morts de la fièvre typhoïde consistent surtout dans des altérations du cinquième inférieur, de l'intestin grêle et du cœcum : plaques gauffrées ou réticulées, ulcères; qu'elles consistent aussi dans l'engorgement des ganglions mésentériques correspondants.

Plusieurs questions importantes s'élèvent à ce sujet.

Et d'abord, ces lésions sont-elles constantes? MM. Chomel, Andral, Louis, prétendent avoir rencontré des
cas dans lesquels ces lésions faisaient complètement
défaut; l'intestin était à l'état tout à fait normal. Nous
reconnaissons ces médecins pour très-compétents en
fait d'anatomie pathologique, aussi, n'hésitons-nous pas
à croire que l'intestin était parfaitement sain. Mais nous
ne sommes pas aussi rassuré au sujet du diagnostic
de l'affection; ces praticiens ne cachant pas que pour
eux toute fièvre grave est une fièvre typhoïde, ils ne
veulent pas en reconnaître d'autre. Or, qu'ils aient eu
à traiter un malade atteint de fièvre avec élément
ataxique, ataxo-adynamique ou malin, et que la mort
arrive, il est certain qu'ils ne trouveront pas dans l'intestin la lésion intestinale propre à la fièvre typhoïde;
et cependant ils diront, eux, qu'ils viennent de traiter
une fièvre typhoïde sans lésion intestinale ! Il est donc
évident que du moment où ils confondent des maladies
si distinctes, on ne peut plus s'en rapporter à ce qu'ils
disent au sujet des lésions cadavériques; tel fait qu'ils
considèrent comme une fièvre typhoïde pouvant être
une fièvre d'un caractère différent. Cette conclusion
est rigoureusement amenée par leurs théories médicales.

Nous n'avons certainement pas la prétention d'opposer notre observation à celle de ces médecins; cependant nous ne pouvons nous empêcher de dire que
nous n'avons jamais observé de fièvre typhoïde sans
lésion intestinale. Ce n'est pas que nous la jugions indispensable à cette fièvre; nous croyons fermement

qu'il peut y avoir fièvre typhoïde sans que ces lésions existent ; celle-ci n'est qu'un symptôme qui peut fort bien manquer. Nous croyons que dans les cas où la cause morbide aura agi avec assez d'énergie pour porter dans les forces vitales un trouble plus profond que de coutume ; que dans le cas, par exemple, où les miasmes auront eu une activité délétère inaccoutumée, la perturbation vitale sera telle que l'affection restera à l'état purement essentiel, et que les phénomènes qui doivent amener le développement des plaques et des ulcères ne pourront pas se produire. Peut-être sont-ce des cas de cette sorte que MM. Andral, Louis et Chomel ont eu l'occasion d'observer ; mais la confusion qu'ils font de maladies différentes doit, nous le répétons, nous laisser dans le doute à ce sujet.

Ces lésions intestinales sont-elles la cause unique des symptômes typhoïdes, ainsi que l'ont prétendu la plupart des anatomo-pathologistes ? Nous ne le pensons pas ; nous croyons que ces symptômes typhoïdes sont tout autant le résultat de l'intoxication produite par les miasmes. Que ces lésions, plaques et ulcères, que la matière putride qui en provient, soient de nature à augmenter la gravité des symptômes généraux, c'est ce dont on ne peut pas douter ; mais il n'en est pas moins vrai que ces symptômes peuvent exister sans eux, puisque dans le typhus, où les symptômes typhoïdes sont bien autrement graves, ces lésions manquent souvent, et qu'ils manquent surtout dans les cas où les malades ont été rapidement emportés.

Mais supposons que les lésions intestinales soient seules la cause des symptômes typhoïdes, quelle conséquence peut-on en tirer? Sera-t-on autorisé à n'employer pour traitement que la méthode antiphlogistique, à lui donner du moins une importance trop grande?

Si l'on ne faisait aucune différence entre le phénomène de l'inflammation et le phénomène de l'ulcération, qu'on regardât les plaques et les ulcères comme le résultat d'une gastro-entérite, il est évident qu'on serait en quelque sorte autorisé à user largement des antiphlogistiques pour prévenir le développement de ces lésions ; mais ces phénomènes ne sont pas identiques ; les ulcères sont le résultat d'un état morbide spécial, bien distinct de l'inflammation. Il n'y a pas le moindre doute à ce sujet. Or, si les lésions intestinales appartiennent à la classe des ulcères, les plaques ne constituant que la première période des ulcères intestinaux, il est évident qu'on ne saurait, pour les guérir, avoir recours aux antiphlogistiques qui ne conviennent que pour l'inflammation. On emploie contre les ulcères syphilitiques, scrofuleux, scorbutiques, etc., des traitements spéciaux qui s'attaquent à l'état général, il faut donc pour les ulcères intestinaux suivre un traitement analogue. Ce n'est pas qu'il faille rejeter complètement la méthode antiphlogistique ; elle est au contraire le plus souvent nécessaire, mais elle ne doit être employée que contre les symptômes d'irritation qui viennent ordinairement, dans le principe, compliquer le phénomène de l'ulcération. On combat

cet accident afin de laisser à la maladie toute la simplicité qu'elle est susceptible de présenter ; c'est là que
l'on s'arrête.

Nous disons donc que, même en supposant que les
symptômes typhoïdes fussent uniquement produits par
les lésions intestinales, ce ne serait pas une raison
pour ne s'occuper que de celles-ci et pour les traiter
comme on traiterait une gastro-entérite, qu'il n'en
faudrait pas moins apprécier toujours, aussi exactement
que possible, cet état général, et établir sur cet état
les indications majeures. Ce serait le meilleur et le
seul moyen d'obtenir de l'amendement du côté des
lésions intestinales.

Une autre question s'offre à nous : la fièvre typhoïde
et le typhus constituent-ils une maladie identique ou
bien sont-ce deux maladies différentes? La réponse
nous paraît facile ; nous disons que la fièvre typhoïde
et le typhus ne forment qu'une seule et même affection, différente seulement par le degré auquel elle a
lieu, mais identique sous le rapport de la cause, identique sous le rapport des symptômes essentiels.

Par rapport à la cause, nous avons déjà dit que,
pour notre part, nous n'avions jamais observé la fièvre typhoïde que sur de jeunes soldats qui avaient été
soumis à l'air miasmatique des casernes ; que jamais
nous ne l'avions vue à l'hôpital Saint-Éloi chez les malades civils, que jamais nous ne l'avions rencontrée
en ville. Nous avons dû faire observer que si dans
d'autres lieux on prétendait avoir vu la fièvre ty-

phoïde dans des conditions différentes, il fallait d'a-
bord faire attention que, dans les grandes villes, les
ouvriers non-sédentaires couchent le plus souvent
dans des chambres où ils sont comme entassés les uns
sur les autres ; que de plus, dans ces villes, les fa-
milles de la classe nécessiteuse sont dans des conditions tout aussi défavorables ; que, par conséquent,
il ne serait pas étonnant que l'air de ces lieux, tout
aussi imprégné de miasmes que celui des casernes,
ou des prisons, pût amener le développement de
cette maladie. Nous avons dû faire encore remarquer
la confusion introduite par les Modernes dans cette
question de la fièvre typhoïde, puisque, de leur aveu
même, ils comprennent sous ce nom toutes les fièvres
graves. Il est certain pour nous, nous le répétons,
que la fièvre typhoïde véritable est une maladie spéciale qui naît toujours, comme le typhus, sous l'influence d'un air vicié par des miasmes.

Les symptômes de la fièvre typhoïde et du typhus ont-
ils des caractères particuliers qui doivent les faire regarder comme des maladies différentes ? Non, cette différence n'existe pas, ces symptômes sont les mêmes dans
ce qu'ils ont d'essentiel, ils ne varient que du plus au
moins. Dans l'une et dans l'autre, ce qui domine, c'est
la prostration des forces, c'est la stupeur du visage,
ce sont les hémorrhagies passives, c'est le délire ou le
coma, c'est la diarrhée, le peu de résistance du pouls,
etc., c'est, en un mot, la présence de l'élément adynamique. La fièvre typhoïde n'est bien certainement
qu'un typhus modéré. Les miasmes qui la produisent

sont moins actifs ou bien ils rencontrent des individus mieux disposés, plus susceptibles de réagir, voilà toute la différence. Les jeunes soldats de nos casernes, les ouvriers, ne sont guère soumis, en effet, à l'action de ces miasmes que la nuit; dans le jour, leurs travaux les amènent sous des milieux dont l'air est plus pur, leur moral est dans un état généralement satisfaisant. Quelles sont les conditions qui amènent le typhus? Dans quels lieux le voit-on paraître? On le voit se développer dans les bagnes, dans les prisons, dans les villes assiégées, dans les hôpitaux, dans les camps, partout, en un mot, où à un air plus corrompu se joindront des dispositions morales fâcheuses, ou bien quand les individus seront continuellement soumis à l'action des miasmes.

Sous le rapport des symptômes et de la cause, il n'y a donc, entre la fièvre typhoïde et le typhus, d'autre différence que celle qui existe entre le plus ou moins.

Les lésions anatomiques sont-elles à présent les mêmes? Les Modernes admettant qu'il y a des fièvres typhoïdes sans lésion intestinale, et l'observation ayant démontré, dans diverses épidémies de typhus, que l'on ne rencontre souvent aucune lésion de l'intestin, il ne pourrait pas s'établir de différence sous ce rapport. Mais nous ne saurions admettre complètement l'opinion des Modernes à ce sujet, attendu que, sous le nom de fièvre typhoïde, ils confondent, ainsi qu'ils l'avouent eux-mêmes et que nous l'avons déjà fait observer, des maladies différentes.

2

Bien que nous ayons toujours vu, dans la fièvre typhoïde, les lésions intestinales qui lui sont propres, nous n'hésitons pas cependant à croire qu'il doit se trouver des cas où ces lésions n'existent pas ; nous en avons dit la raison. Il n'y a donc encore, sous ce rapport, aucune différence entre cette maladie et le typhus.

La fièvre typhoïde et le typhus sont donc des maladies identiques qui ne diffèrent que par le degré auquel elles se présentent.

Il est enfin une question qui a beaucoup occupé les Modernes ; c'est celle-ci : les lésions intestinales de la fièvre typhoïde ou du typhus sont-elles spéciales à ces maladies ? Nous osons répondre encore par l'affirmative. On a bien dit qu'on avait observé les plaques ou les ulcères de la fièvre typhoïde, soit dans le choléra asiatique, soit dans la phthisie pulmonaire, soit dans certaines diarrhées, il y a erreur ; les ulcères de la phthisie ou de la diarrhée ne sont point ceux de la fièvre typhoïde, et si le choléra a pu présenter du gonflement dans certaines parties de l'intestin, il n'y a jamais eu rien de semblable entre ce gonflement et les plaques réticulées ou gauffrées de la fièvre typhoïde.

Il semblerait encore, d'après quelques auteurs, que les individus morts de la fièvre jaune présenteraient les lésions abdominales de la fièvre typhoïde. Nous sommes obligé de rappeler ici les opinions opposées émises à ce sujet par deux médecins que nous avons

déjà cités. Ainsi, l'un d'eux, M. L ...., chirurgien de
marine de première classe, écrit, dans sa thèse sur
la fièvre jaune : « Dans cette maladie, le mésentère
est livide et les glandes engorgées en masse saignent à
l'incision. Les plaques de Peyer et de Brunner, souvent boursouflées, offrent, sous l'épithélium, cette
concrétion mucoso-purulente que l'on a signalée dans
la dothinentérite. Cette matière repose sur des ulcéra-
tions aussi nettes quelquefois que si elles avaient été
faites par un emporte-pièce. » Mais quels étaient les
malades sur lesquels ce médecin avait fait ses observations ? C'étaient des matelots ou des soldats qui
avaient été soumis non-seulement à l'influence du climat où règne la fièvre jaune, mais encore à celle des
miasmes. Ainsi, ce médecin a eu à traiter une épidémie développée, à la Havane, en 1846, à bord de
la frégate l'*Andromède*, lors des travaux de désarme-
ment nécessités pour son abattage, et de plus une
épidémie observée à Saint-Jean-d'Ulloa, lors de la
prise de ce fort par l'escadre française. Dans l'une et
dans l'autre, les miasmes paraissent avoir joué le principal rôle dans la production de l'épidémie, le climat
n'a fait que modifier son caractère. Voici notamment
ce qu'il écrit sur les fâcheuses conditions sanitaires
du fort de Saint-Jean-d'Ulloa : « L'édifice est cons-
truit sur un rescif, à un mille de la Vera-Cruz ; la
cour principale est traversée par un canal qui l'inonde
à la basse marée ; des murailles élevées concentrent
dans la place une chaleur étouffante ; les casemates
reçoivent l'air et la lumière par une seule ouverture,

le suintement des voûtes et l'air salin y entretiennent une humidité constante ; l'incroyable malpropreté des Mexicains multiplie les causes d'infection. Enfin, les fossés à demi-comblés par les immondices et l'entourage du rescif, mis à sec par la marée, empoisonnent l'atmosphère....... Le 28 novembre, au moment où notre pavillon flottant sur la forteresse, annonçait une victoire éclatante, il y avait 120 cas de *vomito*.......

Ces influences devaient éprouver nos troupes de débarquement, etc. »

Il nous semble évident qu'un air aussi corrompu par les miasmes n'a pu produire que le typhus ; qu'il n'est plus alors surprenant qu'on ait trouvé dans l'intestin les lésions qui lui sont propres. Le climat a bien pu, comme nous l'avons dit, modifier le caractère de la maladie, mais au fond, c'est du typhus qu'il est réellement question.

Quant à M. F......, médecin de la Nouvelle-Orléans, où il exerce depuis plus de 30 ans, voici ce qu'il dit : « On ne trouve jamais, dans la fièvre jaune, ni altération des plaques de Peyer, ni ulcération. »

Nous croyons donc que les lésions intestinales que l'on rencontre dans la fièvre typhoïde ou le typhus sont spéciales à ces maladies ; elles paraissent être le produit de l'infection miasmatique, comme les bubons gangréneux sont le produit de la peste. Du reste, peu importe, en réalité, que les plaques réticulées ou gauffrées, que les ulcères qui en résultent soient spéciaux à la fièvre typhoïde ou qu'on les observe dans d'autres maladies ; nous ne voulons constater que le

fait en lui-même, nous n'avons aucune conclusion thérapeutique à en tirer. La présence ou l'absence de ces
lésions ne modifieront en rien le traitement que nous
aurons à diriger contre l'état général.

· Quel est à présent le traitement de la fièvre typhoïde? Nous ne voulons pas rappeler tout ce qui a été dit
ou fait à ce sujet ; cependant nous ne pouvons nous
empêcher de parler de deux méthodes que nous jugeons, et que la plupart des praticiens jugent probablement comme nous, éminemment dangereuses ; nous
voulons parler du traitement par les saignées coup sur
coup, et de celui qui consiste à prescrire des purgatifs quotidiens ou du moins de deux jours l'un.

Si la fièvre typhoïde est réellement une maladie adynamique dans laquelle les forces font à peu près complètement défaut, nous ne pensons pas que jamais médecin
ait voulu conseiller la saignée générale dès que ces forces
montrent de l'altération, que le visage offre de la stupeur, que les membres et le tronc sont dans la résolution la plus complète, qu'il y a des hémorrhagies
passives, etc., alors certainement personne ne pré-
tendra qu'il faille ouvrir la veine. C'est dans la première période probablement qu'on juge les saignées
coup sur coup nécessaires ! Mais quelle est l'indication qu'on se propose alors de remplir ? S'il s'agissait
d'une véritable inflammation ; que cette inflammation
fût intense, cette méthode pourrait avoir de l'avantage ;
mais ici ce n'est pas d'une inflammation qu'il s'agit,
ce n'est pas à une gastro-entérite qu'on a affaire. Il y

a bien une certaine irritation du côté du ventre, il y
a bien un certain mouvement fluxionnaire général,
mais ce symptôme n'est pas ce qu'il y a d'essentiel,
ce n'est qu'un accident, qu'une complication de la
maladie. Ce qui amène cette irritation, c'est un phénomène tout particulier, bien distinct de l'inflammation,
c'est le phénomène de l'ulcération qui donnera d'abord
naissance à des plaques, qui se convertiront ensuite
en ulcères. Or, la méthode antiphlogistique est tout à
fait impuissante contre ce phénomène, elle ne l'arrêtera pas plus qu'elle n'arrêterait le développement de
tout ulcère extérieur. Elle enlèvera la complication
d'irritation abdominale si elle existe ; mais il suffit
pour cela d'une seule saignée peu copieuse, ou mieux
d'une application de sangsues ; les émissions sanguines
ne peuvent rien au-delà. Si on insiste davantage sur
ce genre de moyen, on ne fait qu'affaiblir bien malheureusement le malade ; on lui enlève des forces qui
vont lui faire défaut, et dont il aurait pourtant un si
puissant besoin pour surmonter les principes de destruction qui sont en lui.

Les saignées coup sur coup ne peuvent donc avoir
qu'un effet désastreux dans la fièvre typhoïde ; et si par
cas on les avait vu réussir, on n'aurait eu probablement
affaire qu'à de prétendues fièvres typhoïdes ; il y aurait
eu erreur de diagnostic.

Les purgatifs répétés, donnés tous les deux jours,
tous les jours même, constituent un mode de traitement
tout aussi irrationnel, tout aussi dangereux. Quelle est
l'indication qu'on s'est proposé de remplir en les pres-

erivant? C'est d'entraîner, dit-on, les matières bilieuses qui corrodent la muqueuse; c'est de porter au-dehors la sécrétion putride fournie par les plaques, par les ulcères. Mais est-ce que la diarrhée qui existe, ne suffit pas pour cela? Et dans quelle période les prescrira-t-on? Sera-ce dans la première, alors qu'il y a du côté de l'intestin des symptômes d'irritation qu'il faut calmer? Sera-ce dans la seconde, ou période d'ataxie? Mais du moment où il y a ataxie, il y a contre-indication formelle des purgatifs, qui débilitent davantage les forces et augmentent l'ataxie! Sera-ce dans la période ataxo-adynamique? Mais les forces font encore plus défaut, et la contre-indication est bien plus formelle! Sera-ce enfin dans la période d'adynamie? Mais la prostration est extrême; peut-on songer alors à ce genre de médicament! Nous ne voyons donc, dans la fièvre typhoïde, aucune époque, aucun moment dans lequel on puisse donner un purgatif; il n'y a jamais indication pour le prescrire, il y a toujours indication formelle pour s'en abstenir.

Cependant, dira-t-on, ce mode de traitement a eu du succès dans certaines mains, dans certains lieux. Nous répondrons que, s'il en est ainsi, la fièvre typhoïde de ces médecins et de ces lieux n'est pas la même que celle de nos pays. Cette explication est la seule que l'on puisse donner, et nous ne croyons pas qu'elle soit de nature à satisfaire.

Le traitement de la fièvre typhoïde est prophylactique et curatif.

Le traitement prophylactique consiste à empêcher le développement des miasmes susceptibles de donner à l'air ambiant des qualités délétères. Il ne s'agit pour y parvenir que d'éviter l'encombrement des lieux où des hommes sont réunis ; de veiller à ce que l'aération soit complète, et que les soins de propreté soient sévèrement observés. Que ces précautions soient prises, et l'on verra bien moins de fièvres typhoïdes réelles.

Quant au traitement curatif, il est établi comme pour toutes les maladies, sur ce principe : que les indications principales sont fournies par l'affection ; que les lésions locales ne donnent que les indications secondaires. Or, comme l'affection varie dans les diverses périodes de la fièvre typhoïde, il en résulte que le traitement devra toujours être mis en harmonie avec l'affection ; qu'il offrira des différences analogues à celles qu'elle présentera.

Que nous ayons donc affaire à la première période, quelles seront nos indications? Du côté du ventre, nous trouvons de l'irritation, nous avons à la combattre ; mais, pour la combattre, nous devons tenir compte par dessus tout de l'état général. Que nous représente cet état général? est-ce l'affection inflammatoire qu'il constitue? Si nous explorons le pouls, nous trouvons de la fréquence, du développement, mais de la résistance, de cette résistance propre à l'élément inflammatoire, de la dureté, y en a-t-il, dans la généralité des cas du moins?..... Et d'ailleurs ce que nous appelons *élément inflammatoire* n'est pas seulement constitué par les symptômes du moment; nous avons à tenir compte des

nous force à modifier les indications que nous donnait la précédente. Les bols camphrés et autres trouvent encore généralement ici leur emploi, mais on remplace la limonade minérale par une boisson tonique, par la décoction de ratanhéa, par exemple, qui a en outre l'avantage de diminuer la tendance aux hémorrhagies.

Cette période confirmée nécessite ordinairement les préparations de quinquina, telles que la décoction de cette substance pour tisane, ou bien son extrait mou, à la dose d'un gros par jour environ.

Dans la quatrième période, ou période d'adynamie, c'est sur les mêmes préparations de quinquina que nous devons surtout fonder nos espérances. Les forces font de plus en plus défaut ; nous avons besoin de les soutenir pour qu'elles puissent neutraliser les principes de destruction qui les accablent.

Dans cette quatrième période, comme dans la troisième, comme dans la deuxième, les lésions intestinales ne fournissent en elles-mêmes aucune indication particulière ; les topiques émollients seraient d'une inutilité à peu près complète. Les lavements, outre qu'ils ne seraient pas gardés, n'auraient pas plus d'effet que si l'on passait de l'eau sur un ulcère syphilitique ou scorbutique ; et, quant aux cataplasmes à mettre sur le ventre, qu'on voie l'action qu'ils sont susceptibles de produire, à travers l'épaisseur de la paroi abdominale, sur une lésion qui n'est pas l'inflammation.

Nous n'avons pas besoin de dire quelles sont les indications particulières fournies par une hémorrhagie qui résiste aux moyens généraux ; quelles sont celles qui doivent nous faire prévenir la gangrène sur des parties comprimées ou souillées par l'urine ou les matières fécales, celles que nous donne la rétention d'urine, etc.

Si des lésions locales internes, autres que celles de l'intestin se présentent, s'il survient une fluxion sur le cerveau ou sur le poumon, par exemple, quelle doit être la conduite du médecin?

Nous dirons d'abord que rien n'est plus rare que les fluxions sur le cerveau, dans la fièvre typhoïde. La céphalalgie, le délire, le coma, sont des symptômes liés à l'état général. La pneumonie elle-même n'est pas très-commune, car nous ne lui attribuons pas cette splénisation des lobes inférieurs qu'on rencontre si souvent à l'autopsie, et qui est plutôt le résultat combiné et de la prostration des forces et de la position continuelle demi-assise du malade, et peut-être aussi d'un effort d'agonie des mouvements fluxionnaires. Mais supposons que cette fluxion cérébrale, que cette pneumonie existent, comment les traiterons-nous? Nous ne devons pas nous écarter du principe que nous avons posé un peu plus haut et que nous avons rappelé si souvent : que la lésion locale est subordonnée dans les indications thérapeutiques à l'état général, à l'affection. Or, l'affection variant dans les diverses périodes de la fièvre typhoïde, il en résulte que le traitement de ces fluxions ne doit pas être le même dans tous les cas.

Que nous ayons affaire à une fluxion cérébrale réelle qui survient pendant la première période, nous aurons presque toujours à nous abstenir de la saignée générale, par les raisons que nous avons déjà données ; nous nous bornerons à une saignée locale que nous ferons en lieu convenable, aux apophyses mastoïdes le plus souvent, puisque déjà nous aurons appliqué des sangsues sur le ventre, puisque nous aurons même parfois pratiqué l'ouverture de la veine pour l'irritation intestinale. Nous aurons recours encore aux attractifs émollients et légèrement sinapisés à la plante des pieds. Voilà quels seront nos moyens.

S'il s'était agi d'une pneumonie, nous aurions été tout aussi sévères pour la saignée générale, nous nous en fussions probablement abstenu ; une application de sangsues, de vésicatoires, nous eût seule été possible.

Voilà la conduite que nous aurions à tenir dans cette première période. Mais, qu'au lieu de se montrer à cette époque, la fluxion sur le cerveau ou sur le poumon se présente dans la période suivante, dans la période d'ataxie, notre traitement serait-il identique, pourrions-nous recourir aux émissions sanguines même locales ? Non certainement, notre conduite ne saurait être alors la même. Il y a bien toujours indication de détourner la fluxion, mais l'état général, l'élément ataxique qui existe alors, donne une contre-indication formelle à toute soustraction de sang, pour si légère qu'elle soit, par cette raison bien positive que toute perte de sang augmente l'ataxie, aggrave par conséquent l'état général, et que l'état général aggrave la lésion locale qu'il domine entièrement. Ici, les ressources du médecin sont bornées ; il n'a à leur opposer que les vésicatoires, auxquels il pourra joindre les attractifs émollients et sinapisés aux pieds pour la congestion cérébrale. Quant aux bols camphrés et nitrés, si propres à combattre l'élément ataxique, il doit bien se garder de s'en abstenir ; et ce ne sera que dans le cas de pneumonie qu'il remplacera la limonade minérale par une tisane plus appropriée à l'organe pulmonaire.

Dans la période ataxo-adynamique, nous pourrions encore recourir aux vésicatoires ; mais ils commencent déjà à n'être pas sans de graves inconvénients à cause de la gangrène qui les frappe. Quant aux moyens généraux, bols camphrés et nitrés, quinquina en décoction ou en extrait, il faut persister dans leur emploi ; c'est alors le moyen le plus puissant pour maîtriser les lésions locales. Si l'on croit devoir y renoncer, ces lésions ne tardent pas à devenir plus graves, par cette raison qu'on a négligé l'état général, sous l'indépendance duquel elles se trouvent complètement.

Dans la dernière période, ou période d'adynamie, une fluxion sur le cerveau, une pneumonie nous trouveraient complètement désarmés. Ici, en effet, non-seulement les émissions sanguines sont encore plus contre-indiquées que dans les deux périodes précédentes, mais il faut aussi généralement s'abstenir des vésicatoires qui déterminent la gangrène sans réussir à détourner la fluxion. Les sinapismes ne sont pas eux-mêmes sans produire cet accident, et ils sont d'ailleurs sans presque aucun avantage. Des cataplasmes légèrement irritants seraient tout ce qu'on pourrait se permettre.

Du reste, ces fluxions sur des organes aussi importants que le cerveau et le poumon, alors que l'état général est si fâcheux, alors qu'il existe des lésions locales si graves dans le ventre, ne peuvent que concourir à rendre la mort inévitable, pour peu qu'elles soient prononcées.

L'érésipèle du visage est un accident qui survient parfois dans la fièvre typhoïde. Il ne paraît guère que dans la troisième ou la quatrième période. D'après ce que nous venons de dire pour la fluxion sur le cerveau ou le poumon, on voit déjà quels sont les moyens dont il faut s'abstenir, quels sont ceux auxquels on peut s'adresser. C'est tout au plus si, dans la période ataxo-adynamique, il est permis de recourir à l'application d'un vésicatoire au bras, pour prévenir une métastase sur les organes crâniens. Dans la période d'adynamie, nous ne devrions guère compter que sur l'emploi des moyens généraux, que nous ne devrions pas non plus négliger dans la période précédente.

Si l'érésipèle survenait dans la deuxième période, ou période d'ataxie, nous prescririons avec plus de confiance les vésicatoires, s'ils devenaient nécessaires; mais combien n'arrive-t-il pas souvent que plus tard, lors même qu'ils sont guéris, la gangrène ne vienne à frapper le lieu où ils ont été mis?

Les partisans des purgatifs répétés dans la fièvre typhoïde, pourraient trouver tout naturel que, dans le cas de complication d'érésipèle, ce genre de médicament fût encore convenable; il ne serait pas même étonnant qu'ils le trouvassent alors doublement indiqué. Nous avons déjà fait connaître notre opinion au sujet des purgatifs dans la fièvre typhoïde. Nous pensons que, s'ils sont déjà dangereux dans cette maladie, ils le sont bien plus lorsqu'il y a complication d'érésipèle, puisqu'il y a alors à craindre une métastase qu'ils sont si aptes à provoquer. Sans aucun doute, nous préférerions abandonner l'érésipèle à lui-même et nous borner aux moyens généraux fournis par l'affection, plutôt que de prescrire un moyen si gros de danger de toute espèce.

Du reste, quoi que l'on fasse, il paraît, au dire des auteurs, que l'érésipèle de la face, dans la fièvre typhoïde, rend cette maladie constamment mortelle. Peutêtre le traitement que l'on a employé n'y a-t-il pas été étranger.

Quant à la péritonite, résultat de la perforation intestinale, nous n'avons pas besoin de dire qu'elle est inévitablement mortelle, soit qu'elle survienne dans la troisième ou quatrième période, soit qu'elle se déclare, comme cela a lieu parfois, pendant la convalescence.

On voit, d'après ce que nous venons d'exposer sur l'ensemble du traitement de la fièvre typhoïde, que ce traitement ne saurait jamais être une affaire de hasard, d'expérimentation, de statistique; que, comme celui de toutes les maladies, il est soumis aux lois de la doctrine des affections élémentaires.

Nous ne saurions, enfin, nous empêcher de revenir sur la synergie remarquable qui existe, dans la fièvre

typhoïde, entre l'affection et les lésions locales. Dans
la troisième et la quatrième période surtout, la gangrène se manifeste avec une facilité extrême sur les
parties, soit comprimées, soit souillées, irritées. Il y a
si peu de vie dans l'individu, que le moindre obstacle à
la circulation, de quelque manière qu'elle ait lieu,
amène la gangrène. Qu'une pneumonie survienne dans
ces circonstances, sera-t-on surpris si l'engouement, au
lieu d'être suivi d'hépatisation, n'amène que des foyers
gangréneux? Du reste, ces pneumonies, dans la fièvre
typhoïde, nous paraissent devoir être presque aussi
rares que les lésions matérielles des organes crâniens,
qui, malgré la céphalalgie, malgré le délire, malgré le
coma, manquent à peu près constamment. Les lésions
anatomiques sont presqu'exclusivement concentrées
sur l'intestin et sur le mésentère. Faisons attention
cependant, ainsi que nous l'avons déjà signalé, de ne
pas prendre pour une pneumonie réelle cette lésion anatomique que l'on connaît sous le nom de *splénisation*,
et qui est un phénomène tout de l'agonie.

Si nous avons autant insisté sur la fièvre typhoïde,
cela tient à sa fréquence, cela tient surtout aux nombreux dissentiments auxquels elle a donné lieu par
rapport aux diverses questions que nous avons signalées.

Nous l'avons classée dans l'élément adynamique,
parce que généralement c'est la maladie qui offre au
plus haut degré les caractères propres à cet élément;
et cependant ils ne sont pas rares les cas où l'ataxie est
bien plus marquée que l'adynamie, puisque les pério-

des d'ataxie ou d'ataxo-adynamie comprennent presque toute la durée de la maladie, tandis que l'adynamie réelle se montre à peine.

Nous avons à nous occuper à présent de la fièvre avec élément adynamique, due, non comme la précédente à une intoxication miasmatique, mais de la fièvre adynamique née sous d'autres influences. On sait tout ce que les anciens auteurs on fait de confusion à ce sujet, aussi nous estimons-nous heureux d'avoir été témoin de quelques faits qui ont fixé notre opinion à ce sujet.

Nous allons d'abord citer un cas de fièvre adynamique née sous l'influence de peines morales, de fatigues et de privations de toute sorte.

« Le nommé B......., jeune conscrit du département de l'Aveyron, ayant peu de goût pour l'état militaire auquel il vient d'être attaché par le sort, prend le parti de ne point se rendre sous les drapeaux. Pendant plus de six mois il erre dans ses montagnes, couchant tantôt dans un lieu, tantôt dans un autre, et n'ayant le plus souvent à sa disposition que des aliments grossiers et insuffisants. Au bout de ce temps, il est pris par la gendarmerie et conduit à Montpellier.

Il arrive dans cette ville, dans un état de malaise très-prononcé, et est conduit à l'hôpital Saint-Éloi, où il est placé dans les salles militaires.

Ce soldat, âgé de 20 ans, est d'un tempérament lymphatique-sanguin et d'une constitution qui, quoique bonne au fond, paraît cependant avoir souffert.

Il n'a pu venir à pied à l'hôpital, les forces lui faisaient complètement défaut.

L'état dans lequel il se présente est le suivant : pâleur remarquable du visage ; altération des traits ; pulvérulence des narines ; langue humide et légèrement
blanchâtre ; un peu de gêne à la respiration ; point de
symptôme du côté de l'estomac ni du côté du ventre ;
résolution des forces accusée par le décubitus continuel
sur le dos, par l'extension des membres qui reposent
sur leur côté externe, accusée par le malade lui-même
qui paraît s'en effrayer ; peau chaude et sèche ; petite
tumeur phlegmoneuse violacée sur la jambe ; pouls
fréquent, vif, facilement dépressible. (prescription :
bouillons ; tisane de bourrache.)

Le deuxième jour, l'abattement est plus considérable ; il y a de la disposition à l'assoupissement et par
moments un léger délire.

Le troisième jour, on reconnaît que la respiration
est plus gênée, que les crachats fort rares ont une teinte
violacée ; l'auscultation fait percevoir du râle crépitant
vers le milieu du poumon droit ; l'abattement est grand ;
le délire se montre par moments ; il y a des pétéchies ;
la langue est sèche, brunâtre ; il est survenu de la rétention d'urine. La tumeur de la jambe et une autre qui
s'est développée sur l'avant-bras ont pris une teinte
brunâtre, la gangrène y paraît imminente ; le pouls
est toujours fréquent, petit, sans consistance aucune.
(Vésicatoire au bras.)

Le quatrième jour, coma, prostration complète des
forces ; les tumeurs de la jambe et de l'avant-bras pren-

nent un aspect gangréneux ; le visage est cadavéreux,
la langue sèche et noire ; le pouls misérable.

Le malade meurt dans la nuit.

L'ouverture du cadavre montre un épanchement de
sérosité sanguinolente dans la plèvre gauche.

Le poumon du même côté offre, vers son milieu, de
l'engouement noirâtre, avec un noyau d'hépatisation
mollasse, au centre duquel on trouve une collection
de deux cuillerées environ de matière brunâtre, épaisse,
d'une odeur fétide.

Le cerveau et les méninges sont à l'état normal. Il
en est de même des organes de l'abdomen. »

Il est impossible de méconnaître, dans cette observation, une fièvre réellement adynamique. Elle est
assez caractérisée par le défaut complet des forces dès
l'invasion, par la prostration à laquelle elles arrivent
plus tard, par la rétention d'urine, par la faiblesse du
pouls dès les premiers instants, etc. La cause qui l'a
produite n'est pas moins digne de remarque. Ce sont
des fatigues, des privations, des peines morales, qui,
pendant plus de six mois ébranlent les forces de la
vie. Il n'y a point d'intoxication miasmatique ici, puisque la maladie existe dès l'arrivée à Montpellier. Peut-
on être surpris que ce concours de causes donne lieu à
une maladie où l'adynamie se montre d'une manière si
évidente.

Ici encore on remarque la synergie de l'état général
avec les lésions locales. Il y a des phlegmons sur le
corps, ils se gangrènent ; il y a pneumonie, c'est de
l'engouement noirâtre, c'est un noyau insignifiant

d'hépatisation mollasse, c'est un foyer gangréneux qu'on trouve dans l'organe malade ; il y a de l'épanchement dans la plèvre, c'est de la sérosité sanguinolente.

Est-ce que les pneumonies inflammatoires donnent lieu à des lésions semblables ? Trouve-t-on dans celle-ci l'engouement de couleur noirâtre ; l'hépatisation est-elle aussi restreinte et mollasse ; fournit-elle des foyers gangréneux ? Et la pleurésie inflammatoire offre-t-elle des épanchements séro-sanguinolents ? Toutes ces lésions appartiennent à ce qu'on a appelé fièvres de mauvais caractère, et le caractère de celle-ci était adynamique.

La couleur violacée des crachats nous semble devoir être notée ; nous la considérons comme pathognomonique de ces pneumonies qui vont passer à la gangrène. C'est du moins ce que nous avons eu l'occasion d'observer plusieurs fois.

Le traitement a été un peu insignifiant. Nous n'hésitons pas à croire que si on eût appliqué à ce cas les moyens appropriés à l'élément adynamique, si on eût donné la résine de quinquina, les forces se fussent relevées et la guérison eût été peut-être facile.

Nous ne pensons pas que jamais médecin eût pu trouver dans ce fait l'indication des émissions sanguines même locales. Il y avait bien pneumonie ; mais le traitement de la pneumonie n'exige pas toujours les saignées. On ne peut jamais séparer l'état local de l'état général. Or, si ce dernier montre un défaut complet des forces, peut-on songer à l'emploi de moyens qui ne peuvent qu'enlever ce qu'il en reste.

Et c'est parce que ces forces font défaut que les plus simples congestions passent à la gangrène ; la vie languit partout ; la circulation ne se fait qu'avec peine ; il ne faut donc pas être surpris que là où elle est gênée, comme dans un phlegmon, dans un engouement pulmonaire, la mortification arrive.

La succession des phénomènes est facile à apprécier dans ce cas. Par suite des fatigues, des privations, des peines morales éprouvées par ce jeune homme, il s'est établi un état morbide général, et c'est consécutivement à cet état morbide qu'on a vu se développer deux tumeurs gangréneuses sur les membres et une pneumonie. C'est en raison de ce mode de développement que nous disons qu'il s'agissait là d'une fièvre essentielle, adynamique par son caractère, avec lésions locales symptomatiques.

Nous ne pouvons nous empêcher de trouver une certaine analogie entre la maladie de ce soldat et ces maladies gangréneuses qui surviennent chez les animaux qu'on a surmenés. Malgré des différences que nous n'avons pas besoin de signaler, il y a un certain rapport dans les causes, il y en a aussi dans les phénomènes morbides.

Dans l'observation qui précède, l'adynamie s'est trouvée tout à fait hors de l'influence des principes miasmatiques, nous allons en rapporter une autre non moins remarquable, absolument en dehors encore de cette influence, et due à une simple lésion du dynamisme.

« Dans le courant du mois d'avril 1848, un cultivateur âgé de 55 ans, sujet depuis longues années à des attaques d'épilepsie, dont la durée est souvent de 12 à 24 heures et même davantage, avec toutefois cette circonstance que les paroxysmes de 10 à 15 minutes de durée sont séparés par des de rémissions de trois quarts d'heure à une heure; ce cultivateur est pris d'une attaque avec paroxysmes et rémissions semblables, qui dure 36 heures.

« A la suite de cette attaque, le malade se trouve dans un état d'accablement extrême; il est forcé de rester au lit.

« Le lendemain, des frissons se font sentir; ils laissent le malade dans un état de chaleur, d'anxiété et d'affaissement. Il y a quelque gêne du côté de la respiration.

« Le troisième jour, les symptômes paraissant s'être aggravés, on me prie de le voir. Je le trouve dans un état d'accablement extrême, couché sur le dos, les membres dans l'extension et reposant sur leur côté externe, le visage pâle et défait, les yeux ternes, la langue sèche, avec une légère teinte brunâtre, la respiration fréquente et pénible. Il expectore des crachats violacés et séreux, qui s'étendent beaucoup sur le linge; un râle crépitant se fait entendre vers le milieu du poumon gauche; la peau est chaude et sèche; le pouls fréquent, avec quelque développement, mais sans résistance.

« A ces symptômes qui me montrent une fièvre adynamique avec fluxion de poitrine, j'oppose la prescription suivante: résine de quina, 1 gros; sel d'absinthe,

20 grains ; éther sulfurique, 20 gouttes ; eau de fleur
d'oranger et sirop de gomme, de chacun, 1 once ; eau
de tilleul, 3 onces ; à prendre par cuillerée, de deux
en deux heures. — Vésicatoires aux jambes.

« Le quatrième jour, lendemain de cette prescription, il y a un mieux notable. La potion est continuée
encore ce jour-là. Le lendemain elle devient inutile. Le
malade entre bientôt en pleine convalescence. »

Dans ce fait, comme dans le précédent, l'influence
miasmatique fait défaut complet. Ce qui amène ici l'état
morbide général, c'est la lésion du dynamisme, provo-
quée par une attaque d'épilepsie, qui s'est prolongée,
avec des rémissions, pendant 36 heures. En même temps
qu'il y a eu affaiblissement, trouble dans les forces vitales, il y a eu aussi développement d'un mouvement
fluxionnaire qui s'est opéré sur le poumon gauche. C'est
en effet une chose bien fréquente, et qui ne saurait trop
fixer l'attention du médecin, que cette facilité qu'ont à
se développer les mouvements fluxionnaires, dès qu'il
y a moins de résistance de la part des forces vitales. Il
en découle des indications thérapeutiques précieuses
qu'on ne néglige guère qu'au grand désavantage des
malades, et qui consistent à maintenir les forces aussi
haut que la chose est possible.

Les symptômes généraux caractérisaient suffisamment l'élément adynamique ; les symptômes locaux
étaient tout aussi caractéristiques pour la fluxion de poitrine. Ici encore, comme dans le cas précédent, les crachats sont violacés, tels qu'ils se présentent lorsque la
pneumonie marche vers la gangrène. L'administration

prompte du quinquina a changé bientôt la nature des symptômes, et la guérison ne s'est pas fait attendre.

Nous n'avons pas besoin de dire tout ce qu'il aurait pu arriver de fâcheux si, au lieu de ce traitement, nous eussions employé la méthode antiphlogistique, ou toute autre méthode quelle qu'elle fût.

Ces deux observations, auxquelles nous pourrions en joindre d'autres, nous paraissent suffisantes pour montrer l'existence réelle de la fièvre adynamique, hors de l'influence miasmatique. Dans ces deux cas, il y a eu pneumonie, mais cette pneumonie n'était qu'un phénomène symptomatique de la fièvre, elle n'eût pas existé que la fièvre ne s'en fût pas moins montrée.

Si nous jetons à présent un coup d'œil sur les associations élémentaires de l'élément adynamique, nous verrons d'abord cet élément s'unir, dans certaines circonstances, à l'élément catarrhal pour constituer une affection catarrhale-adynamique.

Cette affection catarrhale-adynamique peut se développer sous l'influence simultanée des causes que nous avons signalées comme pouvant amener ces affections élémentaires. Une constitution médicale catarrhale qui vient surprendre des soldats dans les camps, dans des villes assiégées, peut produire cette affection à l'état épidémique. Les symptômes qui se manifestent d'abord sont ceux de l'affection catarrhale avec quelques phénomènes insolites, tels que : diminution notable des forces, vive céphalalgie, etc. Les symptômes de l'affection catarrhale deviennent bientôt moins sensibles, l'élément adynamique se montre, et l'on a devant soi une fièvre catarrhale-adynamique, qui peut exister sans localisation, comme elle peut aussi donner lieu à des mouvements fluxionnaires sur tel ou tel organe.

L'élément adynamique ou putride s'associe encore maintes fois avec l'élément bilieux, ce qui donne lieu à la fièvre bilieuse-putride ou adynamique.

La fièvre bilieuse-putride se développe, comme nous l'avons signalé à l'article *Élément bilieux*, sous des conditions différentes. En effet, cette fièvre peut se manifester sous l'influence de chaleurs prolongées et humides, ou bien, sous celle de miasmes et de chaleurs, etc. Sous l'une ou sous l'autre de ces conditions, la fièvre bilieuse-putride peut être sporadique ou épidémique.

Nous avons dit encore que la fièvre jaune devait être mise au nombre des fièvres bilieuses-putrides. Nous n'avons pas à revenir sur ce sujet.

Il est une association dont nous avons déjà parlé à l'article *Élément muqueux*, c'est la fièvre muqueuse-putride qui paraît être à peu près spéciale aux hôpitaux des enfants, en tant du moins qu'épidémique.

Il est une autre association qui nous occupera plus tard, c'est la fièvre rémittente-putride, qui se développe sous l'influence réunie des effluves marécageux et des miasmes, et dont Roucher, dans son *Traité de médecine clinique*, a cité plusieurs exemples. C'est cette fièvre qu'on trouve décrite dans la plupart des anciens auteurs, sous le nom de *fièvre de Hongrie*, et

au sujet de laquelle Pringle écrit (1) : « Je prendrai la
liberté de conclure de la relation que nous a laissée
Sennert, que la maladie de Hongrie est un composé de
fièvre d'automne et de celle d'hôpital, tirant sa source
du camp. »

On a enfin assez souvent l'occasion d'observer l'affection ataxo-adynamique, qui offre le mélange de
symptômes d'ataxie et d'adynamie, mais qui, à l'inverse des précédentes, n'est pas susceptible de désagré-
gation, et qui nécessite l'emploi de moyens qui agissent
tout à la fois et sur l'une et sur l'autre.

Dans ces diverses fièvres composées, les indications
sont toujours prises sur les affections élémentaires qu'on
a sous les yeux.

Ainsi, dans l'affection catarrhale-putride, on se comporte différemment, selon que la maladie ne présente
encore que l'élément catarrhal, ou bien que l'élément
putride s'est déjà développé. Dans le principe, alors
qu'il n'y a qu'élément catarrhal, on fait tenir le malade
chaudement, et on lui prescrit des boissons chaudes et
diaphorétiques ; mais, dès que l'élément putride se manifeste, il faut recourir sur-le-champ au quinquina.

S'il y a fluxion sur tel ou tel organe, on ne peut
guère employer pour la combattre que les vésicatoires
ou des cataplasmes sinapisés. Il n'y a point à songer,
dans ces cas, aux émissions sanguines même locales,
du moins lorsque l'élément putride s'est manifesté, car,
lorsqu'il n'y a encore qu'élément catarrhal, il peut se

---

(1) *Maladies des armées et des camps.*

faire qu'il y ait indication à une application de sangsues.

La conduite du médecin est la même dans la fièvre bilieuse-putride et dans la fièvre muqueuse-putride. Dans le principe, il n'y a ordinairement qu'élément ou bilieux ou muqueux. S'il en est ainsi, on n'a qu'à combattre ces éléments par les moyens qui leur sont appropriés; mais, dès que survient l'élément putride, il faut tenir compte par-dessus tout de celui-ci; toutes les indications disparaissent devant celles qu'il fournit.

Nous avons dit que, pour l'affection bilieuse-putride, on donnait avec avantage des bols faits avec le quinquina en poudre, la crème de tartre, et le miel; la même préparation pourrait peut-être aussi convenir dans certaines fièvres muqueuses-putrides. Si les symptômes d'adynamie étaient plus prononcés, on aurait recours à la résine de quinquina.

Ce que nous avons déjà dit à propos des émissions sanguines dans l'élément adynamique, doit suffire pour montrer qu'il ne saurait y avoir d'association entre cet élément et l'élément inflammatoire. L'élément étant en effet une affection ou état morbide général, il serait évidemment impossible de trouver tout à la fois chez le même individu, et l'élément inflammatoire qui annonce une grande somme de forces, et l'élément adynamique dans lequel ces forces font si complètement défaut. Avec une fièvre adynamique, il peut se rencontrer, ainsi que nous en avons cité des exemples, des irritations, des phlegmasies même; mais la présence de ces lésions locales ne nous autorisera pas à dire qu'il y a élément inflammatoire. Si l'on admettait, en effet, que ces deux éléments peuvent exister simultanément chez le même individu, il en résulterait qu'il y aurait tout à la fois indication des antiphlogistiques et des toniques puissants, ce qui ne saurait être admis. Voilà pourquoi, dans des cas de cette sorte, au lieu de dire qu'il y a phlegmasie, inflammation de tel organe, ce qui semble nécessiter l'emploi des antiphlogistiques, ce qui serait excessivement fâcheux, on se sert plus volontiers du mot *fluxion* qui ne préjuge pas sur le genre de traitement à employer, et qui oblige de remonter à l'état général qui coïncide avec cette fluxion, et dont cette fluxion est considérée comme le symptôme. C'est en suivant cette doctrine que l'on évite les erreurs thérapeutiques qui se commettent tous les jours.

L'élément adynamique ou putride est susceptible de se montrer dans la fièvre concomitante des affections spéciales non-élémentaires, telles que le rhumatisme, la goutte, la variole, la rougeole, la scarlatine, etc. On conçoit le danger que doit alors courir le malade, soit par la présence de l'élément adynamique lui-même, soit par le trouble profond qui survient dans le travail éruptif, ou dans les mouvements fluxionnaires. L'indication est positive; il faut attaquer l'élément adynamique par les moyens qui lui sont propres, par la résine de quinquina notamment, et rappeler ou maintenir les mouvements à la peau par les vésicatoires.

L'élément putride qui survient dans ces fièvres concomitantes est parfois associé avec une autre affection élémentaire. Dans ce cas, cette affection composée n'arrive guère comme complication ; elle constitue la fièvre concomitante elle-même. Ainsi nous avons déjà rapporté que, dans l'année de 1802, il y eut à la fin de l'été, qui avait été chaud et humide, une épidémie de fièvre bilieuse-putride, qui imprimait son cachet à toutes les maladies qui se présentaient. Une variole épidémique qui survint pendant sa durée, eut pour fièvre concomitante cette affection bilieuse-putride. L'influence de cette fièvre sur la variole fut si fâcheuse que plus de huit cents enfants en périrent. La gangrène se manifestait aux extrémités inférieures, et les malades périssaient dans le premier septénaire. L'élément bilieux était combattu dans le principe, alors qu'il était seul ; mais, pour peu qu'il y eût de symptômes de putridité, on renonçait à le combattre, et on donnait le quinquina et le camphre. Ce fut par ces remèdes que l'on put sauver un certain nombre de malades.

L'élément putride associé avec l'élément catarrhal ou avec l'élément muqueux peut constituer encore la fièvre concomitante des affections spéciales non-élémentaires. Si l'élément catarrhal ou muqueux se présente d'abord sans l'élément putride, il faut remplir les indications qu'ils offrent, en tenant compte toutefois des indications particulières fournies par l'affection spéciale ; mais, dès que la putridité est survenue, c'est contre celle-ci qu'est par-dessus tout dirigée la thérapeutique.

On a dû remarquer que dans la fièvre typhoïde nous

n'avons pas recommandé la résine de quinquina, dont nous avons si souvent vanté la puissance dans la plupart des autres cas où l'adynamie s'est montrée. Cette préparation a en effet, ici, un peu trop d'énergie lors même qu'il y a élément adynamique; elle est mal supportée; elle détermine une surexcitation nuisible. On doit lui préférer l'extrait mou de quinquina, ou la décoction de cette racine. Dans les autres fièvres avec élément adynamique, cette préparation conserve ses avantages sur toutes les autres; aussi ne faut-il jamais la négliger.

C'est encore parce que, dans la fièvre typhoïde, il faut éviter des surexcitations nuisibles, que l'élément ataxique, dans la deuxième période de cette fièvre, ne nécessite jamais d'autres remèdes que des bolse amphrés et nitrés, et de plus la limonade minérale comme antiputride. Le quinquina n'est jamais, ou presque jamais, prescrit alors quelle que soit sa préparation.

Nous croyons pouvoir conclure de ce que nous avons dit dans ce chapitre : que l'élément adynamique ou putride comprend tous ces états morbides généraux qui, bien que développés sous des influences différentes (miasmes, peines morales, fatigues, etc.), se manifestent avec les caractères essentiels qui sont propres à cet élément. Nous croyons pouvoir conclure: que la fièvre typhoïde étant une maladie spéciale et par sa cause et par ses symptômes et par les lésions cadavériques qu'elle présente, on ne saurait se servir de cette désignation pour des maladies d'une nature diffé-

rente. Nous croyons enfin pouvoir conclure : que si,
tout en faisant la distinction dont nous parlons, on emploie pourtant l'expression *état typhoïde* pour toute
maladie où les forces sont lésées d'une manière grave,
on s'expose à voir confondre, par la similitude des mots,
ces affections avec la précédente, et que de plus on se
prive de la distinction bien naturelle, bien vraie, bien
précieuse, qui existe entre l'élément adynamique, l'é-
lément ataxique et l'élément malin.

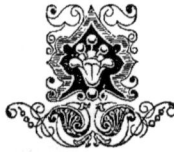

CHAPITRE VII.

(Élément malin.)

Fièvre continue maligne. — Peste. — Fièvre maligne avec lésions locales. — Indications thérapeutiques. — Fièvre maligne concomitante (Érésipèle malin ou gangréneux. — Rhumatisme, goutte, variole, rougeole, scarlatine avec fièvre maligne.) — Associations élémentaires. — Antagonismes. — Traitement de la peste.

Les Modernes ont prétendu que la fièvre continue maligne, pas plus que l'élément ataxique, ne pouvait constituer une affection essentielle hors de l'influence des lésions locales. La fièvre maligne, ont-ils dit, n'est que le résultat d'une erreur de diagnostic; on a donné ce nom à des méningites ou à des encéphalites méconnues; on a pris les symptômes des phlegmasies de ces organes pour une fièvre essentielle.

Nous pouvons dire que l'on ne s'est pas trompé, que rien n'est plus facile que de distinguer une fièvre maligne d'une encéphalite ou d'une méningite, et que s'il y a eu erreur de la part de quelqu'un, c'est de la part des Modernes. Eh! pouvait-il en être autrement quand on voit dans quel abandon déplorable est tombé le diagnostic de l'état général, quand on voit que l'on ne veut plus admettre que des fièvres symptomatiques

4

et que lorsqu'on est en face d'un malade, on ne s'occupe que d'une chose, de connaître le siége de la maladie !

Dans l'encéphalite, dans la méningite, il y a des symptômes locaux et généraux en harmonie les uns avec les autres et qui se succèdent dans un ordre déterminé ; il y a, en outre, de l'un ou de l'autre côté du corps, sur celui qui est opposé au siége de la maladie, des fourmillements, de l'engourdissement, des mouvements convulsifs, suivis plus tard de paralysie. Dans la fièvre maligne, il n'existe rien de semblable. Ce qu'on y voit surtout, c'est une lésion profonde des forces de la vie, c'est un défaut de synergie des symptômes bien plus prononcé que dans l'élément ataxique, puisque, avec des phénomènes d'une gravité extrême, on trouve souvent la peau avec sa température naturelle et le pouls dans son état normal ; nous voudrions bien qu'on examinât si pareille chose se trouve dans la méningite ou l'encéphalite. Il n'y a donc eu erreur de diagnostic que de la part des Modernes.

Il y a eu encore erreur quand on a voulu confondre cette fièvre avec la fièvre typhoïde. Les causes, les symptômes, les lésions anatomiques, tout est différent et dans l'une et dans l'autre.

Nous définissons la fièvre maligne : une fièvre caractérisée par la lésion profonde des forces de la vie et par un défaut de synergie des symptômes dont les uns sont très-graves, tandis que ceux qui constituent surtout la fièvre (chaleur et pouls) sont à l'état à peu près normal.

Il·y a deux espèces de fièvre maligne : l'une dont la marche est plus ou moins rapide; l'autre, au contraire, qui affecte une certaine lenteur. Celle-ci est la fièvre *lente-maligne* des Anciens.

La fièvre maligne est *sporadique* ou *épidémique*. Elle est *endémique* en Egypte où, sous le nom de *peste*, elle offre des caractères particuliers.

La fièvre maligne se manifeste à tous les âges ; chez les enfants comme chez les vieillards, chez les jeunes gens comme chez les adultes.

Il n'est pas de tempérament à l'abri de la fièvre maligne ; il semblerait cependant que le tempérament nerveux y est plus exposé.

La fièvre maligne se manifeste plus particulièrement chez les individus dont la constitution est détériorée par des excès de toute sorte : excès de table, de vin, d'eau-de-vie, de travail physique ou intellectuel ; excès vénériens, d'onanisme ; chagrins profonds , etc.

La fièvre maligne reconnaît pour cause efficiente très-active les émanations qui proviennent des substances animales en putréfaction. Tantôt ce seront des cadavres humains qui en seront la source, et ici nous n'avons qu'à indiquer ces maladies graves survenues lors des exhumations de corps, qui se sont manifestées auprès des cimetières ; nous n'avons qu'à indiquer ces fièvres de mauvaise nature qui, au dire des auteurs, se sont développées chez des individus qui fréquentaient telle église, telle partie d'église où on enterrait les morts. D'autres fois, les émanations putrides qui donnent naissance à la fièvre maligne proviennent des corps d'animaux de telle ou telle classe, vertébrés ou invertébrés.

La fièvre maligne ne dépend pas seulement des émanations putrides, elle tient aussi à d'autres causes : à une émotion profonde; à la suppression de quelque écoulement, tel que flueurs blanches, hémorroïdes, exutoire ancien; à la suppression de la sueur des pieds ou des aisselles. Une éruption dartreuse ou de toute autre nature qui vient à disparaître, une goutte qui est en retard, une fluxion érésipélateuse ou rhumatismale habituelle qui cesse de se montrer, sont encore des causes fréquentes de cette fièvre.

On n'a pu parfois expliquer une fièvre maligne épidémique qu'en supposant l'existence dans l'air de principes plus ou moins délétères, inconnus dans leur nature intime, des *semina*.

Quelle que soit la cause qui produise la fièvre maligne, cette cause agit d'une manière profonde sur les forces de la vie, ce qui est suffisamment démontré par la difficulté qu'éprouve la réaction à s'opérer, par la manière incomplète dont elle se fait, puisque avec des symptômes d'une gravité extrême, la température de la peau et les battements du pouls sont souvent à l'état à peu près normal. Et c'est là ce qui fait dire que la fièvre est maligne ; et c'est là aussi ce qui fait que beaucoup de médecins, trompés par cet état du pouls et de la peau, croient à une maladie légère alors que le péril est extrême.

Les symptômes principaux de la fièvre maligne sont les suivants : altération prononcée des traits du visage, dont la pâleur est remarquable ; fixité ou divergence des yeux ; délire, tantôt par moments, tantôt continuel ; quelquefois gai, d'autres fois presque furieux ; parfois chants religieux. Dans quelques cas, au lieu du délire, il existe une céphalalgie intense ou bien de l'assoupissement ; dans d'autres beaucoup plus rares, il n'y a ni céphalalgie, ni délire, ni assoupissement, le malade n'accuse qu'un défaut extrême des forces.

La langue est parfois à l'état tout à fait normal ; bien plus souvent elle est sèche, noirâtre. La soif est vive parfois ; plus fréquemment elle manque.

La parole est ferme, haute, ou bien la voix est presque nulle. Fréquemment il existe de l'anxiété vers la région du cœur, vers le creux épigastrique ; il y a des lipothymies.

Chez certains malades, il survient des vomissements de matières érugineuses ou noirâtres ; un sentiment de froid excessif ; des douleurs dans les mollets, dans les cuisses, aux lombes.

Rien n'est plus fréquent que les soubresauts des tendons, que les grincements des dents, que les mouvements automatiques. Les urines sont rares ou nulles, aqueuses ou noirâtres, sanguinolentes ; parfois elles sont involontaires, ainsi que les selles. Le hoquet, le météorisme, la roideur des membres, sont des symptômes communs.

Parfois encore on voit se manifester des pétéchies, des hémorrhagies par le nez, par l'urèthre, le vagin, les intestins.

Au milieu de tous ces symptômes, si la peau a

quelquefois la chaleur de la fièvre, bien plus souvent elle conserve sa température normale ou paraît même plus froide ; et si le pouls, dans certains cas, présente de la fréquence et un certain développement, bien plus souvent il est tout à fait naturel, quelquefois même il est moins fréquent, plus petit. Ce qu'il offre encore de particulier, dans certains cas, c'est l'irrégularité ; ce qu'il a de commun pour tous, c'est le défaut de résistance.

La suette, qui ravagea l'Europe, dans le 15me siècle, était une fièvre éminemment maligne, qui offrait pour phénomène caractéristique une sueur continuelle et fétide.

La fièvre lente maligne ne diffère de la première que par une intensité moins prononcée des symptômes et par la lenteur de sa marche. Ce dont le malade se plaint le plus souvent et même uniquement, c'est d'un accablement profond, d'un défaut complet de forces. Le visage est pâle et sans expression ; il y a de l'anxiété, de l'insomnie, le pouls est petit, sans consistance.

La peste doit naturellement rentrer dans la classe des maladies à élément malin ; mais il faut se garder de croire qu'elle offre toujours ce caractère ; ainsi, il existe, d'après Fodéré, une peste dite *bénigne*, fort commune dans le Levant, qui laisse aux individus qu'elle attaque la faculté de vaquer à leurs affaires, de se promener dans les rues, bien qu'ils aient des bubons. Celle-là a lieu sans fièvre.

Il en est une autre espèce, dit le même auteur, où la réaction se fait dans un juste milieu et où les éruptions suivent leur cours naturel. Il en est d'autres qui se présentent sous l'aspect d'une fièvre bilieuse et qui guérissent par les vomitifs.

On a parlé encore de peste qu'on aurait traitée avec succès par la saignée générale, ce qui aurait fait regarder cette maladie comme ayant le caractère inflammatoire. Cependant, quand nous faisons attention aux conditions dans lesquelles se développe la peste, telles que pays chaud, air corrompu par un mélange d'effluves et d'émanations putrides, nous éprouvons plus que du doute que la peste puisse présenter l'élément inflammatoire tel que nous l'entendons ici. Les symptômes généraux ont pu offrir un état fluxionnaire général, une réaction assez intense, mais nous ne croyons pas qu'on y ait trouvé cette somme de forces nécessaire pour constituer l'élément inflammatoire.

Dans les divers cas dont nous venons de parler, il n'y a rien de malin ; mais il est loin d'en être toujours ainsi. Le plus souvent la peste offre un ensemble de symptômes qui ne permettent pas de la confondre avec les espèces précédentes. « Le pouls, dit P. Frank, n'indique pas toujours l'intensité de la fièvre chez les pestiférés, et chez quelques-uns, il n'est pas plus fréquent que dans l'état naturel. Mais c'est un signe trompeur dans ces fièvres ; l'observation, dans les fièvres nerveuses, nous le montre souvent comme dans l'état de santé et quelquefois plus rare. La maladie qui nous occupe, s'annonce par une prostration subite et insigne des forces vitales, la morosité, la tristesse, le désespoir, une anxiété précordiale extrême, une altération considérable de la face, une douleur des lombes et autres symptômes. Ces phénomènes n'ont pas toujours lieu; on a vu le malade enlevé, dans la première attaque, comme par un coup d'apoplexie. D'autres fois l'invasion est marquée par un frisson court et violent qui alterne avec la chaleur; la chaleur elle-même, brûlante à l'intérieur, abandonne rapidement la surface du corps, qui demeure froide et glacée; la langue est sèche, livide, la soif inextinguible; il y a une stupeur vertigineuse, du délire ou une céphalée intense. Au milieu de ces symptômes les plus communs de la peste, la surface de la peau se couvre de pétéchies, de taches pourprées; il se manifeste des bubons, des charbons, des parotides. »

Il est hors de doute que ce qui ressort de la description de Frank, c'est la présence de l'élément malin suffisamment caractérisée par la réunion de symptômes de la plus haute gravité, tels que : prostration des forces, froid glacial de l'extérieur, altération considérable du visage, etc., avec un pouls qui est à peu près naturel.

Mais si, dans cette description de Frank, on reconnait la présence de l'élément malin, il n'en est certainement pas toujours ainsi, ce qui est suffisamment prouvé par le succès de la saignée dans certains cas, par celui des vomitifs ou tout simplement du régime dans certains autres. Jamais, en effet, on n'a vu ni la saignée, ni les vomitifs, ni le simple régime avoir de

semblables succès contre l'élément malin ; et non-seulement ces moyens ne sont pas susceptibles d'avoir
des succès contre cet élément, mais, bien plus, ils
ne peuvent que rendre plus grave la maladie qui se
présente avec ce caractère. La saignée ne fait qu'affaiblir des forces qu'il faudrait relever, et les vomitifs
donnent une secousse tout à fait inopportune qui contribue tout autant à les abattre.

Ce qui est digne de remarque dans la peste, c'est
l'état de synergie des bubons avec l'état général. Si
les bubons suppurent, il est certain qu'il n'y a point
d'élément malin. Ce n'est pas, en effet, lorsque les
forces éprouvent une lésion si profonde que la suppuration est possible. Ce qui arrive avec cet élément, c'est la gangrène, si le bubon est avancé ; c'est
un état stationnaire ou bien la délitescence, s'il avait
fait moins de progrès.

Ce qui est encore digne de remarque, c'est l'engorgement noirâtre, c'est la gangrène plus ou moins étendue que l'on observe sur les organes intérieurs. Dei-
dier, professeur de cette école, qui, dans la peste de
Marseille, eut le courage de faire de nombreuses ou-
vertures de cadavres, signale des plaques gangréneuses
dans la substance médullaire ou corticale du cerveau,
des lésions semblables au foie, aux reins, au poumon :
nouvelle preuve de l'état de synergie des lésions locales
et de l'affection, nouvelle preuve de la nécessité d'attaquer l'affection, si l'on veut prévenir ou guérir les
lésions locales.

Si la fièvre maligne se manifeste parfois sans lésion locale, parfois aussi elle donne lieu à des mouvements fluxionnaires qui se portent sur diverses parties du corps ; et l'on ne peut d'abord s'empêcher de considérer comme tels les bubons, les parotides et les charbons qui se montrent dans la peste.

Les anciens médecins ont dit avoir observé, dans la fièvre maligne, des *fluxions* sur le cerveau ou les méninges, amenant dans le premier de ces organes la gangrène. Le plus simple raisonnement nous montre, en effet, qu'il ne pouvait s'agir, dans ces cas, d'une encéphalite franche ; le cerveau est trop essentiel à la vie pour qu'il puisse supporter le degré d'inflammation qui serait nécessaire pour amener sa mortification. Mais qu'avec une fluxion légère sur cet organe les symptômes généraux viennent à prendre le caractère de la malignité, et alors il se passe dans ce viscère des phénomènes analogues à ceux que nous voyons se manifester sur les parties extérieures, où le plus léger engorgement fluxionnaire devient gangréneux, non par excès d'inflammation, mais par la fâcheuse influence que le développement de l'élément malin exerce sur les lésions locales ; c'est toujours, en effet, la même loi de domination de l'état général, de dépendance de l'état local.

Le changement qui survient dans les symptômes est alors bien facile à apprécier. Dans le principe, ce sont ceux d'une encéphalite légère : assoupissement, délire léger, ce que la plupart des auteurs ont le soin

d'observer ; et quant aux symptômes généraux , ils an‑
noncent une fièvre qui n'a rien de grave. Mais quand
le caractère de la maladie change, que l'élément malin
se manifeste, cet accord que l'on observait de tous
côtés disparaît, et alors on voit survenir ce mélange
de symptômes les plus disparates, puisque les uns,
comme les soubresauts des tendons, les selles involon‑
taires, la langue noirâtre et sèche, sont très-graves,
tandis que les autres, au contraire, semblent presque
insignifiants. C'est alors , en effet, que la peau ,
que le pouls, qui indiquaient l'état fébrile dans le
principe, prennent ce caractère trompeur de la fiè‑
vre maligne, que l'une prend sa température normale,
que l'autre devient presque naturel, comme si le génie
du mal voulait tromper le médecin sur le caractère de
l'affection.

Il y avait donc, dans la première période, synergie
des symptômes locaux et généraux pour expliquer une
fluxion commençante sur le cerveau ; dans la deuxiè‑
me, cette synergie disparaît, et à côté de symptômes
graves qui ne sont plus propres à la lésion locale , qui
appartiennent à l'affection maligne, on observe que ce
qui fait surtout la fièvre : chaleur et pouls, est à l'état
normal ou à peu près normal.

Il nous semble qu'avec tant soit peu d'attention, il
est impossible de ne pas reconnaître ce changement
de caractère de l'affection.

L'angine maligne est une maladie analogue à la pré‑
cédente. C'est une fluxion qui se fait sur le gosier et
qui ne semble que fort légère tant que les symptômes

généraux n'offrent rien de fâcheux. Mais dès que la malignité se déclare, les piliers du voile du palais, la luette, les amygdales augmentent de volume, la couleur, de rouge vive qu'elle était, devient violacée, la gangrène est imminente ; elle arrive si un traitement convenable n'attaque pas l'élément malin. Alors quelquefois le malade en est quitte pour des désordres locaux, qui, bien qu'ils laissent la vie, n'en sont pas moins très-fâcheux par la perturbation qu'ils apportent dans la phonation et la déglutition ; mais bien plus souvent la mort a lieu.

La pneumonie gangréneuse n'est autre chose, le plus souvent, qu'une pneumonie avec fièvre maligne. La pneumonie semblait d'abord légère ; elle n'avait rien de fâcheux. Mais bientôt on voit un changement survenir du côté des symptômes généraux ; il y a du délire, des grincements de dents, de l'altération dans les traits, des soubresauts de tendons, des selles involontaires, des mouvements automatiques, la langue se sèche et prend une couleur noirâtre, etc. Ces symptômes annoncent la présence de l'élément malin, et tout aussitôt les crachats, de rouillés qu'ils étaient, deviennent violacés, la respiration offre une gêne plus grande. Que les indications fournies par l'élément malin soient remplies, et l'on voit les symptômes généraux s'amender, la respiration devenir plus libre, les crachats perdre leur couleur brunâtre. Si l'indication est méconnue, en même temps que les symptômes généraux prennent plus de gravité, la respiration devient de plus en plus difficile, les crachats acquièrent une odeur fétide qui ne permet pas au praticien de méconnaître la gangrène. La mort en est la conséquence à peu près inévitable.

Dans un fait rapporté par M. Guersent (*Dict. en* 21 *vol.* Art. *Angine gangréneuse*), où les amygdales et une partie du poumon droit avaient été frappés de gangrène, il n'est guère possible de méconnaître la présence de l'élément malin.

« La maladie, dit cet auteur, s'offrit d'abord sous l'aspect d'une amygdalite assez intense, avec gonflement considérable des parties extérieures. Le traitement antiphlogistique parut d'abord améliorer tous les symptômes; mais bientôt les amygdales et les parties environnantes prirent un aspect livide, et répandirent une odeur de gangrène; le malade expectorait des crachats couleur lie de vin. Le délire survint; il succomba le dix-septième jour, et nous trouvâmes le tissu des amygdales et des parties environnantes ramolli comme de la bouillie, de couleur d'un noir tirant sur le gris. Une partie du poumon droit avait subi la même altération, et répandait la même odeur gangréneuse. »

La maladie a commencé, dans ce cas, comme elle le fait presque toujours. Elle n'a d'abord rien présenté de fâcheux ; on ne lui a pas trouvé de mauvais caractère ; mais, à une certaine époque, les symptômes locaux et généraux ont pris un aspect grave. Il semblerait, d'après M. Guersent, que les désordres locaux ont précédé le changement survenu dans les symptômes généraux; or, il y a là certainement erreur. Nous sommes convaincu que le contraire a eu lieu, et

que c'est parce que l'élément malin est venu compliquer la maladie, que la phlegmasie du gosier est devenue gangréneuse. En effet, il est inouï qu'une inflammation franche des amygdales ou du poumon se soit
jamais terminée par la gangrène, et il est tout aussi inouï
que la gravité des symptômes généraux puisse être alors
attribuée à cette lésion des tissus ; tandis qu'il est de
l'observation de tous les jours que la malignité qui survient dans une fièvre, amène la mortification des parties fluxionnées.

La gangrène des parotides est un accident qui n'est
pas rare dans la fièvre maligne. Elle survient encore
sous l'influence de l'état général, et non par la violence
de l'inflammation. C'est surtout ici qu'il est facile d'apprécier le rôle tout à fait négatif de ce phénomène, de
reconnaître, au contraire, la concordance parfaite de
l'imminence et du développement de la mortification
avec l'apparition de la malignité.

Dans ces cas, en effet, la fièvre, qui n'est jamais inflammatoire, qui n'a d'abord rien de fâcheux, se manifeste avec des parotides pour symptôme. Et en quoi
consistent ces parotides ? Offrent-elles les symptômes
d'une violente phlegmasie ? Bien s'en faut ; les caractères qu'elles présentent appartiennent à ce que nous
appelons *une fluxion.* Il y a du gonflement avec quelque tension, mais la douleur est à peine marquée et
la rougeur légère ; et quant aux symptômes généraux,
si nous cherchons à les déterminer, nous ne les rapporterons jamais à l'élément inflammatoire. A une époque plus ou moins avancée, au bout de trois, cinq,

sept jours, ou même plus tard, le caractère de la fièvre change; il y a de l'anxiété, du délire; la langue prend une couleur brunâtre; il survient des lipothymies; la peau, le pouls offrent des conditions nouvelles, et c'est alors qu'on voit les parotides devenir violacées, puis bleuâtres, puis enfin se gangréner.

C'est, nous le répétons, par ce changement fâcheux survenu dans le caractère de la fièvre, c'est par le développement de l'élément malin qu'il faut expliquer ces mortifications.

On trouve dans les auteurs quelques exemples de gangrène partielle du cœur, qu'il est impossible de rapporter à l'inflammation qui serait arrivée à un haut degré. D'après les détails qu'ils donnent, il s'agit toujours de fièvres graves. Or, parmi ces fièvres graves, il n'est guère que la fièvre maligne qui donne lieu à de pareilles lésions; la fièvre typhoïde ne produit rien de semblable.

C'est encore à la suite de fièvres graves, malignes presque toujours, qu'on a constaté des plaques gangréneuses dans les reins et dans le foie.

La gastro-entérite est susceptible de passer à la gangrène si la fièvre qui l'accompagne prend le caractère malin. Il ne peut exister le moindre doute à ce sujet. La mortification se développera sur la muqueuse irritée, phlogosée, comme elle se développe aux amygdales, au poumon, aux parotides, etc. C'est une conséquence de l'état général, et c'est dans cet état général qu'il faudra prendre les indications thérapeutiques qui seules peuvent sauver le malade.

Il ne faut pas confondre l'élément malin avec l'élément ataxique. Dans l'un, comme dans l'autre, il y a certainement lésion des forces vitales, mais dans l'élément malin cette lésion est portée à un degré plus élevé; on en a la raison dans l'impossibilité bien plus notable que la réaction éprouve à s'opérer. Ce qui prouve l'impossibilité de la réaction, c'est la température de la peau qui est souvent normale; c'est le pouls qui n'est pas plus fréquent que de coutume, qui est même plus lent, qui est petit, sans consistance; ce sont les lipothymies; c'est le sentiment de froid général. Ce qui prouve encore la lésion profonde des forces vitales, c'est le haut degré du défaut de synergie des symptômes, dont les uns sont très-graves, tels que le délire, les selles involontaires, tandis que le pouls et la peau semblent être, comme nous venons de le dire, à l'état presque normal. Dans l'ataxie, il y a toujours lésion des forces de la vie, il y a toujours défaut de synergie des symptômes, mais ces caractères ne sont jamais portés à un degré aussi intense que dans la fièvre maligne.

La fièvre typhoïde ne saurait être confondue avec la fièvre maligne. L'influence sous laquelle la première s'est développée, les diverses périodes qu'elle présente, la stupeur du visage, la prostration des forces, qui est constamment tout aussi apparente au médecin qu'elle est sentie par le malade, les lésions anatomiques, ne permettent guère de la confondre avec la fièvre maligne.

C'est donc à tort que ces trois affections : ataxique, maligne, typhoïde, ont été confondues par les Modernes sous le nom commun de *fièvre typhoïde*. Elles ont des différences dans leurs causes, dans leurs symptômes, dans leur marche ; elles doivent en avoir nécessairement aussi dans le traitement.

La fièvre maligne abandonnée à elle-même ou mal traitée emporte presque toujours le malade. Parfois, cependant, par les seuls efforts de la nature, on voit la guérison survenir à la suite de sueurs, d'un dépôt gangréneux, ou par une crise moins évidente.

La durée de la fièvre maligne offre des différences sensibles. Quelquefois elle ne se prolonge pas au-delà du premier, du second ou du troisième jour, d'autres fois elle va jusqu'au quatrième, au cinquième.

Dans la fièvre lente maligne, la durée de la maladie est de huit à dix jours, rarement davantage. Au bout de ce temps, ou bien les symptômes s'aggravent subitement et le malade meurt, ou bien, ce qui est fort rare, il se manifeste une amélioration avec ou sans crise, qui ne tarde pas d'être suivie du retour à la santé.

La fièvre maligne, sans lésion locale, nous offre les indications qui sont propres à l'élément malin, puisque c'est cet élément qui la constitue. Les moyens à employer, les seuls convenables, les seuls puissants, et qu'il faut se hâter de prescrire simultanément, sont : 1° la potion avec 1 gros résine de quinquina, 20 grains

5

sel d'absinthe, 40 gouttes éther sulfurique, eau de fleur
d'oranger et sirop de gomme, de chacun, 1 once ; eau
de tilleul, 3 onces, que l'on donne par cuillerée
d'heure en heure, ou même de demi-heure en demi-
heure ; 2° l'application de sinapismes sur la partie interne
des genoux ; 3° l'application de vésicatoires aux quatre
membres.

L'action de ces divers moyens attaque parfaitement
l'élément malin. Il y a en effet, d'un côté, lésion profonde des forces vitales, défaut de réaction ou réaction
fort incomplète, fort insuffisante contre un principe
qui menace la vie ; de l'autre, tendance remarquable
aux mouvements fluxionnaires sur les organes les
plus importants ; rien n'est donc plus convenable que
des toniques puissants unis aux antispasmodiques diffusibles, que les sinapismes, que les vésicatoires. Nous
avons été témoin de plusieurs cas de fièvre maligne
dans lesquels cette médication a été employée ; nous
l'avons nous-même mise plusieurs fois en usage, et son
succès a toujours été complet, et d'autant plus remarquable qu'au bout de 24 heures les malades ont été tout
à fait hors de danger.

Dans le cas de lésion locale, le traitement ne saurait
être différent. Dans une angine avec fièvre maligne,
dès que la malignité se manifeste, il n'y a de permis
que les moyens dont nous venons de parler : potion
avec la résine de quina, éther, etc. ; sinapismes, vésicatoires. On peut y trouver toutefois une indication particulière fournie par le siége de la maladie, savoir : les
gargarismes avec la décoction de quina. Si l'on s'y est pris

à temps, c'est-à-dire, avant que la gangrène soit déclarée, la guérison est à peu près certaine. Et, dans le
cas même où la mortification est survenue, on en arrête
les progrès; mais on ne peut pas faire que les désordres
locaux qui se sont déjà opérés, n'existent pas.

Dans la pneumonie maligne, les indications sont les
mêmes, elles sont d'une urgence extrême. On ne saurait trop se hâter de les remplir. Il n'y en a pas d'autre.
La potion avec la résine de quina et l'éther, les sinapismes relèvent les forces qui sont près de faire complètement défaut, tandis que les vésicatoires opèrent
une révulsion salutaire de la fluxion qui se fait sur le
poumon.

Dans une encéphalite, dans une méningite, qui auraient pris le caractère de la malignité, l'indication serait encore la même : relever les forces, favoriser la
réaction par le quina et les sinapismes, détourner la
fluxion par les vésicatoires aux jambes et aux bras.

Que l'on eût une irritation gastro-intestinale à traiter,
et que la fièvre prît le caractère malin, on n'aurait pas
d'autre indication à remplir; tout devrait céder devant
l'emploi du quinquina, des sinapismes et des vésicatoires.

Dans aucun de ces cas, quel que soit le siége de la
maladie : cerveau, poumon, intestins, les émissions
sanguines, pour si légères qu'elles soient, ne sont pas
permises; elles sont au contraire fortement prohibées.
Ce n'est pas en effet quand les forces éprouvent une
lésion si profonde qu'il peut être question de tirer du
sang. Il y a des fluxions, des phlegmasies! Eh bien,

qu'on emploie des vésicatoires pour les combattre ; c'est le seul moyen qu'on doit mettre en usage, et il suffit. Deux choses sont à redouter, c'est la mort par le fait seul de l'affection, c'est la gangrène des parties malades. Rien ne convient mieux pour empêcher ce résultat funeste que le traitement que nous préconisons. Nous ne l'avons jamais vu échouer ; nous l'avons toujours vu réussir avec une rapidité merveilleuse.

Rien ne semble pourtant plus naturel, dans ces cas et dans celui d'irritation gastro-intestinale particulièrement, que d'avoir recours aux émollients, aux émissions sanguines, à tout ce qui peut, en un mot, calmer l'irritation ; rien ne parait au contraire plus dangereux que l'emploi des toniques et des excitants. Il n'en est cependant pas ainsi ; le meilleur moyen alors pour prévenir la gangrène intestinale et la mort, c'est le traitement propre à la malignité. Qu'on ne craigne pas d'augmenter l'irritation ; cette crainte est tout à fait chimérique, l'état des forces vitales s'oppose à ce que cette irritation puisse s'accroître, elle la neutralise ; elle est, au contraire, on ne peut plus favorable au développement de la gangrène. Mais qu'avant d'agir on soit bien sûr du diagnostic général ; qu'on ne se guide pas sur un seul symptôme. Nous avons eu connaissance d'un cas de gastro-entérite, dans lequel la couleur noirâtre de la langue fit croire à la présence de la malignité. On ne tint pas compte des autres symptômes qui annonçaient qu'il ne s'agissait que d'une gastro-entérite aiguë, entée sur une irritation gastro-intestinale chronique. Le quinquina fut prescrit ; il augmenta les symptômes, et fit courir les plus grands dangers au malade qui, fort heureusement pour lui, n'en voulut plus le lendemain.

Ce ne sont pas seulement les émissions sanguines qui sont sévèrement prohibées dans la fièvre maligne, les purgatifs ne le sont pas moins ; ils agissent comme débilitants alors qu'il faut tonifier, exciter, relever les forces ; ils attirent les mouvements à l'intérieur alors qu'il faut les porter au dehors. Voilà pourquoi, dans un cas de fièvre maligne avec fluxion sur le cerveau ou les méninges, il faudrait bien se garder de recourir à leur emploi. Et quant à la glace sur la tête que quelques médecins ont conseillée dans ces circonstances, le surcroît de dépression qu'elle ne peut qu'amener dans les forces vitales, doit la rendre tout aussi dangereuse.

L'élément malin se présente parfois dans les affections spéciales non-élémentaires, telles que l'érésipèle, le rhumatisme, la goutte, les exanthèmes, etc. Il donne alors à la fièvre concomitante le caractère malin.

C'est à la présence de l'élément malin que l'érésipèle doit de se terminer quelquefois par la gangrène.

On sait quelle confusion a existé sur cette question d'érésipèle *gangréneux*, les uns appelant ainsi l'érésipèle *phlegmoneux* qui amène aussi la mortification du tissu cellulaire sous-cutané et intermusculaire, les autres donnant cette dénomination au phlegmon *érésipélateux*. Nous croyons avoir établi d'une manière

précise, dans un travail que nous avons publié il y a
quelque temps sur ce sujet (1), les différences qui les
séparent, les caractères qui les distinguent, le traitement qui leur convient.

Nous croyons avoir démontré, dans ce travail, que
l'érésipèle dit *gangréneux* différait des deux autres,
non-seulement par la manière dont se développe loca-
lement là gangrène, mais qu'il en différait surtout
sous le rapport de la fièvre concomitante qui a toujours
le caractère malin, tandis que dans les autres, elle
n'offre jamais cette gravité.

Dans l'érésipèle phlegmoneux et dans le phlegmon
érésipélateux, ce n'est pas, à proprement parler, de
la gangrène avec sa couleur noirâtre, son odeur fétide,
qui arrive, c'est une suppuration avec mortification
du tissu cellulaire sous-cutané et intermusculaire. S'il
y a parfois une escarre, elle est toujours très-bornée
et tout à fait hors de proportion avec l'étendue de la
suppuration.

Dans l'érésipèle dit *gangréneux*, au contraire, il
n'y a jamais de suppuration, c'est de la gangrène
réelle avec sa couleur et son odeur caractéristiques qui
se manifestent.

L'érésipèle qui doit se terminer par gangrène et qui
seul mérite le nom de *gangréneux*, n'offre d'abord
rien de particulier; il présente cette couleur rosée qui

---

(1) *Considérations sur l'érésipèle gangréneux, l'érésipèle phlegmoneux et le phlegmon érésipélateux ; des caractères qui les distinguent, du traitement qui leur convient; br. in-8° 1844.*

lui est propre, il est superficiel, la tuméfaction est légère ; mais dès que la fièvre qui, jusque-là, était sans aucun caractère fâcheux, annonce de la malignité, on voit survenir des changements dans les symptômes locaux. Alors la rougeur prend une teinte violacée, alors la tuméfaction devient plus prononcée, alors la pression des parties amène l'empreinte de l'œdème.

Il est, dans ce cas, on ne peut plus évident que le changement survenu dans l'état général, que la lésion profonde que présentent les forces vitales, ont amené les changements qu'on remarque dans l'érésipèle. La vie est menacée dans tout l'individu, les symptômes généraux le disent assez ; ce sont les parties où il y a état anormal, fluxion, gêne de la circulation, qui doivent surtout s'en ressentir ; elles doivent manifester de la synergie qui existe entre les lésions locales et l'affection.

Le traitement propre à prévenir la gangrène dans ces cas est celui dont nous venons de parler : c'est la résine de quina avec l'éther, ce sont les vésicatoires, avec cette différence cependant, qu'au lieu de mettre des vésicatoires aux jambes et aux bras, on en applique un sur l'érésipèle lui-même menacé de gangrène, et qu'on le fait aussi grand que l'étendue du mal. Nous en avons eu fait appliquer qui couvraient tout l'avant-bras, presque toute une jambe.

Que l'on ne craigne pas que l'application du vésicatoire sur l'érésipèle ait de fâcheux effets, qu'il donne lieu, par exemple, à des douleurs trop vives ; qu'il provoque l'augmentation de l'étendue de l'érésipèle, qu'il

amène une suppuration abondante ; ces craintes ne
sont pas fondées. L'application du vésicatoire , grand
comme il doit l'être , provoque bien une certaine douleur , mais elle est toujours fort supportable ; nous n'a-
vons jamais entendu les malades s'en plaindre, ce qui
tient peut-être à ce que la vitalité de la partie a déjà
subi quelque atteinte. Dans certains cas même d'érésipèle phlegmoneux où la vitalité des parties n'avait pas
souffert puisqu'il y avait une douleur très-vive, nous
avons vu cette douleur se calmer, devenir presque
nulle, du moment où le vésicatoire commençait à produire son effet, c'est-à-dire quelques heures après
son application. Loin d'augmenter encore l'étendue
de l'érésipèle, le vésicatoire la fait diminuer, ce dont
il est facile de se convaincre le lendemain de son application ; loin enfin de provoquer une suppuration
abondante, il la prévient, et non-seulement il produit
cet heureux effet, mais il empêche aussi la gangrène qui
compromet toujours et le membre et la vie du malade.
Quant à son action sur la vessie, qui semblerait devoir
être fâcheuse, nous n'avons observé qu'un seul cas
dans lequel il survint des besoins assez fréquents d'uri-
ner, avec quelque chaleur au col de l'organe ; symptômes qui ne tardèrent pas à disparaître.

Comment agit le vésicatoire pour prévenir la gangrène ? Il est probable qu'il agit en modifiant la vitalité
de la partie malade, en excitant cette vitalité qui s'é-
teint ; il est probable qu'il change le caractère particulier de cette fluxion, qu'il lui enlève ce qu'elle a de
dangereux. De quelque manière, du reste, qu'il opère ,

cette action est remarquable , et elle l'est d'autant plus qu'elle change en une simple surface suppurante de quelques jours , une maladie qui menaçait de détruire un membre , de donner la mort.

Mais l'application du vésicatoire ne saurait jamais aller seule, lorsque la fièvre a le caractère malin ; il faut qu'elle soit toujours accompagnée de la potion avec la résine de quina et l'éther , qui agit de son côté sur l'état général. C'est par l'action simultanée de ces deux ordres de moyens , que nous avons vu les cas les plus graves se changer en une maladie légère de quelques jours de durée.

La fièvre concomitante du rhumatisme change parfois de caractère pour devenir maligne. Ce n'est pas le rhumatisme avec fièvre inflammatoire, qui offre cette complication ; il y a ici une trop grande somme de forces radicales , pour que l'élément malin puisse se développer. C'est dans le rhumatisme avec fièvre catarrhale , bilieuse , etc. , qu'on a l'occasion de l'observer. Une saignée intempestive , une émotion morale , ou quelqu'autre circonstance, deviennent fréquemment la cause de son développement. Dès ce moment, il y a changement complet , et des symptômes généraux qui prennent le caractère malin , et de là fluxion articulaire qui disparaît ou devient comme latente.

La goutte nous offre parfois une complication semblable.

Dans ces deux cas les indications sont bien positives. Pour combattre l'élément malin qui vient de paraître et prévenir les métastases qui ne manqueraient pas de résulter de la cessation du mouvement fluxionnaire sur l'articulation, il faut prescrire encore la potion avec la résine de quina, les sinapismes, les vésicatoires, et de plus un cataplasme sinapisé sur l'articulation où se faisait la fluxion, ou même un vésicatoire s'il s'agit du rhumatisme.

La présence de l'élément malin dans la variole a été souvent observée. Tantôt c'est sous l'influence épidémique, tantôt c'est sous des causes différentes et variées qu'on le voit se manifester. Cet élément se montre parfois, dès les premiers instants, dans la période d'invasion; d'autres fois, c'est dans le courant de la maladie et à une époque plus ou moins avancée qu'on le voit survenir. On reconnaît sa présence à un accablement extrême des forces, au délire, au vomissement de toutes les substances ingérées dans l'estomac, à la sécheresse et à la couleur souvent noirâtre de la langue, au soubresaut des tendons, à la petitesse, à l'irrégularité, au défaut de consistance du pouls, etc.

Il est impossible qu'avec un état général semblable, l'éruption puisse suivre sa marche ordinaire. Si l'élément malin est survenu dans la période d'invasion, les boutons sont arrêtés dans leur développement, ils ne se montrent que sous la forme de taches violacées, qu'on éprouve quelquefois de la peine à caractériser. Si l'éruption est déjà avancée, les boutons s'affaissent et prennent une couleur noirâtre.

Les indications sont les mêmes que dans les cas précédents. C'est la résine de quinquina qu'il faut prescrire à l'intérieur, tandis qu'à l'extérieur on place des vési-

catoires aux quatre membres, afin d'appeler les mouvements au-dehors, de faciliter l'éruption, ou de l'empêcher de rétrograder.

La rougeole nous offre parfois des conditions tout aussi
fâcheuses, qui se développent, tantôt sous l'influence
épidémique, tantôt par des causes différentes. C'est encore, soit au commencement de la maladie, soit dans
sa durée, que se manifeste la présence de l'élément
malin, qui amène dans les tâches une couleur livide,
noirâtre, ou qui provoque leur disparition. Dès que la
présence de cet élément est bien constatée, le traitement doit être le même que dans le cas précédent.

L'élément malin vient encore imprimer son caractère
à la fièvre concomitante de la scarlatine, tantôt d'une
manière épidémique, tantôt d'une manière sporadique.

Parfois alors la scarlatine est sans angine, mais bien
plus souvent il y a angine, et quelquefois même la fluxion
se prolonge, d'un côté, dans les narines; de l'autre,
dans le larynx. Si l'élément malin est méconnu, si on
ne l'attaque pas avec les moyens dont nous avons déjà
parlé (potion avec la résine de quina, vésicatoires aux
membres, gargarisme avec la décoction de quina), la
gangrène frappe les parties fluxionnées, et la mort est
inévitable.

Il n'est donc rien de plus important dans les affections spéciales non-élémentaires, que de bien déterminer le caractère de la fièvre concomitante, puisque
c'est cette fièvre qui fournit l'indication capitale. La
fluxion ou l'éruption ne donnent évidemment que des indications secondaires; elles viennent en deuxième ligne..

Si nous jetons à présent un coup d'œil sur les coassociations élémentaires dont l'élément malin est susceptible, nous verrons que ces coassociations assez nombreuses, varient selon les conditions diverses où se
trouvent les sujets, soit par rapport à eux-mêmes, soit
par rapport aux milieux dont ils ont à subir l'influence.

L'association de l'élément catarrhal avec l'élément
malin n'est pas rare. Il en résulte l'affection catarrhale-
maligne, qui tantôt offre, dès les premiers moments,
certains symptômes qui donnent l'éveil sur la nature
grave de l'affection, qui plus souvent est d'abord exclusivement catarrhale, et ne présente que plus tard le
caractère de la malignité.

L'indication consiste à combattre l'élément malin,
dès qu'il se présente, par les moyens déjà signalés;
elle est positive. Il ne faut tenir compte de l'élément
catarrhal que d'une manière fort accessoire. Du reste,
les vésicatoires qu'on emploie suffisent pour pourvoir
aux indications qui viennent de ce côté.

La fièvre bilieuse-maligne, qui nous présente l'association de l'élément malin et de l'élément bilieux, nous
donne des indications analogues. Combattre l'élément
malin, sans s'embarrasser de l'élément bilieux, voilà la
conduite qu'il faut tenir. Si, au lieu de s'attaquer d'a-
bord à l'élément malin, on voulait, pour simplifier
l'affection, se défaire d'abord de l'élément bilieux par
un vomitif, ou de tout autre manière, il en résulterait
tout au moins la perte d'un temps précieux, qui pour-

rait ne plus laisser la possibilité de combattre l'élément malin.

Si, comme cela arrive quelquefois, la fièvre ne paraissait d'abord qu'avec l'élément bilieux, sans malignité aucune, l'indication serait évidemment différente ; il y aurait à attaquer l'élément bilieux. Mais du moment où l'élément malin se présenterait, toutes les indications s'effaceraient devant celle-ci. Jamais, en effet, il ne sera permis, alors que l'élément malin existe, ni de faire vomir, ni de purger. Ces remèdes augmentent la perturbation vitale et deviennent essentiellement mortels. C'est du reste sous cette forme de fièvre bilieuse-maligne que se montre le plus souvent la peste, dans les lieux du moins où elle est endémique.

La fièvre muqueuse-maligne nous présente des conditions tout à fait semblables. Dès que l'élément malin existe, il n'y a d'indication que pour le combattre. Il faut y procéder sur-le-champ et sans s'inquiéter de l'état muqueux.

L'association de l'élément malin avec l'élément rémittent ou intermittent constitue les fièvres rémittentes ou intermittentes-malignes dont nous aurons bientôt à nous occuper.

Nous devons rappeler ce que nous avons déjà signalé, savoir : qu'il y a antagonisme formel entre l'élément malin et l'élément inflammatoire. Avec l'élément malin il peut y avoir des fluxions, des phlegmasies même si l'on veut, mais ces phlegmasies ne sauraient constituer, comme nous l'avons fait observer, l'élé-

ment inflammatoire. L'élément inflammatoire suppose
l'existence des symptômes généraux qui lui sont propres. Or, ces symptômes généraux ne peuvent tout à
la fois représenter l'excès des forces qui est propre à
l'élément inflammatoire et la lésion profonde des forces
de la vie, le défaut de ces forces qui appartient à l'é-
lément malin. Si on admettait que la chose est possible, il en résulterait, pour conséquence inévitable,
qu'il faudrait remplir tout à la fois les indications fournies par l'un et par l'autre de ces éléments, qu'il
faudrait simultanément saigner et donner du quinquina,
ce que jamais médecin de tant soit peu d'expérience
ne saurait supposer faisable.

Nous rappellerons encore ce que nous avons déjà
dit au sujet des vomitifs et des purgatifs; leur usage
est accompagné des plus graves dangers lorsque l'élément malin existe, aussi sont-ils alors formellement
contre-indiqués, lors même qu'une association d'état
bilieux semblerait les rendre nécessaires.

Il est enfin un médicament qui a été conseillé dans
les fièvres malignes par quelques médecins et entre
autres par Rivière et Barthez, c'est l'opium. Malgré
toute l'autorité de ces noms illustres, nous croyons
devoir dire que ce remède ne peut être que fort dangereux et sans aucun avantage dans la fièvre maligne,
quelles que soient ses complications ou associations élémentaires. Ce qui constitue la fièvre maligne, c'est
une lésion profonde des forces de la vie. Or, nous ne
voyons pas comment l'opium peut remplir l'indication
bien évidente qui existe alors : de relever ces forces,

de ranimer la vie qui s'en va, opprimée qu'elle est par
des causes puissantes de destruction. Jamais l'opium ne
remplira cette indication. Loin de là, il ne fera qu'affaiblir davantage les forces vitales ; il ne fera que les
paralyser. Nous considérons ce médicament comme tout
aussi contre-indiqué, dans la fièvre maligne, que la
saignée, que les vomitifs, que les purgatifs, que la glace
sur la tête.

Nous avons à peine besoin de dire quel doit être le
traitement de la peste, dont nous avons parlé au commencement de cet article. Croirons-nous avec les uns
que la saignée est le seul remède convenable dans cette
maladie? croirons-nous avec tel autre qu'il faut toujours
prescrire ou des vomitifs ou des toniques? Certainement
non. Nous prendrons nos indications sur l'état général
du malade, sur l'affection élémentaire qu'il présentera.
Si nous reconnaissons un état fluxionnaire général,
nous serons peut-être amenés à ouvrir la veine, ce que
nous ne ferons cependant qu'après très-mûre réflexion,
car généralement tout semble éloigner de l'emploi de
ce moyen : pays chaud, air vicié par des effluves et des
émanations putrides, menace incessante de l'élément
malin. Si nous reconnaissons l'existence de l'élément
bilieux, nous ferons vomir. Si nous n'avons affaire
qu'à une fièvre simple, dépouillée de tout caractère
spécial, nous nous bornerons à mettre le malade à la
diète d'aliments solides. Mais il est entendu que, dans
les cas dont nous venons de parler, il n'existe pas d'é-
lément malin; car, du moment où cet élément se mon-

trerait, nous nous garderions bien de saigner, ou de faire vomir, ou de nous borner à une médecine expectante. En effet, cet élément, dès qu'il paraît, domine tout; il n'y a d'indication que pour le combattre, et cette indication est urgente. Toute autre conduite est pleine de danger.

Or, le traitement de l'élément malin doit être ici ce qu'il est dans tout autre circonstance; il faut prescrire la résine de quina associée à l'éther, et faire placer des sinapismes, des vésicatoires aux bras et aux jambes.

Les bons effets des vésicatoires aux jambes dans la peste ont d'ailleurs été notés par plusieurs médecins qui ont eu à traiter cette maladie dans le Levant. Ces médecins ont reconnu qu'ils facilitaient l'éruption et la suppuration des bubons, ce qui amenait de l'amendement dans les symptômes généraux. Mais s'il y avait déjà des charbons, ou des bubons gangréneux, l'emploi du feu sur ces parties serait à peu près inévitable, et les vésicatoires deviendraient alors probablement inutiles.

Voilà donc la peste, cette maladie dont le traitement fait depuis des siècles le sujet d'interminables discussions, et qui est encore dans une incertitude si fâcheuse; voilà cette maladie sur laquelle la doctrine des affections élémentaires dit son mot, et qu'elle dit sans hésitation, sans crainte aucune d'erreur.

Le traitement que nous venons de recommander contre l'élément malin rentre dans celle des méthodes thérapeutiques dite *naturelle*. N'est-ce pas, en effet,

faire de la méthode naturelle que de relever les forces,
de les mettre à même de réagir contre les principes qui
tendent à les détruire ; n'est-ce pas faire de la méthode
naturelle que d'appeler ou de retenir les mouvements à
l'extérieur ?

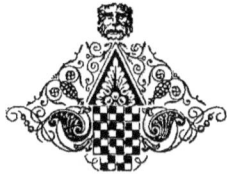

CHAPITRE VIII.

(Élément périodique.)

───◆───

§ Ier.

ÉLÉMENT PÉRIODIQUE-RÉMITTENT.

FIÈVRE RÉMITTENTE. — FIÈVRE RÉMITTENTE AVEC
FLUXIONS. — FIÈVRE RÉMITTENTE CONCOMITANTE.
— ASSOCIATIONS ÉLÉMENTAIRES. — COMPLICATIONS.
— CRISES. — INDICATIONS THÉRAPEUTIQUES.

Ce qui caractérise l'élément rémittent, ce sont des
exacerbations qui reviennent à des époques périodiques
et qui laissent entre elles des intervalles de rémission
plus ou moins prononcée.

L'élément rémittent est constitué, tantôt par une fièvre qui existe par elle-même, la fièvre rémittente proprement dite ; tantôt il survient comme accident dans
une maladie de toute autre nature, comme, par exemple, dans une fièvre bilieuse, muqueuse, dans la phthisie pulmonaire, dans la variole, le rhumatisme, etc. ;
tantôt il est représenté par un phénomène qui apparaît
sans fièvre, comme, par exemple, une douleur nerveuse.

La fièvre rémittente est le plus souvent *tierce* ou
quotidienne. Le type *quarte* lui semble complètement
étranger.

Les paroxysmes de la fièvre rémittente sont fréquemment *sub-intrants ;* parfois ils sont *retardataires*. Le retard des paroxysmes annonce assez communément le changement du type quotidien en type tierce, ou bien même le passage de la rémittence à l'intermittence.

Les rémissions de cette fièvre sont si peu prononcées dans quelques cas, que, si ce n'était l'amendement qui survient dans tel ou tel symptôme, on éprouverait de la difficulté, d'après l'état du pouls et la température de la peau, à dire qu'il y a rémission. C'est ce qui a lieu surtout dans les fièvres rémittentes du milieu ou de la fin de l'été. Dans certains cas même, la rémission n'est pas appréciable, la fièvre paraît continue ; et si on les classe alors dans le rang des fièvres rémittentes, cela tient à ce qu'elles se manifestent à l'époque et dans les lieux où cette maladie règne ; cela tient à ce qu'elles sont réfractaires à tous les moyens que l'on emploie pour les guérir, et qu'elles ne cèdent qu'à l'antipériodique. La rémission est plus marquée à l'approche de l'automne. Nous en dirons plus tard la raison.

Les fièvres rémittentes prennent un nom particulier d'un phénomène principal qu'elles présentent. Ce phénomène sera tantôt un symptôme nerveux, tantôt un mouvement fluxionnaire, tantôt il sera d'une autre nature : de là, la fièvre rémittente *phrénétique, comateuse, apoplectique, convulsive, hydrophobique, otalgique, amaurotique, névralgique, angineuse, cardialgique, dypsnéïque, pleurétique, pneumonique, gastralgique, entéralgique, diarroïque, dyssentérique, cholérique, algide, diaphorétique, hémorrhagique, pétéchiale, ortiée*, *hystéralgique*, *néphralgique*, avec *rétention d'urine*, etc., etc.

La fièvre rémittente est *bénigne* ou *pernicieuse*, *maligne*. — Elle est *simple*, ou *associée* avec quelque autre affection élémentaire ou *compliquée*. — Elle est *vernale* — *estivale* — *automnale*; — *sporadique* ou *épidémique*; — *endémique*.

La fièvre rémittente est une maladie de tous les âges. Si nous nous en rapportons cependant à ce que nous avons observé, elle serait plus commune chez les jeunes enfants qu'à toute autre époque de la vie; et c'est surtout chez ceux-ci qu'on la voit se manifester hors de l'influence des effluves marécageux, comme nous le dirons dans un instant.

Il est des individus qui, par une aptitude vitale qui leur est propre, présentent le type rémittent dans la plupart des maladies dont ils sont atteints. Nous connaissons plusieurs personnes qui présentent ce phénomène, et entre autres une jeune femme sujette à des irritations de matrice, qu'elles n'a presque jamais sans que l'élément rémittent ne s'en mêle, et ne rende nécessaire l'emploi de l'antipériodique.

Le milieu, la fin de l'été, le commencement de l'automne sont les époques où se développe de préférence la fièvre rémittente. Mais ce n'est pas alors seulement qu'on la voit se manifester, elle se montre encore dans toutes les saisons de l'année; elle n'est pas rare au printemps, on la voit aussi en hiver.

Les effluves marécageux ne sont pas la seule cause de la fièvre rémittente. On voit parfois la fièvre pren-

dre ce type sous des causes tout à fait inconnues, ainsi
que cela a lieu fréquemment chez les enfants. On n'a
alors, pour expliquer la présence de cet élément, que
les aptitudes vitales du jeune âge, la prédominance du
système nerveux à cette époque de la vie.

Des fluxions sur les organes intérieurs, des maladies
chroniques de ces organes, des douleurs nerveuses,
sont souvent la seule cause apparente de l'élement rémittent. Telles sont les irritations chroniques, les douleurs nerveuses de la matrice, des reins, la phthisie
pulmonaire, etc., chez des individus qui, soit par les
lieux où ils se trouvent, soit par la saison, sembleraient
devoir être tout à fait à l'abri de cette affection.

Les paroxysmes de la fièvre rémittente ont trois
périodes qui présentent de fréquentes variétés.

La période de froid est la plus variable des trois. Si
bien souvent elle a d'une à trois heures et plus de durée, bien souvent aussi elle se montre à peine, et les
cas ne sont pas rares où elle manque complètement.

Dans cette première période, qui nous montre les
forces vitales cédant sous l'action du génie morbifique,
nous voyons en état de concentration synergique tous
les systèmes, tous les appareils, tous les organes. Le
cœur et les artères s'agitent avec peine, la peau est
comme flétrie, les tissus cellulaire et graisseux semblant
s'affaisser, les extrémités sont froides, l'intelligence est
obtuse, les sens sont comme anéantis, etc.

Cependant les forces vitales, qui luttaient avec le
génie du mal, commencent à prendre le dessus, la con-

centration diminue, elle cesse ; la réaction va s'opérer.

La deuxième période, ou période de chaleur, est celle qui varie le moins ; elle est à peu près constante. La rougeur du visage, la céphalalgie, la soif, la chaleur de la peau, l'agitation, la fréquence et le développement du pouls sont les symptômes les plus saillants. Les urines, qui étaient aqueuses, crues, dans la première période, sont rouges, plus chargées de sels dans celle-ci.

La période de sueur manque assez souvent, et quand elle existe, tantôt elle ne donne qu'une légère moiteur, tantôt elle montre une diaphorèse abondante. Ici, l'agitation se calme, le pouls offre une souplesse qu'il n'avait pas quelques instants avant ; le malade accuse une lassitude générale.

Dans certains cas que nous avons déjà signalés, l'exacerbation manque complètement ; la fièvre semble appartenir à la classe des fièvres continues. Le traitement seul, la nécessité de l'administration de l'antipériodique la fait rentrer dans les fièvres dites *à quinquina*.

La durée des paroxysmes de la fièvre rémittente varie depuis quelques instants jusqu'à 20, 24, 36 heures.

La rémission est d'autant plus courte que le paroxysme est plus long ; elle est plus ou moins prononcée, selon les cas. Elle l'est d'autant plus généralement que l'on s'éloigne de la saison des chaleurs. Une rémission qui devient de plus en plus marquée, annonce la conversion de la rémittence en intermittence.

La conversion de la rémittence en intermittence a lieu maintes fois lorsqu'à une saison chaude succède une

température froide. Ce phénomène qui n'a pu passer
inaperçu au praticien, fut observé en grand par Pringle, dans l'armée anglaise, lors de sa campagne dans
les Pays-Bas. Une épidémie de fièvre rémittente qui
désolait l'armée, fut changée en fièvre intermittente
par quelques jours de pluie et le changement du vent,
qui devint froid.

C'est donc le plus ou moins de chaleur qui fait généralement la rémittence ou l'intermittence. La saison
est-elle chaude? les effluves produisent des fièvres rémittentes ; la température s'abaisse-t-elle ? on a des
fièvres intermittentes. Ceci peut expliquer comment
sur le continent américain les effluves produisent plutot,
soit des fièvres bilieuses-putrides continues, sans caractère spécial, soit la fièvre jaune, que des fièvres rémittentes ou surtout intermittentes.

La fièvre rémittente offre fréquemment, comme nous
l'avons déjà dit, tel ou tel phénomène qui lui fait prendre
un nom particulier. Ce phénomène est parfois nerveux :
ce sera une douleur sur une branche nerveuse, ou bien
du côté de tel ou tel organe ; ou bien ce sera un état de
spasme de l'estomac qui amènera des vomissements ;
du col de la vessie qui causera la rétention d'urine ;
ce seront des convulsions, ce sera une amaurose, etc.

Dans bien des cas, c'est une fluxion qui se manifeste
avec la fièvre rémittente. Tantôt la fluxion se fait du
côté de la tête, tantôt elle se fait vers la poitrine, vers
le bas-ventre.

Ce n'est pas au hasard que la fluxion se porte sur tel

point plutôt que sur tel autre. Dans le printemps, c'est vers la poitrine que se fait de préférence la manifestation locale. C'est alors, en effet, qu'on observe plus particulièrement les rémittentes-pleurétiques ou pneumoniques. Dans l'été, on a surtout les rémittentes-diarrhoïques, les rémittentes-dyssentériques.

Chez l'enfant, la tendance des mouvements fluxionnaires vers la tête décide sur cette partie la localisation fréquente de la fièvre rémittente.

C'est chez les jeunes gens qu'on observe plus particulièrement la fièvre rémittente-hémoptoïque ; les adultes présentent plutôt des rémittentes avec hématémèse ; c'est aux vieillards que revient plus particulièrement la fièvre rémittente-apoplectique.

Un organe délicat devient le plus souvent un point d'attraction pour les fluxions de la fièvre rémittente. Ainsi, celui qui est sujet aux congestions cérébrales, aux hémoptysies, aux irritations d'estomac ou de l'intestin, ne saurait guère échapper, dans le cas de fièvre rémittente, à des manifestations locales en harmonie avec sa maladie habituelle, et qui doivent naturellement la porter à un degré plus élevé.

La fièvre rémittente devient maintes fois fièvre concomitante des affections spéciales non-élémentaires : telles que la variole, le rhumatisme, la goutte, l'érésipèle, la scarlatine, etc. Dans ces cas, tantôt c'est la fièvre rémittente qui amène le développement d'un rhumatisme habituel, de la goutte ; tantôt l'élément rémittent survient comme accident dans l'une ou l'autre de ces affections, alors qu'elle n'avait d'abord rien de ce caractère.

L'élément rémittent est susceptible de s'associer avec n'importe quelle affection élémentaire que ce soit. Cette association trouve sa cause dans les aptitudes vitales des individus, dans la constitution médicale, dans la saison, les lieux, etc.

L'élément rémittent forme avec l'élément inflammatoire la fièvre rémittente-inflammatoire. Cette fièvre s'observe surtout au printemps ; elle est beaucoup moins commune en été ou en automne. On ne la rencontre guère que chez les jeunes gens ou les adultes, pourvu toutefois que ceux-ci soient d'un tempérament sanguin ou de ses composés et d'une bonne constitution.

La fièvre rémittente-inflammatoire est souvent sans lésion locale ; d'autres fois elle a donné lieu à un mouvement fluxionnaire qui a produit, soit une congestion cérébrale, soit une pneumonie, une pleurésie, etc.

L'association de l'élément rémittent et de l'élément catarrhal donne lieu à la fièvre rémittente-catarrhale. Cette affection composée est plus fréquente en général au printemps qu'en automne ; cependant c'est le contraire lorsqu'il existe pendant l'automne une constitution médicale catarrhale. Nous en avons eu un exemple dans l'automne de 1848. Comme ces rémittentes-catarrhales se manifestèrent alors que l'automne était déjà avancé, que la saison commençait à fraîchir, il en résultait que, lorsqu'au bout de quelques jours de maladie , l'élément catarrhal s'était dissipé , il ne restait plus qu'une fièvre intermittente. Ce type s'était substitué à l'élément rémittent.

La rémittente-catarrhale , parfois sans lésion locale , se montre parfois aussi avec une fluxion sur tel ou tel point : sur le gosier, sur le poumon, la plèvre, l'estomac, l'intestin, etc. Parfois il y a manifestation locale sur plusieurs points à la fois. Ainsi, dans ce même automne de 1848 , nous avons vu plusieurs individus avec une rémittente-catarrhale qui avait porté son action et sur le poumon et sur l'intestin.

La rémittente-bilieuse , formée par l'association de l'élément rémittent et de l'élément bilieux , est bien plus fréquente que celles dont nous venons de parler. C'est celle que l'on voit le plus communément dans nos pays en été et au commencement de l'automne. Elle a chance surtout de se présenter par les constitutions médicales bilieuses. On voit rarement cette association manquer chez les individus de tempérament bilieux.

Aux symptômes propres à l'élément rémittent, se joignent ceux qui appartiennent à l'élément bilieux, savoir : la teinte jaunâtre de la peau, surtout à la racine du nez, à la commissure des lèvres ; l'état de la langue qui est large, souple , couverte d'une couche jaunâtre ; l'amertume de la bouche, des vomituritions, des vomissements même de bile ; une céphalalgie ordinairement très-prononcée , etc.

Les fièvres rémittentes-bilieuses sont maintes fois accompagnées de pétéchies. Cette éruption se manifeste ordinairement sous l'influence de la constitution médi-

eale régnante ; dans quelques cas, elle tient aux conditions particulières dans lesquelles se trouve le sujet,
à l'habitation, par exemple, de lieux dont l'air est plus
ou moins vicié par des miasmes.

La fièvre rémittente-bilieuse est souvent aussi essentielle que possible ; elle ne présente aucune lésion
locale ; d'autres fois il n'en est pas ainsi. Avec la fièvre
rémittente-bilieuse, par exemple, il peut y avoir pleurésie, pneumonie, gastro-entérite, dyssenterie ; il peut
y avoir hémoptysie, congestion cérébrale, etc.

Il importe de tenir compte de ces manifestations locales ; elles doivent en effet tenir leur place dans les indications thérapeutiques. Nous en disons autant pour les
cas précédents.

L'élément muqueux et l'élément rémittent réunis
constituent la fièvre rémittente-muqueuse.

La fièvre rémittente-muqueuse se rencontre principalement chez les individus de tempérament lymphatique, de constitution molle ; chez ceux qui vivent dans
les manufactures, qui habitent des maisons humides et
sales ; qui se nourrissent d'aliments propres à développer l'élément muqueux, tels que lait, fromage, végétaux crus et de mauvaise qualité, aliments farineux
non fermentés, etc.

La bouffissure du visage, sa pâleur, la couche blanchâtre qui recouvre la langue et qui tapisse souvent
une partie de la bouche, les aphtes, l'abondance de la
salivation, etc., servent surtout à reconnaître la présence de l'élément muqueux.

Il n'est pas rare, il est même assez commun que la

fièvre rémittente-muqueuse soit compliquée d'une irritation gastro-intestinale. Cette complication s'observe
aussi dans la même affection, lorsqu'elle a le caractère
pernicieux. Nous avons eu l'occasion de voir un cas de
cette espèce, dans lequel l'irritation de la muqueuse
digestive s'étendait depuis le gosier jusqu'au bas du
rectum.

Lorsque l'élément ataxique ou bien l'élément malin
viennent se joindre à l'élément muqueux et à l'élément
rémittent, il en résulte la fièvre remittente-muqueuse-
pernicieuse ou maligne, qui s'accompagne presque toujours de l'exanthème ortié. Le délire, l'état grillé de la
langue, l'altération des traits du visage, les soubresauts
des tendons, etc., font connaître le caractère pernicieux de l'affection.

Les fièvres formées par l'élément rémittent et l'élément ataxique ou malin, portent, comme nous venons
de le dire, le nom collectif de *fièvres pernicieuses*. Le
danger qu'elles présentent, l'indication pressante qu'elles
donnent, la difficulté qu'on pourrait avoir parfois pour les
distinguer, l'inutilité de cette distinction, les font confondre sous cette dénomination de *pernicieuses;* mais en
réalité il y a une certaine différence entre elles. Les
fièvres rémittentes-pernicieuses formées par l'élément rémittent et l'élément malin sont, en effet, autrement graves que celles qui résultent de l'association de l'élément
rémittent et de l'élément ataxique, bien que celles-ci
soient aussi entourées du plus grand danger. Mais, nous
le répétons, cette distinction serait sans utilité aucune,
puisque, dans l'un et l'autre cas, l'indication est la même.

La fièvre rémittente-putride, résultat de l'association de l'élément rémittent et de l'élément putride, ne se montre guère que sous des conditions toutes particulières. On ne la voit se manifester communément que chez les individus qui sont soumis à l'influence réunie des effluves et des miasmes. Roucher en a fait connaître plusieurs cas dans sa *Médecine clinique*. C'est, nous l'avons déjà dit dans un autre article, cette fièvre qu'on trouve mentionnée dans les auteurs sous le nom de *fièvre de Hongrie*. Pringle, qui avait eu l'occasion de l'observer dans l'armée anglaise, reconnaît fort bien son origine. Elle naît, selon lui, sous l'influence de l'automne et des miasmes des camps.

Dans bien des circonstances, à ces deux éléments vient se joindre l'élément bilieux, et l'on a alors une fièvre rémittente-bilieuse-putride.

C'est dans cette fièvre rémittente-putride, ou rémittente-bilieuse-putride, qu'on a principalement l'occasion d'observer les pétéchies, qui appartiennent plus particulièrement à ce dernier élément. Il est encore d'autres symptômes qui servent à reconnaître l'élément putride, tels sont : la prostration des forces, la stupeur du visage, la rougeur des yeux, les hémorrhagies passives, la fuliginosité des lèvres et des dents, la sécheresse et la couleur brunâtre de la langue, le peu de consistance du pouls, etc.

Les manifestations locales ne sont pas rares dans ces fièvres rémittentes-putrides ; elles se font sur tel ou tel organe.

La fièvre rémittente nous présente en outre des

combinaisons ternaires, comme, par exemple, la fièvre rémittente-catarrhale-bilieuse, rémittente-catarrhale-muqueuse, rémittente-inflammatoire-bilieuse, etc.

L'élément rémittent survient parfois comme accident, comme complication dans une maladie de toute autre nature, soit aiguë, soit chronique.

On voit parfois une fluxion de poitrine qui présentait déjà de l'amélioration par l'effet des moyens qu'on avait employés, devenir tout à coup stationnaire, ou même acquérir de la gravité. On observe avec soin le malade, et l'on finit par reconnaître qu'il survient des exacerbations qui, à leur périodicité, à la rémission qui les suit, doivent être rapportées à l'élément rémittent. Si l'on porte son attention sur la nature de l'expectoration, on observe généralement que les crachats sont plus rares, et qu'ils ont changé le plus souvent dans leur couleur; de rouge-vif ou rouillés qu'ils étaient, ils sont devenus violacés. Mais, c'est surtout lorsque l'élément rémittent est pernicieux, qu'on voit ce changement prendre un caractère plus manifeste. Il annonce de la manière la plus sûre, que l'engorgement pulmonaire, au lieu de marcher vers l'hépatisation, tend vers la gangrène; ce qui ne manquerait pas d'arriver, si la mort ne prévenait pas cette terminaison funeste.

La tendance qu'a l'élément rémittent à produire la gangrène dans les parties malades, même dans les cas où il n'a pas le caractère malin, est on ne peut plus remarquable; elle témoigne de la perturbation qu'éprouvent alors les forces vitales, et de l'influence qu'a l'état mor-

bide général sur les lésions locales. Divers auteurs ont
signalé, et nous l'avons nous-même observé plusieurs
fois, que les individus qui étaient atteints d'ulcères, et
notamment d'ulcères syphilitiques, voyaient la gangrène
frapper ces solutions de continuité, s'ils venaient à être
pris d'affection rémittente ou intermittente.

Rien n'est plus commun que la présence de l'élément
rémittent ou intermittent dans les maladies chroniques
de quelqu'espèce qu'elles soient. La phthisie pulmonaire semble avoir une sorte de privilège à ce sujet.
Il en résulte, soit des congestions sur la poitrine, qui
accélèrent la fonte des tubercules pulmonaires, soit une
augmentation de la faiblesse générale, de la détérioration de la constitution qui active l'état morbide général
(la diathèse scrofuleuse le plus souvent) et qui active
aussi par suite le mouvement fluxionnaire qui s'opère
sur l'organe de la respiration.

On a parlé d'antagonisme de la phthisie pulmonaire
avec les fièvres rémittentes ou intermittentes ; on a dit en
d'autres termes que, là où régnaient ces fièvres, il n'y
avait pas de phthisie pulmonaire. Rien n'est moins exact ;
c'est le contraire qui est vrai. D'une part, en effet, les
fièvres rémittentes ou intermittentes jouent un rôle actif,
soit comme causes prédisposantes, soit comme causes
occasionnelles, dans la phthisie pulmonaire, et par les
congestions qu'elles amènent sur le poumon, et par
la débilitation qu'elles produisent dans l'économie ;
tandis que, d'autre part, nul n'est plus apte à contracter
ces fièvres, que celui qui est atteint de cette maladie
de l'organe pulmonaire, et rien n'est plus propre que

leur action pour déterminer ou accélérer la fonte des tubercules. Aussi, loin de conseiller aux individus prédisposés à cette maladie d'habiter les pays marécageux, faut-il engager ceux qui s'y trouvent à s'en éloigner s'ils le peuvent; et si par cas la fièvre rémittente ou intermittente vient les atteindre, ne saurait-on trop se hâter d'y mettre un terme.

Nous n'avons pas besoin de dire qu'il ne faut pas confondre les paroxysmes d'une fièvre rémittente régulière avec ces paroxysmes ou accès se montrant à des heures variables, qui sont si fréquents dans la phthisie pulmonaire, et qui, par le fait de leur irrégularité, ne sont pas susceptibles de céder à l'antipériodique.

L'élément rémittent ou intermittent qui vient compliquer la phthisie pulmonaire, a parfois le caractère pernicieux. Le danger est alors extrême.

La fièvre rémittente du printemps disparait souvent d'elle-même après un certain nombre d'accès, de trois à sept. Parfois elle se prolonge au-delà; elle se change alors communément en intermittente.

La fièvre rémittente d'été ou du commencement de l'automne ne guérit peut-être jamais seule. Abandonnée à elle-même, elle se change, dès que la température fraîchit, en intermittente, le plus souvent tierce; plus tard elle devient quarte. Elle persiste tout l'hiver sous ce type, résiste aux traitements les plus rationnels, et ne devient accessible aux moyens thérapeutiques qu'au printemps. Alors quelquefois, par les seuls efforts de la nature, elle change elle-même de type; de quarte devient tierce, puis continue ; aide à la résolution des engorgements de la rate ou du foie, et disparaît en laissant à l'individu une santé nouvelle.

La fièvre rémittente-catarrhale du printemps guérit souvent par le moyen des sueurs qui emportent et l'affection catarrhale et l'affection rémittente.

La même fièvre est moins heureuse en automne. Les sueurs peuvent dissiper l'élément catarrhal, mais l'élément rémittent persiste, pour se changer bientôt en élément intermittent.

Dans la fièvre rémittente-bilieuse, des vomissements, des selles de nature bilieuse font disparaître quelquefois l'élément bilieux, mais le plus souvent l'élément rémittent persiste. Ce n'est que dans des cas fort rares que ces évacuations critiques emportent aussi l'affection rémittente.

Les fièvres rémittentes-pernicieuses ou rémittentes-putrides ne nous laissent aucune espèce de crise à espérer ; la lésion des forces de la vie est trop profonde pour qu'il en soit ainsi. La mort en est la terminaison inévitable dans un terme plus ou moins rapproché, si la thérapeutique ne vient y mettre obstacle.

Les indications des fièvres rémittentes nous sont fournies par les affections élémentaires qui entrent dans leur constitution, par les complications qu'elles présentent.

La fièvre rémittente est-elle simple, dépourvue de toute association élémentaire ou de toute complication, l'indication consiste dans l'emploi des moyens propres à combattre l'élément périodique. On a le plus souvent

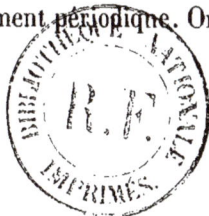

7

recours au sulfate de quinine ou au quinquina, ou même à ces deux substances réunies, dans les cas graves. Dans quelques circonstances cependant, soit parce que le malade a déjà usé plusieurs fois de ces médicaments et qu'il s'agit d'une nouvelle rechute, soit par telle ou telle autre raison, on emploie des moyens différents. Ainsi, l'on prescrit souvent avec avantage un vomitif au moment même où le paroxysme va paraître, ou bien on donne la potion antiémétique de Rivière. Ce dernier remède, qui convient surtout pour les personnes délicates, ne réussit parfois qu'à la deuxième ou troisième fois qu'on l'administre. Dans quelques cas son action est nulle, et, lorsqu'il en est ainsi, on peut toujours en venir au sulfate de quinine. Du reste, cette potion, tout comme le vomitif, ne peuvent convenir que dans les cas où la fièvre n'a rien de pernicieux ; il est inutile d'en dire la raison. Leur administration rentre dans la méthode empirique perturbatrice.

Le sulfate de quinine est le remède le plus employé dans la fièvre rémittente. La dose à laquelle on le prescrit, dans notre pays, chez l'adulte, est de dix à douze grains. Il est parfaitement inutile d'en donner davantage. Ce n'est que lorsqu'elle a le caractère pernicieux qu'on peut l'élever à quinze grains. Cette dose suffit toujours, du moins chez nous.

Nous avons à dire quelques mots sur les voies par lesquelles on peut administrer le sulfate de quinine dans la fièvre rémittente.

Le plus souvent c'est par l'estomac, soit en potion, soit en pilules qu'on le prescrit. Cependant il peut y avoir contre-indication à l'administration de ce remède par cette voie; on peut craindre d'augmenter une irritation gastrique. On donne alors la potion en lavement, en ayant le soin de la faire précéder d'un lavement destiné à vider le rectum. Il convient seulement d'en élever la dose de deux ou trois grains. L'action du sulfate de quinine, par cette voie, est presque aussi sûre que par l'estomac. Nous l'avons du moins toujours vu réussir dans des cas assez nombreux où nous l'avons prescrit de cette manière.

L'irritation intestinale coexistant avec l'irritation gastrique, peut présenter une contre-indication à l'administration de l'antipériodique, soit par l'estomac, soit par le rectum. On peut alors avoir recours à la méthode endermique ; mais nous avons hâte de dire, que la voie du système cutané est loin d'être aussi sûre que celle de la muqueuse digestive.

Nous avons voulu profiter, dans un cas, d'un vésicatoire dont le malade était porteur pour l'administration du sulfate de quinine. Nous en fîmes mettre douze grains sur la surface de l'exutoire, pendant la rémission ; le paroxysme ne diminua en rien, ni la première, ni la seconde fois. Nous n'insistâmes pas davantage.

Nous l'avons prescrit, chez deux malades, à la dose de vingt-cinq grains, incorporé dans une once d'axonge, dont on fit des frictions sur la partie interne des cuisses et des jambes. Nous ne fûmes pas plus heureux.

Le sulfate de quinine en dissolution dans la teinture

de quina, ou bien la teinture de quinine, employés en friction, auraient-ils plus d'efficacité ? Nous le croyons ; cependant, quelques faits contradictoires que nous possédons, ne nous permettent pas d'établir notre opinion sur le degré de confiance que mérite ce mode d'administration de l'antipériodique.

La voie de l'estomac ou du rectum nous paraît donc la plus sûre pour l'administration du sulfate de quinine.

Du reste, si la théorie, si quelques faits semblent faire craindre que le sulfate de quinine n'exerce une action fâcheuse sur la muqueuse digestive irritée, fluxionnée, des faits nombreux sont là pour prouver que ce remède peut être donné non-seulement sans inconvénient, mais même avec avantage dans les cas où cette fluxion, cette irritation est symptomatique de la fièvre rémittente, ou bien dans ceux même où l'irritation étant antérieure à la fièvre, s'est augmentée sous l'influence de celle-ci. Il faut reconnaître dans les faits de cette sorte, dont nous citerons quelques exemples, l'influence de l'affection sur la maladie. C'est l'affection qui a déterminé ces lésions locales, qui a exaspéré celles qui existaient ; il n'est donc pas étonnant qu'en attaquant l'affection, en la modifiant, les lésions locales ne s'en ressentent aussi. C'est ainsi qu'on s'explique comment le sulfate de quinine qui, dans toute autre circonstance, exaspèrerait une gastrite, une gastro-entérite, une dyssenterie, non-seulement ne produit pas cet effet, lorsque ces lésions sont symptomatiques de la fièvre rémittente, mais même les guérit. Cependant, quand cette irritation existe à un certain degré, elle exige des moyens propres à la calmer avant de songer au sulfate de quinine.

Lorsque la fièvre rémittente présente une manifestation locale, nous avons à voir à quel élément appartient cette manifestation, afin de savoir quelle est la conduite que nous avons à tenir.

Une fièvre rémittente avec fluxion de poitrine nous offre évidemment deux éléments : l'élément rémittent et l'élément fluxionnaire. Ce dernier élément doit fixer d'abord notre attention. Si par l'état du pouls, si par la saison régnante, nous reconnaissons que la fluxion sur le poumon n'est pas accompagnée de symptômes généraux annonçant une réaction trop intense, nous pouvons considérer cet élément comme ne présentant pas d'indication particulière ; nous n'avons qu'à prescrire le sulfate de quinine qui emportera et la fièvre rémittente et la fluxion de poitrine.

La facilité avec laquelle la fluxion de poitrine cède dans ces cas, puisqu'elle disparaît presqu'aussitôt que la fièvre rémittente, c'est-à-dire, après la prise de la deuxième potion, ou de la troisième au plus tard, prouve que, dans ces fluxions de poitrine, la lésion locale se tient au premier degré, et que l'hépatisation ne s'y forme pas volontiers. Si par cas cependant la maladie n'est pas reconnue et que le sujet périsse, on voit que l'engorgement, devenu noirâtre, a passé parfois à l'état presque gangréneux ou même gangréneux.

Si l'ensemble des symptômes généraux fait reconnaître que l'élément fluxionnaire, dans la fièvre rémittente-pneumonique, existe à un degré assez élevé, que la réaction est prononcée, il y a alors indication d'attaquer cet élément avant d'en venir à l'emploi de l'antipériodique. La saignée est indispensable. On en vient ensuite au spécifique.

Il est digne de remarque que, pourvu qu'on enlève le surcroît de forces par la saignée, l'antipériodique suffit après pour emporter la fluxion de poitrine comme l'affection rémittente ; les vésicatoires sont rarement nécessaires ; on s'en dispense le plus souvent.

Si la fièvre rémittente-pneumonique, par le caractère des symptômes généraux, par la saison dans laquelle elle se développe, mérite d'être appelée rémittente-inflammatoire-pneumonique, ce n'est plus alors une simple fluxion qu'on a à combattre, mais une fluxion inflammatoire. Dans ce cas, il faut être moins réservé sur la saignée générale ; elle doit être plus copieuse. Nous ne pensons pas cependant qu'il soit nécessaire d'y revenir ; l'administration de l'antipériodique peut suivre de près l'ouverture de la veine.

Nous ferons, du reste, observer que, dans ces fièvres rémittentes-pneumoniques, le type de la fièvre ne se montre guère dans les premiers jours ; ce n'est que vers le troisième ou le quatrième, et alors qu'on a pratiqué le plus souvent des évacuations sanguines, que la rémittence se prononce.

La fièvre rémittente-pleurétique nous présente encore deux éléments : élément rémittent et élément fluxionnaire.

C'est au médecin à juger par les symptômes généraux que le malade présente, si cet élément fluxionnaire devient sujet d'indication, ou bien s'il est de nature à être emporté par l'antipériodique. En général, il faut combattre cette fluxion. Des sangsues sont le plus souvent suffisantes ; une saignée peut cependant, dans quelques cas, être nécessaire. Cette indication remplie, on prescrit le sulfate de quinine.

Une fièvre rémittente avec irritation d'estomac nous présente encore deux éléments : l'élément rémittent et l'élément fluxionnaire auquel nous rapportons l'irritation.

Ici l'irritation gastrique doit toujours être combattue avant de prescrire l'antipériodique. On emploie dans ce but les sangsues à l'anus ou au creux de l'épigastre, les boissons émollientes. Ces moyens diminuent l'irritation, mais il est extrêmement rare qu'ils la fassent disparaître ; et pourquoi cela? Parce que cette irritation tient à une affection spécifique, l'affection périodique, contre laquelle les émissions sanguines ou les émollients ne peuvent pas plus qu'ils ne peuvent contre une pleurésie ou une pneumonie avec fièvre rémittente. Que faire alors? Dans des cas de cette sorte, nous avons prescrit avec avantage le sulfate de quinine en lavement.

Nous croyons cependant que, dans des cas de ce genre, le sulfate de quinine donné en potion, n'a pas, comme nous l'avons déjà dit plus haut, les inconvénients qu'il aurait certainement dans une irritation qui serait sous une autre influence. Nous avons devers nous un fait fort remarquable qui vient à l'appui de cette opinion ; le voici :

« Un cantonnier du chemin de fer de Nimes, de
constitution un peu délicate et sujet depuis quelques
années à des douleurs d'estomac, vient nous trouver
en septembre 1846. Il marche presque plié en deux,
tant il est courbé à cause de sa douleur d'estomac qui
depuis quelques jours s'est portée à un degré inusité. La
langue est rouge à la pointe et sur les bords, l'épigastre douloureux à la pression, la peau chaude, le pouls
avec quelque fréquence, mais peu développé, peu résistant. (Prescription : 12 sangsues à l'anus, lavement
émollient, crèmes de riz, tisane d'orge, bain de pieds)..

Le lendemain, il y a quelque amélioration ; cependant l'épigastre est encore très-sensible (8 sangsues
sur l'épigastre, même régime)..

Quelques jours plus tard, bien qu'il y eût de l'amélioration du côté de l'estomac, puisque le malade, au
lieu de se tenir courbé, pouvait marcher droit, la
douleur persistait encore. La fièvre, qui était d'a-
bord continue, avait changé de type et, de deux jours
l'un, il y avait une exacerbation prononcée vers les
3 heures du soir. Il y avait donc une fièvre rémittente-
tierce. Nous avions combattu l'irritation d'estomac par
deux applications de sangsues, par les émollients, par
un vésicatoire au bras, nous n'avions plus rien à faire
sous ce rapport ; il était évident qu'il fallait combattre
l'élément rémittent.

Nous ne voulûmes pas, en raison de l'état de l'estomac, donner le sulfate de quinine par la bouche ;
nous prescrivîmes une solution de douze grains de ce
sel sur cinq onces d'eau distillée à prendre en lave-

ment, après un premier lavement destiné à débarras-
ser le rectum des matières fécales.

Le sulfate de quinine était à peine injecté dans l'intestin, qu'il se manifesta quelques coliques et un besoin d'aller à la selle, auquel le malade ne put résister, et qui expulsa le remède.

Il ne fallait plus songer à cette voie, le même accident était à craindre. Le malade avait un vésicatoire ;
nous le fîmes couvrir pendant la rémission de 12
grains de sulfate de quinine. L'exacerbation qui suivit
n'en éprouva pas le plus léger amendement. Nous re-
vînmes une seconde fois à la même prescription, elle
ne réussit pas davantage.

Il nous restait encore la ressource des frictions.
Nous eussions pu faire frotter la partie interne des
jambes et des cuisses avec le sulfate de quinine uni à
l'axonge, ou bien en dissolution dans la teinture de
quina ; mais comme nous n'étions pas suffisamment
convaincu de l'action réelle de ce médicament par
cette voie, et que le malade tenait à guérir le plus
tôt possible, nous nous décidâmes à lui faire prendre
une potion avec dix grains de sulfate de quinine par l'estomac.

L'effet en fut aussi avantageux que nous aurions pu
le désirer, car non-seulement, après cette première potion, l'exacerbation fut beaucoup moins forte, mais,
bien plus, l'estomac avait cessé d'être douloureux.

Nous restâmes convaincu que cette irritation gastrique était sous l'influence de l'affection rémittente,
qu'elle en était symptomatique. La potion fut continuée

par la même voie, et au bout de quelques jours, la guérison fut complète. »

Si le sulfate de quinine, au lieu d'augmenter dans ce cas l'irritation, l'a fait disparaître, cela tient à ce que cette irritation était tout à fait symptomatique de l'affection rémittente. Cette affection rémittente se trouvant attaquée par l'antipériodique, il était tout naturel que la lésion locale présentât d'abord de l'amendement et disparût ensuite. Du reste, on a vu que nous nous sommes gardé d'employer cette médication tant que l'irritation gastrique a été trop vive, nous n'en sommes venu à son usage qu'après l'emploi préalable des émissions sanguines locales et des émollients.

Ce fait, au siége près, a de l'analogie avec ces pneumonies, ces pleurésies symptomatiques d'une fièvre rémittente, qui résistent à tout et qui ne cèdent qu'à l'antipériodique.

Voici un autre fait non moins remarquable qui prouve, que lorsque l'irritation qui a son siége sur la muqueuse digestive tient à l'élément rémittent, loin de s'exaspérer, quand elle est légère, par le sulfate de quinine, elle est guérie au contraire avec la fièvre par le seul emploi de ce sel.

« Je fus appelé, en septembre 1846, pour voir la femme du nommé L...., garde d'une des stations du chemin de fer de Nîmes. Cette femme, malade depuis plus d'un mois, dépérissait d'une manière notable ; elle était tourmentée par de la fièvre et par une dyssenterie qui donnait lieu à plus de cent selles dans les 24 heures.

L'état de la langue, qui était normal à un peu moins d'humidité près, l'absence de douleurs au ventre à la pression, un ténesme peu douloureux, me firent diagnostiquer une dyssenterie légère, avec une fièvre que, d'après les renseignements de la malade, d'après la saison, d'après les lieux où elle se trouvait, je jugeai être rémittente-tierce.

Les éléments étaient, dans cette affection, l'élément rémittent et l'élément fluxionnaire.

Cet élément fluxionnaire, par l'ensemble des symptômes généraux, par le défaut de douleur à la pression abdominale, par la douleur légère des selles, ne me parut pas nécessiter de médication spéciale. Je pensai qu'il cèderait à l'emploi de l'antipériodique.

Je prescrivis en conséquence une potion avec 10 grains de sulfate de quinine, à prendre par cuillerée d'heure en heure pendant la rémission.

L'exacerbation du lendemain fut presque insignifiante, et les selles, de presque continuelles qu'elles étaient la veille, furent réduites à dix dans les 24 heures.

La potion fut continuée. Elle supprima complètement la fièvre et les selles, et la malade fut guérie dès ce moment. »

La guérison de cette dyssenterie par le sulfate de quinine montre encore l'avantage de remonter toujours à l'affection, puisque c'est en attaquant l'affection qu'on fait disparaître la lésion locale. Qu'au lieu de l'antipériodique qui a emporté ici sur-le-champ et la fièvre et la dyssenterie, on eût mis en usage les émollients et

les opiacés, certainement tout eût résisté à ce traitement, et affection et fluxion intestinale. La maladie se
fût éternisée ; elle eût peut-être fini par faire périr
çette femme.

Nous avons déjà fait observer que, si l'irritation intestinale eût été plus marquée, nous l'eussions préalablement combattue avant l'administration de l'antipériodique, par des moyens appropriés. Cette indication
n'existant pas, nous dûmes recourir immédiatement au
sulfate de quinine.

La fièvre rémittente avec manifestation sur le péritoine étant chose assez rare, nous croyons devoir faire
connaître un cas de ce genre qui s'est présenté à nous.
Il montrera encore que le sulfate de quinine, loin
d'exaspérer la fluxion péritonéale, est dans ce cas le
meilleur moyen pour la combattre.

« Le sieur Th., âgé de 36 ans et de constitution
délicate, nous fit prier de venir le voir. C'était en novembre 1848.

« L'aspect grippé de son visage, l'expression de vive
souffrance qu'il présentait, nous frappa d'abord. Nous
apprîmes bientôt qu'il éprouvait une vive douleur du
côté de l'abdomen, vers le flanc gauche ; le plus léger
contact, le poids des couvertures ne pouvait être toléré ;
le ventre était météorisé ; il y avait des vomissements ;
la peau était chaude ; le pouls fréquent, petit, concen-
tré ; la langue souple et assez humide. Nous apprîmes
encore qu'il y avait, de deux jours l'un, des exacerbations à 3 heures du soir, composées d'un léger frisson,

suivi de chaleur intense qui se prolongeait jusqu'au lendemain.

« Notre diagnostic fut qu'il s'agissait d'une fièvre rémittente-tierce avec fluxion sur le péritoine. Il y avait élément rémittent et élément fluxionnaire.

« La fluxion péritonéale était trop intense pour ne pas nécessiter l'emploi de moyens particuliers. Bien qu'elle fût symptomatique de la fièvre rémittente, elle n'eût certainement pas cédé, au degré où elle se trouvait, à l'administration du sulfate de quinine donné d'emblée. Nous prescrivîmes donc une application de douze sangsues sur le point douloureux et des vésicatoires à la partie inférieure des cuisses. La constitution délicate du malade et les symptômes généraux qu'il présentait ne nous permirent pas de porter plus loin les émissions sanguines ; mais nous jugeâmes convenable de soutenir leur action par celle des épispastiques.

« Il y eut le lendemain un léger amendement du côté du ventre. Mais, lorsque l'exacerbation revint à son heure accoutumée, les symptômes abdominaux prirent, à peu de chose près, leur première intensité ; les douleurs furent très-vives ; il y eut des vomissements, des sueurs visqueuses continuelles. Nous prescrivîmes une potion avec 12 grains sulfate de quinine, à prendre par cuillerées, d'heure en heure, du moment où la rémission se manifesterait.

« L'exacerbation qui suivit l'administration de cette potion, fut bien plus légère ; la pression du ventre ne donnait lieu qu'à une douleur peu marquée ; les vomissements ne parurent pas ; les traits du visage se remirent.

« La potion fut continuée, et le malade était au bout
de quelques jours en pleine convalescence. »

La fièvre rémittente-hémorrhagique nous présente
encore deux éléments : élément rémittent et élément
fluxionnaire. Si l'hémorrhagie est légère, elle est susceptible de céder, quel que soit son siége, à l'antipériodique donné d'emblée ; mais si elle présente un mouvement fluxionnaire prononcé sur un organe important,
des moyens antifluxionnaires peuvent être d'abord préalablement indispensables. Voici un fait de ce genre :

« Nous fûmes appelé, en 1842, pour donner des
soins à un homme atteint d'hémoptysie fort abondante ; c'étaient des flots de sang qui étaient rendus en
quelques minutes. La constitution forte, en apparence
du moins, de cet individu, les symptômes généraux qu'il
présentait, nous firent juger une saignée du bras nécessaire. Nous prescrivîmes en outre les moyens en
usage dans ces circonstances : diète absolue, tisane
d'orge, attractifs émollients aux pieds, repos, si-
lence, etc.

« Le lendemain, à la même heure où l'hémoptysie
avait été aussi abondante la veille, l'hémorrhagie se
renouvelle avec presqu'autant d'intensité ; le pouls qui
était assez calme le matin, est devenu fréquent, développé. Le diagnostic était facile ; il s'agissait d'une fièvre
rémittente-quotidienne-hémoptoïque. Le sulfate de quinine fut prescrit : 10 grains sur une potion.

« L'hémoptysie ne reparut plus, et la fièvre cessa
bientôt complètement.

« Quelques mois plus tard , des symptômes de phthisie pulmonaire se manifestaient. La mort en fut la suite. »

La fièvre rémittente-apoplectique présente-t-elle dans l'organe cérébral un épanchement sanguin ou séreux ? La chose serait possible; je crois pourtant que telle n'est pas la lésion locale. Un épanchement sanguin ou séreux n'est guère , ce me semble , susceptible de laisser s'opérer une rémission aussi sensible que celle qui a lieu dans la plupart des cas. J'ai eu du moins l'occasion d'observer une fièvre de ce genre , qui ne me permit pas de croire à un épanchement.

« Le malade , pour qui je fus appelé , était tonnelier et âgé de 70 ans. Lorsque je le vis , il était levé ; il avait eu de la fièvre la veille , mais dans ce moment elle l'avait quitté ; il ne lui restait qu'un léger mal de tête , un sentiment de faiblesse et d'engourdissement dans le côté gauche du corps , et une déviation peu sensible de la commissure des lèvres qui était tirée à droite. Je prescrivis une application de douze sangsues à l'anus , et un purgatif. Rien n'annonçait jusque-là la présence de l'élément périodique.

« Je cessai pendant quelques jours de voir le malade qui n'était pas en ville. On vint me prier de nouveau d'aller le visiter. J'appris alors que depuis ma dernière visite la fièvre l'avait repris et ne l'avait pas quitté ; qu'il y avait des exacerbations tous les deux jours. Dans la rémission , le malade pouvait remuer ses membres , il parlait , mais , dans l'exacerbation , le côté gauche du corps était sans mouvement et la parole impossible. (Prescription : 12 grains de sulfate de quinine, tisane de mauve, bouillons.)

« L'exacerbation suivante présente un amendement notable. La parole et les mouvements des membres du côté gauche sont possibles.

« La potion est continuée, et quelques jours plus tard, la fièvre est non-seulement guérie, mais il ne reste pas la moindre trace de paralysie. »

Nous disons que la rémission à peu près complète des symptômes d'hémiplégie hors le moment de l'exacerbation doit faire rejeter toute idée d'épanchement. Il s'agissait plutôt ici d'un phénomène nerveux, ou bien d'une fluxion légère, d'une irradiation fluxionnaire sur l'organe cérébral avec fièvre rémittente, que de toute autre chose. Non-seulement la rémission des symptômes de paralysie, mais la guérison prompte de cet accident par le sulfate de quinine, le prouvent de reste.

La fièvre rémittente, lorsqu'elle constitue la fièvre concomitante d'une affection spéciale non-élémentaire, telle que le rhumatisme, les exanthèmes, l'érésipèle, la goutte, etc., qu'elle soit primitive, ou qu'elle soit survenue comme accident dans ces maladies, exige le traitement propre à cet élément. Si l'on néglige cette indication, il peut en résulter des conséquences très-graves. S'il s'agit de la variole, de la rougeole, ou de tout autre exanthème, le travail éruptif s'arrête ; s'il s'agit du rhumatisme, de l'érésipèle, de la goutte, le mouvement fluxionnaire languit. Dans les uns,

comme dans les autres, les métastases sont à craindre.
La prescription du sulfate de quinine fait disparaître
cette complication, et l'affection prend sa marche ordinaire.

La fièvre rémittente-inflammatoire, formée par l'élément inflammatoire et l'élément rémittent, exige d'a-
bord l'emploi de la saignée générale. Amenée par cette
médication préalable à l'état de rémittente simple, on
n'a alors qu'à prescrire l'antipériodique.

Si la fièvre rémittente-inflammatoire a donné lieu
à quelque manifestation locale : pneumonie, pleurésie, etc., il convient de voir si, la saignée générale étant
faite et l'élément inflammatoire disparu, il n'y a pas quelqu'indication fournie par la lésion locale à remplir,
comme, par exemple, une application de sangsues. Ce
n'est que lorsqu'on y a satisfait qu'on en vient au sulfate
de quinine.

La fièvre rémittente-catarrhale donne pour première
indication l'emploi des moyens propres à combattre
l'élément catarrhal : boissons diaphorétiques, chaleur du
lit, etc. Si l'on est au printemps, assez fréquemment
les sueurs emportent tout à la fois et l'affection catarrhale et l'affection rémittente ; mais en automne il n'en
est pas ainsi ; l'élément catarrhal combattu, il reste
encore l'élément rémittent qui se change parfois en
intermittent, et contre lequel il faut employer l'antipériodique.

Quels sont les éléments que nous présente la fièvre
rémittente-bilieuse, si ce n'est l'élément rémittent et

8

l'élément bilieux? La première indication est pour l'élément bilieux. Un ipécacuanha d'abord, un purgatif
tonique ensuite, sont les moyens que l'on emploie le
plus généralement dans ce but. La fièvre est réduite
par cette médication au seul élément rémittent que l'on
attaque à son tour.

Si l'on néglige, dans ce cas, de combattre l'élément
bilieux, si l'on veut en venir d'emblée à l'antipériodique, il arrive que son action est moins prompte; il
arrive que, l'élément rémittent disparu, l'état bilieux
persiste et qu'il devient l'occasion d'une rechute. C'est
alors aussi qu'un vomitif, qu'un purgatif, qui auraient
été si efficaces dans le principe, deviennent, si on les
emploie, l'occasion d'une rechute presque inévitable.

Si la fièvre rémittente-bilieuse existe avec une fluxion
sur tel ou tel organe, il y a de plus que dans le cas
précédent un élément fluxionnaire dont il faut tenir
compte. Supposons, par exemple, une fièvre rémit-
tente-bilieuse-pneumonique, nous avons ici trois éléments : l'élément rémittent, l'élément bilieux et l'élément fluxionnaire.

L'élément fluxionnaire présente la première indication; elle doit précéder les autres. Les moyens qu'elle
réclame doivent être mis en rapport avec le degré de la
fluxion; ainsi, tantôt une saignée générale, mais presque toujours peu copieuse, sera nécessaire, tantôt on
devra se borner à une application de sangsues, tantôt
par la nature des symptômes généraux, par le peu de
résistance du pouls, par la constitution médicale régnante, il faudra s'abstenir et de l'une et de l'autre.

La deuxième indication est pour l'élément bilieux ;
un vomitif, l'ipécacuanha est nécessaire ; mais il faut
s'en tenir là et se garder de prescrire un purgatif ; le
siége de la maladie y met une contre-indication formelle. Les purgatifs ne conviennent jamais dans la
fluxion de poitrine, de quelque nature qu'elle soit,
même bilieuse.

L'élément rémittent fournit la troisième indication. Il
cède alors avec une facilité qu'on n'eût pas rencontrée
auparavant.

Une fièvre rémittente-bilieuse avec gastro-entérite,
avec dyssenterie, offrirait, pour première indication,
l'emploi des moyens propres à combattre l'irritation
intestinale. Mais serait-il prudent, avant d'en venir à
l'antipériodique, de prescrire un vomitif, un purgatif ?
Nous ne le pensons pas. Nous croyons que généralement
il faut s'en abstenir ; l'intestin a besoin d'être ménagé,
dans ces cas, plus que dans tout autre circonstance.
L'action de ces remèdes et celle de l'antipériodique qui
doit les suivre, seraient au-dessus de ce qu'il peut supporter sous de semblables conditions. On n'a donc,
quand l'irritation est suffisamment combattue, qu'à
prescrire le fébrifuge.

La fièvre rémittente-muqueuse nous donne, pour
première indication, de combattre l'élément muqueux
par un émétique de préférence. Un purgatif tonique
suit ce médicament avec avantage. On prescrit ensuite
l'antipériodique.

Une irritation gastro-intestinale, dans la fièvre rémittente-muqueuse, réclame avant tout les moyens propres

à calmer cette irritation. Elle exige ensuite une grande réserve dans l'emploi de ceux que l'on dirige contre l'état muqueux, auxquels même on est presque toujours obligé de renoncer pour se borner à l'emploi de l'anti-périodique.

La fièvre rémittente-pernicieuse réclame, dès qu'elle est reconnue, l'administration de l'antipériodique. Le sulfate de quinine à dose un peu plus élevée que de coutume, quinze grains, par exemple, suffisent dans la plupart des cas. Cependant, quand la malignité est réelle, on associe généralement ce médicament à la résine de quina (1). On en obtient des résultats plus certains. La résine de quina a bien plus de puissance pour relever les forces vitales, tout en agissant sur l'élément périodique.

Si avec la fièvre rémittente-pernicieuse il existe une fluxion sur tel ou tel organe, il faut se garder d'avoir recours aux évacuations sanguines pour la combattre. Il y a antagonisme formel entre cet état pernicieux, représenté par l'élément ataxique ou l'élément malin, et toute soustraction de sang pour si légère qu'elle soit. Qu'il y ait donc avec cette fièvre, pneumonie ou pleurésie, il n'y a qu'une seule chose à faire : c'est de prescrire sur-le-champ l'antipériodique. Il emportera et la fièvre et les lésions locales. Tout ce

---

(1) Potion avec 1 gros de résine de quina, 20 grains de sel d'absinthe, 6 grains de sulfate de quinine, 30 à 40 gouttes d'éther sulfurique, une once d'eau de fleur d'oranger, une once de sirop d'armoise, trois onces d'eau de tilleul.

qu'on peut se permettre pour détourner ces fluxions,
ce sont les vésicatoires ; mais le plus souvent, comme
nous l'avons déjà dit, on peut s'en passer ; l'antipériodique suffit à tout.

Si la fièvre rémittente-pernicieuse était accompagnée
d'irritation gastro-intestinale, la même médication serait nécessaire ; il faudrait prescrire d'emblée l'antipériodique, sans se préoccuper de l'irritation de la muqueuse qui, loin de s'exaspérer, s'amenderait et gué-
rirait avec l'affection. Si, au lieu de cette médication,
on voulait préalablement combattre l'irritation intestinale, l'élément pernicieux s'aggraverait, soit par ce
traitement lui-même, soit par les progrès incessants de
l'affection, et la mort serait à peu près inévitable.
Nous avons été plusieurs fois dans le cas de prescrire
l'antipériodique dans des circonstances semblables, et
nous n'avons eu qu'à nous applaudir de notre thérapeutique. Il faut d'ailleurs faire attention que l'irritation
gastro-intestinale se trouve entravée, réduite à rien,
comme irritation du moins, par la présence de cet état
pernicieux.

La fièvre rémittente-bilieuse-putride donne pour indication de combattre tout à la fois ces trois éléments,
lorsque leur présence est constatée. Mais comme il arrive assez souvent que cette fièvre se présente d'abord
sous la forme de rémittente-bilieuse, et que ce n'est
qu'au bout de quelques jours qu'elle devient putride, il
en résulte que si on est appelé alors que la fièvre
n'est que rémittente-bilieuse, il faut s'occuper immédiatement de l'élément bilieux et prescrire dans ce but

un vomitif, l'ipécacuanha. Si l'élément putride s'est manifesté avant qu'on ait pu attaquer l'élément bilieux, il faut se garder de prescrire le vomitif, il ne pourrait produire qu'un fort mauvais effet, en raison de l'état des forces du malade. A partir de ce moment, on a pour indication l'emploi de moyens propres à combattre en même temps et l'élément bilieux et l'élément putride et l'élément rémittent. C'est dans ce but qu'on donne, dans la rémission, la potion suivante : résine de quina 1 gros, crème de tartre demi-gros, eau de fleur d'oranger et sirop de gomme, de chacun 1 once, eau de tilleul 3 onces.

Cette potion attaque, on le voit, tout à la fois ces trois éléments. Par le quinquina on s'adresse à l'élément rémittent et à l'élément putride, tandis que l'addition de la crème de tartre produit un bon effet pour l'élément bilieux sans faire courir au malade les risques que pourrait entraîner tout autre moyen.

Si la fièvre n'est que rémittente-putride, sans association bilieuse, la même potion est convenable ; on n'a qu'à en retrancher la crème de tartre et la remplacer par 20 grains de sel d'absinthe.

La présence de l'élément rémittent dans une maladie chronique quelle qu'elle soit : hémiplégie ancienne, phthisie pulmonaire, etc., nécessite, dès qu'il est bien précisé, l'emploi de l'antipériodique. En différant son administration, on s'expose à voir des congestions se faire pendant le paroxysme, soit vers la tête, soit vers le poumon, ce qui rend plus graves les lésions locales ; ou bien on ajoute à la débilitation qui existe celle qui résulte de la prolongation de la fièvre. Nous avons maintes fois prescrit avec avantage , pour des phthisiques qui se trouvaient sous ces conditions , la potion antiémétique de Rivière , donnée aux premiers moments de l'invasion de l'accès. Si son action est insuffisante, on en vient au sulfate de quinine. Il est inutile de dire que le caractère pernicieux de l'élément rémittent exclut tout autre moyen que cette dernière préparation.

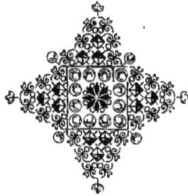

§ II.

DE L'ÉLÉMENT PÉRIODIQUE-INTERMITTENT.

CARACTÈRES QUI, OUTRE L'INTERMITTENCE, DISTIN-
GUENT LA FIÈVRE INTERMITTENTE DE LA FIÈVRE
RÉMITTENTE. — FIÈVRE INTERMITTENTE AVEC MA-
NIFESTATIONS LOCALES. — FIÈVRE LARVÉE. — FIÈ-
VRE INTERMITTENTE CONCOMITANTE. — ASSOCIATIONS
ÉLÉMENTAIRES. — CONSIDÉRATIONS SUR LE TRAITE-
MENT DE LA FIÈVRE INTERMITTENTE. — DES MALA-
DIES CHRONIQUES AUXQUELLES DONNE LIEU CETTE
FIÈVRE (ENGORGEMENT DU FOIE, DE LA RATE, ETC.)
— MOYEN DE LES PRÉVENIR. — COUP D'OEIL SUR
LEUR TRAITEMENT.

Ce que nous venons de dire de l'affection rémittente
s'appliquant en grande partie à l'affection intermittente, nous n'ajouterons ici que ce qui est plus
spécial à cette dernière.

L'affection intermittente, ainsi appelée à cause de
l'intermission qui sépare les accès, nous présente la
plupart des caractères de la fièvre rémittente. Comme
celle-ci elle est *vernale* ou *automnale*, *sporadique* ou
épidémique, *endémique;* comme celle-ci elle est *bénigne* ou *maligne*, *simple* ou *composée*, ou *compliquée;*
comme celle-ci elle prend un nom particulier d'après
un phénomène pricipal qu'elle présente ; comme dans
celle-ci les accès sont *sub-intrants* ou *retardataires ;*

comme celle-ci elle est *légitime* ou *illégitime;* comme
pour celle-ci les causes et le traitement sont les mêmes. Il existe cependant, sous certains rapports,
quelques différences que nous allons signaler,

La fièvre rémittente est quotidienne ou plus souvent
tierce ; elle ne s'éloigne guère de ces deux types. La
fièvre intermittente, outre ces types qu'elle présente
assez souvent, peut être aussi quarte, double-quarte,
etc.

La fièvre rémittente se développe surtout dans la
saison des chaleurs, au milieu ou à la fin de l'été, au
commencement de l'automne, elle est rare plus tard ;
la fièvre intermittente se montre non-seulement pendant les mêmes époques, mais on la voit presque
aussi souvent lorsque la température a perdu de son
élévation, en automne par conséquent.

Le type de la fièvre intermittente est soumis généralement au moment de la saison où on l'observe ;
ainsi, dans l'été et dans la première moitié de l'automne, le type est presque toujours quotidien ou
tierce; dans la deuxième moitié de cette dernière saison, il se montre le plus souvent quarte.

Cette influence de la saison, du plus ou moins de
chaleur sur le type de la fièvre est tel, qu'on voit fréquemment, sur les mêmes individus, des fièvres rémittentes en été, des intermittentes quotidiennes ou tierces
au commencement de l'automne, et des intermittentes
quartes lorsque la température commence à fraîchir.
Alors la fièvre quarte hiverne, et ce sera au printemps
à porter son action bienfaisante et sur l'affection et

sur les lésions locales : les engorgements notamment.

La période de froid est plus constante, plus prolongée généralement dans la fièvre intermittente que dans la fièvre rémittente. Lorsque cette période se prolonge plus que de coutume, la fièvre intermittente prend la désignation d'*algide*. Nous avons vu une jeune fille atteinte de cette fièvre avec le type tierce, dans laquelle la période de froid, au deuxième accès, dura 15 heures et près de 17 heures au troisième. La chaleur ne durait que la moitié de ce temps. Nous nous empressâmes d'administrer le sulfate de quinine, afin de prévenir la malignité qui ne pouvait guère, ce nous sembla, manquer d'arriver avec une pareille concentration des forces vitales.

La période de sueur est au moins aussi marquée que dans la fièvre rémittente; nous croyons même qu'elle l'est davantage. C'est surtout ici que nous trouvons l'intermittente diaphorétique.

Parfois les accès sont si légers qu'ils se bornent à quelques frissons qui parcourent le corps pendant peu d'instants et qui sont suivis d'une chaleur fugace presque inappréciable.

La fièvre intermittente donne bien lieu quelquefois à des manifestations locales, mais si l'on fait attention au type de la fièvre, on verra que ces manifestations seront principalement des phénomènes nerveux, que rarement il s'agira d'un mouvement fluxionnaire, ou du moins que s'il s'agit d'une fluxion, ce ne

sera guère de celles qu'on rencontre dans la fièvre rémittente.

Ainsi, les fluxions de poitrine, les pleurésies, les
dyssenteries, etc., qu'on rencontre si souvent avec la
fièvre rémittente, ne peuvent guère exister, les premières et les dernières surtout, sans mouvement fébrile plus ou moins soutenu. Or, s'il existe un mouvement fébrile soutenu, il n'y aura pas d'intermittence.

La fièvre intermittente peut avoir cependant pour
phénomène principal un épistaxis, une hémoptysie légère, ou une hémorrhagie par quelque autre voie. Le
mouvement fluxionnaire peut être assez léger pour s'arrêter avec l'accès. Il survient parfois, par exemple, un
point de côté qui persiste tant que dure l'accès et qui disparaît avec lui. La jeune fille dont nous avons parlé plus
haut qui avait la fièvre intermittente algide, avait également une douleur pleurétique pendant l'accès. Dans l'intermission, il n'y avait plus de douleur. Y avait-il là
simple douleur nerveuse plutôt que léger mouvement
fluxionnaire qui s'arrêtait avec l'accès? C'est ce qu'il
serait difficile de décider.

L'affection intermittente ne se présente pas toujours
avec la forme fébrile ; la fièvre manque parfois tout à
fait. Elle se cache derrière un phénomène particulier :
nerveux, fluxionnaire ou de tout autre nature. On
lui donne alors le nom de fièvre *masquée*, *larvée*.

La fièvre larvée se montre quelquefois sous la forme
d'une hémorrhagie ; c'est un épistaxis, une hémopty-

sie, une métrorrhagie, etc., qui revient, à la même heure, sous le type propre à la fièvre intermittente.

D'autres fois, c'est une douleur nerveuse que produit la fièvre larvée ; c'est une névralgie sus-orbitaire, sous-orbitaire, mentonnière, ilio-scrotale, sciatique, etc., ou bien ce sera une céphalée, une otalgie, une gastralgie, une néphralgie, une hystéralgie, etc.

D'autres fois, la fièvre larvée se montre sous la forme d'un vomissement, de convulsions, d'une dysphagie, d'une aphonie, d'une rétention d'urine, etc., périodiques.

La fièvre intermittente devient parfois fièvre concomitante du rhumatisme, de la goutte, ou de tout autre affection spéciale non-élémentaire. Elle joue, dans ces circonstances, le même rôle que la fièvre rémittente.

L'élément intermittent nous offre, à peu de chose près, les mêmes associations que l'affection rémittente. Nous avons, par ces associations, la fièvre intermittente-inflammatoire, la fièvre intermittente-catarrhale, intermittente-bilieuse, intermittente-muqueuse, intermittente-pernicieuse ou maligne. Le seul élément putride ne présente pas d'association avec l'élément intermittent ; il n'y a pas en effet d'intermittente-putride, comme il y a une rémittente-putride.

Nous avons dit quels étaient les fâcheux effets de la fièvre rémittente chez les individus atteints de certaines maladies chroniques, telles que phthisie pulmo-

noire, hémiplégic, etc. ; tout ce que nous avons dit
à ce sujet, s'applique à la fièvre intermittente. Cette
complication est toujours accompagnée de danger.

Les guérisons de la fièvre intermittente, par les
seuls efforts de la nature, sont fort rares ; elles ne se
voient presque jamais en été ou en automne. S'il survient quelque phénomène qu'on puisse rapporter aux
crises, c'est dans le printemps qu'on l'observe. Alors
on voit la fièvre qui avait été quarte pendant tout
l'hiver, devenir tierce ou quotidienne, puis continue,
persister pendant un, deux septénaires sous ce dernier type, et guérir après avoir déterminé, par son influence salutaire, la résolution des engorgements de
la rate, du foie, ou après avoir fait disparaître une
ascite.

Les indications fournies par la fièvre intermittente
sont à peu près les mêmes que celles que donne la
fièvre rémittente.

Si elle ne présente que l'élément intermittent dé-
pouillé de toute association, de toute complication, il
faut employer l'antipériodique ; s'il y a association d'affections élémentaires, il y a nécessité de mettre en
usage la méthode analytique et de se conduire comme
nous l'avons dit pour les fièvres rémittentes ; s'il y a
complication, il faut attaquer cette complication si
elle est de nature à céder. Chercher, en un mot, à
réduire autant que possible l'affection à l'élément intermittent, voilà la conduite que le médecin doit tenir,

sauf pourtant les cas où le caractère pernicieux de cet
élément oblige de laisser de côté les autres indications
pour ne s'occuper que de celle-ci.

La fièvre intermittente donne lieu maintes fois à
des lésions chroniques d'organes, et notamment à l'engorgement du foie ou de la rate. Nous avons à nous
arrêter un instant sur ce sujet.

Entr'autres causes auxquelles on a rapporté ces lésions, on a considéré comme pouvant les produire, la
concentration, la stase du sang qui se fait dans ces
organes, soit dans la période de froid, soit dans la période de chaleur de l'accès ; on a considéré comme
pouvant les produire, l'administration trop précoce de
l'antipériodique. Nous croyons que ces circonstances ne
sont pas sans avoir une certaine influence sur ces engorgements, mais ce n'en est pas la cause réelle. Que l'on
fasse attention d'ailleurs, que ces deux genres de causes se détruisent réciproquement. Ainsi, comment
supposer qu'il faille attribuer l'engorgement du foie ou
de la rate à la guérison trop prompte de ces fièvres,
si, en les guérissant, on met ces organes à l'abri de
cette stase sanguine qui survient dans l'accès, et qui
doit y produire l'engorgement qu'on y trouve ?

Nous avons cherché à nous former une idée plus
rationnelle de ces engorgements, et voici à quoi nous
sommes arrivé. Mais, d'abord, il est reconnu que ces
engorgements ne se manifestent guère que chez les individus qui habitent les pays marécageux, chez ceux

surtout qui ont eu plusieurs fois les fièvres intermittentes.

Nous croyons qu'il faut attribuer, par dessus tout,
ces engorgements de la rate et du foie à une fluxion
qui se fait sur ces organes, et voici quelles sont nos
raisons.

Il est assez commun qu'avec la fièvre rémittente ou
intermittente, il se fasse, sous l'influence de cette fièvre, comme symptôme de cette fièvre, des mouvements fluxionnaires, tantôt sur les organes crâniens,
tantôt sur les organes thoraciques, tantôt sur les organes abdominaux; c'est ce dont il n'est pas permis de
douter. La fièvre prend alors une dénomination particulière selon l'organe sur lequel s'est opérée la manifestation locale; de là les rémittentes-pleurétiques,
pneumoniques, dyssentériques, etc.

Dans le printemps, les fièvres rémittentes ou intermittentes, si elles déterminent des lésions locales, les
produisent surtout au poumon ou à la plèvre; c'est là
qu'a lieu la tendance des mouvements fluxionnaires de
cette saison. Dans l'été et dans l'automne, il n'en est
plus ainsi; c'est vers la cavité abdominale que se fait
la fluxion, de là ces rémittentes ou intermittentes diar-
rhoïques, dyssentériques.

Nous pensons que, dans ces dernières saisons, le
mouvement fluxionnaire se fait parfois aussi vers la rate
ou vers le foie; nous ne voyons pas, en effet, pourquoi
ces organes pourraient en être à l'abri. Si les symptômes
de ces fluxions manquent souvent, c'est que le foie et
la rate ont peu de sensibilité morbide, c'est que ces

fluxions ne sont pas d'ailleurs très-intenses. Cependant le mouvement fluxionnaire existe, et si l'on n'emploie pas des moyens propres à le combattre, il persiste parfois, alors même que la fièvre a été guérie par l'antipériodique, de la même manière qu'une congestion cérébrale qu'on a négligée, se montre encore alors qu'on a guéri la fièvre intermitente qui l'accompagnait.

Les symptômes du mouvement fluxionnaire sur ces organes ne manquent cependant pas toujours. Il n'est pas rare en effet de voir des malades atteints de fièvre intermittente ou rémittente qui accusent une tension incommode, une sensibilité insolite dans les hypocondres ; et, dans quelques cas même, la fluxion est si bien réelle qu'elle finit par amener la formation d'abcès dans ces organes. Deux fois, en effet, nous avons vu un abcès dans la rate hypertrophiée, chez des individus morts des suites de cette maladie, et chez l'un d'eux, l'enveloppe de l'organe était cartilagineuse dans les deux tiers de son étendue, osseuse dans le reste. Les malades avaient accusé, dès les premiers moments, une douleur obtuse dans cette région.

Ce n'est pas d'ailleurs la première fois que des accès de fièvre intermittente sévissent sur un individu, que se manifeste ordinairement l'hypertrophie ; elle ne fait que commencer alors. S'il survient une rechute, l'organe déjà fluxionné, prédisposé par cela même à une nouvelle fluxion, l'attire de nouveau, ce qui augmente nécessairement son volume. De nouvelles rechutes amenant des effets semblables, la rate ou le foie sont bientôt loin de l'état normal.

Il se passe ici quelque chose d'analogue à ce qui a lieu pour les amygdales. Une première fluxion sur ces organes augmente à peine leur volume, mais une deuxième fluxion, mais des fluxions successives les font doubler ou tripler dans leur grosseur. Que l'abord plus considérable du sang dans le foie et la rate, et notamment dans ce dernier organe, ne soit pas sans une certaine influence sur leur hypertrophie, c'est ce qui est assez probable ; mais certainement cette cause n'est qu'accessoire.

L'administration trop précoce de l'antipériodique peut-elle à présent amener l'engorgement de la rate ou du foie ? C'est ce que nous n'admettons que tout autant que l'on prescrira ce remède d'emblée, sans le faire précéder d'autres moyens que nous jugeons indispensables ; car nous croyons que, pourvu qu'on use de ces moyens, il ne faut pas trop tarder d'arrêter les accès. Ils n'offrent aucun avantage pour le malade ; ils sont, au contraire, pleins d'inconvénients, soit par les congestions qu'ils produisent dans les organes, soit par l'habitude qu'ils impriment à l'économie, habitude qui, seule, est très-souvent la cause des rechutes.

En résumé, c'est par suite de fluxions répétées sur la rate ou le foie, que se font surtout les engorgements de ces organes. Or, comment attaquer ces fluxions, comment les déplacer ? Nous ne croyons pas qu'en général il faille recourir aux émissions sanguines même locales ; cependant, s'il existait une certaine sensibilité vers l'un ou l'autre hypocondre, nous pensons qu'une application de sangsues, soit dans la partie voisine, soit plutôt à l'anus, serait très-convenable. Il est un genre de remède qui convient singulièrement dans ces cas, ce sont les purgatifs. Les habitants de nos villages marécageux les prennent, comme par instinct, dans cette maladie ; rarement en effet ils s'administrent le sulfate de quinine, sans l'avoir fait précéder d'un et même souvent de deux purgatifs. Il est évident que la fluxion que ce médicament provoque vers le tube digestif est très-propre à déplacer celle qui se fait vers le foie ou la rate. La manière d'agir de ce médicament satisfait complètement la théorie, elle paraît devoir être avantageuse en pratique

Nos anciens praticiens qui ne se laissaient pas égarer par les théories de chaque jour, qui marchaient guidés sur l'expérience des générations, ne manquaient guère d'agir d'une manière à peu près semblable. Dans ces fièvres des pays marécageux, à moins de contre-indication positive, ils prescrivaient d'abord un vomitif. A l'intermission suivante, ils donnaient un purgatif ; et ce n'était qu'après cette médication préliminaire qu'ils administraient l'antipériodique. Nos Modernes ont tourné en raillerie cette méthode ; ils ne comprenaient pas comment on pouvait faire vomir ou purger lorsqu'il existait un état bilieux, ils ont bien moins compris qu'on employât les mêmes moyens alors que cet état bilieux n'existait pas. Les anciens médecins avaient-ils pour but, dans leur médication préalable à l'administration du sulfate de quinine, de prévenir les engorgements des viscères abdominaux, ou bien faisaient-ils vomir et purgeaient-ils parce que leurs devanciers le faisaient? Ce n'est pas ce que nous avons à examiner ; ce qui nous importe, c'est de savoir si par cette méthode ils prévenaient ces engorgements, si ces engorgements étaient plus rares qu'aujourd'hui. Nous manquons de matériaux pour porter un jugement définitif à ce sujet ; cependant tout nous engage à croire qu'ils doivent être plus communs, depuis que ce mode de traitement est tombé en désuétude. Nous pensons en conséquence qu'à moins de contre-indication, il faut généralement y recourir dans les fièvres intermittentes ou rémittentes des pays marécageux, attendu qu'il semble convenir parfaitement pour déplacer les mouvements fluxionnaires qui peuvent s'être portés sur les viscères abdominaux. Nous pensons encore que ce traitement est de nature, en amenant les mouvements sur le tube digestif, à prévenir ces ascites fluxionnaires qui se présentent parfois dès qu'on a guéri une fièvre rémittente ou intermittente par le sulfate de quinine donné d'emblée. Nous devons toutefois faire observer que ce genre de médication, à peu près indispensable en automne, ne nous semble que peu ou point utile, à moins d'indication particulière fournie par un état bilieux ou muqueux, au printemps ; la différence de siége des mouvements fluxionnaires en donne la raison. Dans cette dernière saison, en effet, la fluxion, fixée presque toujours sur les organes du thorax, n'a guère de chances de se déplacer pour envahir l'abdomen ; l'antipériodique en a complètement raison.

Mais, enfin, supposons que ces engorgements du foie

et de la rate avec l'ascite symptomatique existent, quels sont les moyens à employer pour les guérir? Parmi ceux qu'on a le plus vantés, se trouvent les diurétiques et les purgatifs. Les purgatifs donnent souvent des succès cela est vrai, mais souvent ils échouent et souvent aussi on voit, peu de temps après qu'on en a commencé l'usage, les malades tomber dans un état de cachexie séreuse et périr. D'où vient la différence de ces résultats? Cette différence est bien des fois et dans l'état général des malades et dans la dose et le genre des purgatifs.

En général, des purgatifs trop énergiques ne conviennent pas dans ces engorgements des viscères abdominaux. Chez qui les observe-t-on en effet dans ces cas? Chez des individus dont la constitution a été déjà usée et par des fièvres intermittentes plus ou moins prolongées, et par des rechutes plus ou moins nombreuses, et par les lésions organiques elles-mêmes, et par la fièvre hectique dont elles sont accompagnées. Si, avec des conditions aussi défavorables, on prescrit des purgatifs, ils provoquent des selles, il est vrai, mais ils débilitent aussi davantage la constitution, et l'on sait que l'économie ne se livre à des actes salutaires que tout autant qu'elle jouit de forces suffisantes pour y pourvoir. Si les forces manquent, ou ne sont pas suffisantes, on a beau solliciter des fluxions intestinales, l'engorgement de la rate ou du foie ne fait pas un pas vers la guérison, il reste stationnaire; il n'y a pas assez de vie pour changer le mode vicieux de nutrition de ces organes.

Veut-on une preuve de cette influence de l'état général sur la guérison des maladies chroniques, on l'aura
dans ce qui arrive pour l'hydropisie de poitrine. Toutes
les fois, en effet, que l'absorption de l'épanchement pleurétique a pu s'opérer, il a été précédé pendant
un certain temps d'un amendement notable des symptômes généraux. Du reste, c'est un phénomène de tous
les jours qu'il suffit de signaler : que c'est lorsque l'éta*l*
général s'améliore que l'on peut espérer pour les lésions locales.

Or, nous le demandons, si, dans le cas d'engorgement de la rate ou du foie, accompagné presque toujours
d'ascite, au lieu de chercher à amener un changement
favorable dans l'état général, dans des forces détériorées,
on vient prescrire des purgatifs qui affaiblissent davantage l'économie, est-il possible d'en avoir d'heureux résultats ? C'est le contraire certainement qui arrivera. Ce
que l'on voit arriver alors, c'est l'œdème des membres
inférieurs, c'est la cachexie séreuse, c'est l'anasarque.
Si l'on s'arrêtait encore dès ce moment, on pourrait
peut-être par des moyens plus convenables conjurer le
mal ; loin de là, on continue, on redouble ; la mort en
est la conséquence.

On s'autorise, pour donner des purgatifs quand même,
pour prescrire des drastiques, de quelques cas dans lesquels ces derniers moyens ont amené des guérisons
inespérées ; mais connaît-on suffisamment les conditions
dans lesquelles ils ont été prescrits ? Et ces quelques
cas de réussite que l'on n'a pas suffisamment raisonnés,
de combien de revers ne sont-ils pas devenus la cause ?

Le traitement des engorgements du foie et de la rate ne peut se faire d'une manière rationnelle et avantageuse, nous le répétons, que tout autant qu'on tiendra compte de l'état général, de l'état des forces. Si ces forces sont en mauvais état, s'il y a tendance à la cachexie séreuse, il faut se méfier des purgatifs; ils ne conviennent pas ou ne conviennent que d'une manière fort relative; on ne peut en user qu'avec la plus grande réserve. Ce qui convient alors, ce sont les diurétiques en tisane, en friction; ce sont de légers laxatifs. Ainsi, tandis qu'on prescrit la tisane de chiendent nitrée, qu'on fait pratiquer des frictions avec le vin scillitique, on donne la crème de tartre, demi-once par jour environ dans une décoction tonique, un verre de tisane de petit-chêne, par exemple. On prescrit encore avec avantage, sous ces conditions, l'acétate de potasse qui est non-seulement diurétique, mais qui sollicite doucement les selles.

Si les forces sont dans un état plus fâcheux, si la cachexie séreuse existe, on renonce aux purgatifs, aux laxatifs, et on prescrit, outre la tisane nitrée, outre les frictions avec le vin scillitique, la poudre anticachectique d'Hartmann, à la dose de 20 grains par jour. Il est encore un remède qui a souvent d'heureux effets dans de pareilles circonstances; il semble agir et comme diurétique, et comme tonique général, et comme propre à réveiller le ton des viscères malades, à favoriser la résolution de leur engorgement, je veux parler du sel martial de Lagrésie, que l'on prescrit à la dose de 20 à 30 grains, d'un gros même, sur une pinte de tisane de chiendent. Cette dernière dose nous paraît très-suffisante; cependant il est des médecins qui en donnent jusqu'à deux gros par jour.

La digitale qu'on est si souvent disposé à prescrire dans les hydropisies, ne nous semble nullement con venir dans les divers cas dont il est ici question. Ce médicament est donné comme diurétique. Mais n'agit-il que de cette seule manière? Il n'est que trop vrai que, dans ces circonstances, la digitale ajoute à la détérioration des forces; qu'elle ne peut par conséquent qu'aggraver l'hydropisie. La digitale ne nous paraît indiquée que dans les hydropisies qui sont liées à une maladie du cœur ou des poumons. Dans ces cas, à ses propriétés diurétiques, elle joint celle de modifier l'action du centre circulatoire et de rendre par suite la respiration plus facile.

En général, il faut donc être réservé sur tout ce qui peut affaiblir le malade, attendu que l'état dans lequel se trouvent ses forces, contre-indique ce qui est susceptible de produire cet effet.

Il arrive souvent que, par l'effet des moyens employés, l'ascite disparaît, et cependant l'engorgement du foie et de la rate persiste. Il n'y en a pas moins déjà ordinairement amélioration du côté de ces organes; il faut persister dans la médication qui a produit cet heureux résultat; on obtiendra davantage. Mais ramènera-t-on le foie ou la rate à leur volume normal? C'est ce qu'il n'est pas généralement permis d'espérer; le volume de ces organes reste communément plus considérable qu'il ne devrait l'être; et cependant la santé est plus ou moins complétement revenue. C'est alors surtout qu'il faut éviter de nouvelles rechutes.

CHAPITRE IX.

(Élément fièvre ou fièvre simple.)

FIÈVRE CONTINUE SIMPLE. — FIÈVRE SIMPLE AVEC
LÉSIONS LOCALES. — FIÈVRE SIMPLE CONCOMITANTE.
— ASSOCIATIONS ÉLÉMENTAIRES. — FIÈVRE SIMPLE
PRIMITIVE, — CONSÉCUTIVE, — SYMPTOMATIQUE. —
FIÈVRE HECTIQUE DES ANCIENS. — CONVERSION ou
COMPLICATIONS DE LA FIÈVRE SIMPLE. — CRISES. —
PRONOSTIC. — INDICATIONS THÉRAPEUTIQUES.

Nous entendons par élément fièvre, fièvre simple,
cette fièvre qui ne présente d'autre indication que la
diète. Dans les diverses fièvres dont nous nous sommes occupé jusqu'à présent, il y avait une indication
spéciale ; il y avait, dans la fièvre catarrhale, dans
la fièvre inflammatoire, bilieuse, muqueuse, maligne, adynamique, etc, une indication distincte de
la diète, ici cette indication spéciale manque totale-
ment ; il n'y a qu'à mettre le malade à ce régime ;
voilà quel en est le traitement. La fièvre simple nous
paraît donc bien distincte des autres affections élémentaires dont nous venons de parler.

La fièvre simple est aiguë ou chronique, hectique.
Elle est idiopathique ou symptomatique ; primitive ou
consécutive.

Le peu de durée qu'elle présente, dans certains cas,
lui fait donner le nom d'*éphémère*.

La fièvre simple s'observe principalement chez les
enfants, les adolescents, les vieillards, les femmes ;
on l'observe principalement chez ceux dont le tempérament est lymphatique ou nerveux, dont la constitu
tion est delicate, affaiblie. Elle n'est cependant pas
rare sous des conditions opposées.

La fièvre éphémère est parfois accidentelle ; souvent
elle est habituelle chez tels individus qui en sont atteints à intervalles plus ou moins éloignés : une, deux
fois par an, plus souvent même. Presque toujours les
individus qui y sont sujets, tout à la fois lympatiques
et nerveux, ont la constitution plus ou moins entachée
de quelque diathèse, telle que les scrofules, le rhumatisme, la goutte, les dartres ; etc. Cette fièvre est
fort commune chez les enfants.

La fièvre continue simple , outre les diathèses
dont nous venons de parler , reconnaît parfois pour
cause une suppression de menstrues, d'hémorroïdes ,
de la sueur des pieds, de flueurs blanches ; d'autres fois
elle tient à une émotion morale, à la non-apparition
d'un érésipèle habituel. Dans des cas nombreux, c'est
la forme que prend la fièvre traumatique. C'est encore
à la fièvre simple qu'il faut rapporter celle qui accompagne les affections spéciales non-élémentaires , telles
que les exanthèmes aigus, etc. , toutes les fois qu'elle
ne donne pas d'autre indication que la diète.

Les principaux symptômes de la fièvre simple sont :
la pesanteur de tête ou la céphalalgie ; l'anorexie ; une
langue à l'état à peu près normal ; une soif plus ou
moins vive ; des urines plus rares et plus foncées en

couleur qu'elles ne doivent l'être ; une lassitude plus ou
moins prononcée ; de la chaleur à la peau ; de la fréquence au pouls qui, avec plus ou moins de développement, n'offre pourtant pas de résistance marquée.

La fièvre simple existe fréquemment sans lésions
locales. Il en est surtout ainsi quand elle est éphémère,
mais souvent aussi elle existe avec des lésions sur tel
ou tel organe : avec une congestion cérébrale, une
méningite, une encéphalite, une pneumonie, une pleurésie, une gastro-entérite, une dyssenterie, etc.

La fièvre simple constitue souvent, comme nous venons de le signaler, la fièvre concomitante des affections spéciales non-élémentaires : du rhumatisme, de
la goutte, de l'érésipèle, de la variole, de la rougeole,
de la scarlatine, etc. Elle constitue cette fièvre concomitante, lorsque celle-ci n'a pas de caractère particulier qui la fasse rentrer dans l'une ou l'autre des affections élémentaires dont nous avons déjà parlé,
savoir : l'affection inflammatoire, catarrhale, bilieuse,
muqueuse, ataxique, maligne, adynamique, périodique. Ce n'est pas que cette fièvre concomitante n'ait,
dans certaines de ces affections, des phénomènes particuliers ; mais ces phénomènes ne sont pas tels qu'ils
changent rien au caractère de la fièvre et qu'ils fournissent des indications particulières. Ainsi, la fièvre
concomitante de la rougeole a pour symptômes qui lui
sont propres le larmoiement et le coryza ; celle qui

accompagne la scarlatine manque rarement de l'angine, etc. ; mais que font ces phénomènes par rapport aux indications qui reviennent à la fièvre en elle-même ? Rien certainement. La diète, voilà l'indication générale qui se présente ; c'est l'indication de la fièvre toutes les fois qu'elle est simple, qu'elle ne rentre pas dans une autre affection élémentaire. Il y en a bien d'autres fournies par l'exanthème lui-même dans la rougeole, la scarlatine, la variole, etc., par les mouvements fluxionnaires dans l'érésipèle, le rhumatisme, la goutte, mais ces indications sont indépendantes de celles que donne la fièvre.

Toutes les fois donc qu'une affection spéciale non-élémentaire quelle qu'elle soit, est accompagnée d'une fièvre qui n'offre d'autre indication que la diète, c'est une fièvre simple.

La fièvre qui se manifeste chez les femmes, à la suite des couches, ne peut encore être considérée que comme une fièvre simple toutes les fois qu'elle ne présente pas de caractère particulier qui fournisse pour elle-même, et non pour les conditions diverses de l'état où se trouve la femme, des indications autres que la diète.

Ce que les Anciens appelaient *fièvre vermineuse* doit encore rentrer communément dans la fièvre simple, puisque, à part l'indication propre à la présence des vers, il n'y en a guère d'autre que la diète, qui ne doit pourtant pas être trop sévère.

La fièvre simple n'est guère susceptible d'union avec les autres affections élémentaires ; celles-ci emportent ou couvrent ses caractères. Ainsi, avec la fièvre simple il n'y a pas d'association de l'élément inflammatoire, les caractères de ces deux espèces de fièvre sont incompatibles, ou bien c'est l'une, ou bien c'est l'autre qui existe. La fièvre simple ne s'associe pas davantage avec l'élément catarrhal ; elle ne s'associe pas davantage avec l'élément bilieux, avec l'élément muqueux, avec l'élément ataxique, putride, malin, rémittent ou intermittent. Tant que ces diverses affections existent, il n'y a pas de fièvre simple.

Il est cependant deux affections élémentaires qui sont susceptibles de s'unir à la fièvre simple, ce sont l'élément fluxionnaire et l'élément nerveux.

L'élément fluxionnaire se présente dans une foule de cas avec la fièvre simple ; ce sera une fluxion vers les parties extérieures ou vers les organes intérieurs. La fluxion est considérée alors comme symptomatique de la fièvre ; il en a été déjà question.

La fluxion, dans certains cas, n'augmente en rien la fièvre, ne change rien à son caractère normal ; mais il n'en est pas toujours ainsi. Dans bien des cas, la fièvre, par un peu plus de développement, un peu plus de résistance dans le pouls, se montre à un degré supérieur à celui qu'elle a quand elle est parfaitement simple. On considère alors l'affection comme composée de deux éléments : l'élément fièvre et l'élément fluxionnaire général, tandis que lorsque avec cette fluxion la fièvre est parfaitement simple, sans surexcitation anormale, s'il y a aussi deux éléments, ce sont l'élément fièvre et l'élément fluxionnaire local.

Cette analyse des symptômes généraux, l'appréciation sévère qu'on en fait influe au plus haut degré sur le traitement, puisque les indications thérapeutiques ne sauraient être généralement les mêmes et pour un état fluxionnaire général et pour un état fluxionnaire local.

L'élément nerveux s'associe fréquemment avec l'élément fièvre. Rien n'est plus commun, par exemple, que la céphalée dans la fièvre éphémère. D'autres fois, avec cette fièvre, nous observerons une agitation insolite que nous devrons rapporter à l'élément nerveux.

Nous connaissons un jeune homme de constitution irritable qui, deux ou trois fois l'an, est pris d'une fièvre éphémère avec une telle surexcitation générale que, pendant presque toute sa durée, qui dépasse rarement trois jours, il s'agite continuellement de manière à pouvoir tenir à peine dans son lit.

Dans d'autres cas, la fièvre éphémère s'accompagne d'un affaissement insolite des forces ; les membres sont presque sans action.

Les douleurs nerveuses que présente la fièvre simple sont plus fréquentes du côté de la tête que partout ailleurs ; on les observe cependant aussi à l'estomac, aux reins, à la matrice, etc.

D'autres fois, avec la fièvre simple, il y aura des vomissements dits nerveux, une dysphagie, des convulsions, etc.

La fièvre simple primitive est celle qui se montre,

dès les premiers moments, avec les caractères qui lui sont propres. La fièvre simple consécutive succède à une fièvre qui avait d'abord un caractère différent ; c'est une fièvre inflammatoire, par exemple, qui est changée, par le traitement qu'on a employé, en fièvre simple. Ainsi, une pneumonie inflammatoire, un rhumatisme inflammatoire, sont changés, par la saignée, en pneumonie, en rhumatisme avec fièvre simple. C'est vers cette conversion de la fièvre que doivent toujours tendre nos efforts ; la supprimer serait souvent fâcheux, il ne l'est jamais de ramener au caractère de fièvre simple celle qui en a un autre.

Bien que nous disions qu'il faille chercher à ramener toute fièvre au caractère de fièvre continue simple, il est cependant des exceptions à cette règle ; ce sont ces cas où la prolongation de la fièvre, sa résistance aux moyens thérapeutiques, nous font désirer de lui voir prendre le type rémittent ou intermittent, afin de lui appliquer l'antipériodique qui en a plus facilement raison.

La fièvre simple symptomatique dépend, soit d'une lésion traumatique ou chimique, soit de certaines maladies chroniques, telles que fluxions ou phlegmasies chroniques, cancer, carie, nécrose, etc.

Dans les cas de fluxion chronique, on considère la fièvre comme symptomatique de ces lésions, parce qu'elle y trouve une cause matérielle d'existence qu'on ne peut pas nier, tandis que le mouvement fluxionnaire qui les a produites semble s'être épuisé, ou ne

paraît du moins concourir que pour une faible partie dans la production de la fièvre, et cependant on
ne saurait nier qu'il n'y ait une grande différence entre cette fièvre et celle qui est liée à la présence d'un
corps étranger ou d'une plaie. Ici il n'y a réellement
que réaction; dans l'autre cas, au contraire, bien que
la fièvre paraisse due aux désordres organiques, on ne
saurait méconnaître que ces désordres sont eux-mêmes
sous la dépendance plus ou moins intime de l'état
morbide général, d'une diathèse le plus souvent.

La fièvre hectique des Anciens, chronique des Modernes, est généralement symptomatique; on en trouve
la cause, ainsi que nous venons de le dire, dans des
lésions de tel ou tel organe. Mais cette fièvre peut-elle
exister sans lésion anatomique aucune, ainsi que le
pensent encore quelques médecins? Nous croyons que
s'il en est ainsi; ces faits ne peuvent être que fort
rares. Si la fièvre, en effet, a le pouvoir, dans certains cas, de faire disparaître des maladies chroniques, des engorgements, par exemple, il n'en est
pas moins vrai qu'elle possède aussi, quand elle se prolonge, la funeste propriété de produire des irritations,
des congestions, et l'on conçoit qu'il en sera surtout
ainsi lorsqu'elle aura jusqu'à plusieurs mois de durée.
Autant donc nous croyons à l'existence des fièvres
essentielles, sans lésion locale aucune, lorsqu'elles
sont aiguës, autant nous sommes éloigné de les considérer comme telles lorsqu'elles se prolongent.

C'est dans la fièvre dite hectique ou chronique qu'il
importe surtout de rechercher les lésions locales; elles

feront souvent découvrir des indications qui en amèneront la fin. Combien de malades qui périssaient au-
trefois parce qu'on croyait avoir tout dit, lorsqu'on avait
avancé qu'ils étaient atteints d'une fièvre hectique,
et qui guérissent aujourd'hui, parce qu'on aura reconnu une fluxion chronique ou telle autre lésion
d'organe! Nous pourrions citer plusieurs faits de ce
genre. Mais quel est le médecin qui n'en a pas devers
lui de pareils! On ne saurait donc, dans les cas de
cette espèce, apporter trop de soin à reconnaître et le
siége de la maladie et la nature de la lésion anatomique. C'est alors que nous devons nous aider, non-seulement de nos sens et de notre intelligence, mais profiter encore des ressources que nous offrent les sciences
accessoires.

Si la fièvre simple ne peut pas s'associer avec l'élément inflammatoire, avec l'élément bilieux, muqueux,
ataxique, adynamique, malin, rémittent ou intermittent, elle peut du moins se convertir en tel de ces éléments ou se compliquer de tel autre.

Ainsi une fièvre qui était d'abord simple, devient
parfois inflammatoire, soit par une médication intempestive, soit par un écart de régime ou tout autre raison. La même fièvre simple peut se changer en fièvre
bilieuse ou bien se compliquer de l'état bilieux, muqueux. La même conversion ou complication peut avoir
lieu pour l'élément ataxique, adynamique, malin ou
rémittent.

Le changement de la fièvre simple en une autre

affection élémentaire, ou bien l'arrivée de cette nouvelle affection comme complication, se fait parfois presque subitement, d'autres fois on peut suivre, pour ainsi dire, de l'œil le passage d'une affection à l'autre.

La fièvre simple aiguë, dépourvue de toute association, de toute complication, se guérit parfois par une sorte de résolution, par une diminution sensible des symptômes ; d'autres fois elle se termine par une crise : par des sueurs, une diarrhée, un phlegmon, l'apparition des hémorroïdes, un épistaxis, etc.

La fièvre continue simple qui succède au printemps à la fièvre intermittente, joue un rôle important, soit par rapport à l'affection intermittente elle-même qu'elle semble annihiler, soit par rapport aux engorgements de la rate ou du foie. La surexcitation qu'elle produit dans ces organes donne plus d'action aux vaisseaux absorbants qui travaillent dès ce moment à les remettre dans leurs conditions normales.

La fièvre simple ayant pour caractère spécial de ne fournir d'autre indication que la diète, il est impossible de la confondre avec les autres espèces de fièvres qui ont en outre une indication particulière.

La fièvre simple, idiopathique et aiguë est rarement fâcheuse. Il faut la considérer comme un moyen dont l'économie se sert le plus souvent pour neutraliser, porter au dehors des principes morbides. Aussi faut-Il la ménager et se garder de vouloir abréger sa

10

durée par des moyens qui ne pourraient être qu'intempestifs.

La fièvre hectique ou chronique est loin de se présenter sous un aspect aussi favorable. Elle est généralement sans avantage ; elle est pleine au contraire de
dangers , soit par les congestions , les irritations qu'elle
est susceptible d'amener , soit par la détérioration
qu'elle produit dans la constitution dont elle épuise les
forces.

Les indications fournies par la fièvre continue simple sont , disons-nous , la diète, d'une manière générale. Cependant il est des individus qui , avec une
fièvre simple , ne peuvent être mis à un régime aussi
sévère que le seul usage des bouillons gras ou maigres,
ou ne peuvent y être tenus du moins trop longtemps,
tels sont les enfants , tels sont les vieillards , les individus nerveux , les gros mangeurs. Il faut se relâcher
un peu à leur égard , surtout quand elle a déjà quelques
jours de durée. C'est quelquefois le meilleur moyen
de la faire cesser.

Lorsque la fièvre continue simple , sans lésion locale
qui puisse l'expliquer , soit parce que cette lésion a
été déjà combattue avec avantage , soit parce qu'il ne
s'en est pas montré , quand cette fièvre , dis-je , tend à
passer à l'état chronique , on se trouve bien maintes
fois d'accorder quelques aliments , de permettre des
promenades à pied , en voiture.

Il est un autre moyen que nous avons vu réussir dans
des circonstances semblables , c'est le lait d'ânesse.

Plusieurs fois en effet nous avons vu, soit des enfants, soit des individus de tout autre âge, atteints d'une fièvre qui semblait devenir chronique, guérir et reprendre leurs forces par l'usage de ce remède.

La fièvre hectique ou chronique ne saurait exiger un régime trop sévère. La diète que l'on ferait subir aux malades qui en sont atteints, ne ferait qu'ajouter aux causes de ruine de la constitution. Des aliments légers et proportionnés aux divers cas que l'on a sous les yeux sont généralement nécessaires.

Si la fièvre hectique change de caractère, les indications sont prises sur le nouvel élément qu'elle présente.

Si la fièvre simple existe avec des fluxions sur les organes, il importe de tenir compte de cet élément. On a à déterminer le genre et l'espèce de la fluxion, afin de se conduire en conséquence.

L'association de l'élément nerveux et de la fièvre simple exige encore des moyens en rapport avec l'espèce de l'élément nerveux à laquelle on a affaire.

La fièvre concomitante des affections spéciales non-élémentaires n'exige, comme nous l'avons dit, lorsqu'elle est simple, d'autre indication que la diète et l'usage d'une boisson en rapport avec les aptitudes vitales du malade, avec l'affection qui se présente, avec la saison, etc. C'est ainsi que l'on se comporte pour le rhumatisme, la goutte, l'érésipèle, les exanthèmes divers, etc. S'il y a d'autres indications à remplir, elles sont fournies, non par la fièvre, mais par l'affection non-élémentaire elle-même.

La fièvre qui suit les couches, si elle est simple, ne

présente encore, pour indication à elle propre, que le régime. Les autres indications sont données par l'état particulier dans lequel se trouve la femme ; elles consistent à surveiller les lochies ou la sécrétion du lait.

Dans la fièvre simple dite *vermineuse*, on a à remplir les indications fournies par la présence des vers. Quant à celles que donne la fièvre elle-même, il convient de savoir que le régime ne doit pas être communément trop sévère. De simples bouillons ne suffisent guère ; de légers potages sont en général préférables.

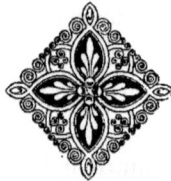

CHAPITRE X.

(Élément nerveux.)

DE L'AFFECTION NERVEUSE. — DIVISION DES MALADIES
A ÉLÉMENT NERVEUX, D'APRÈS LEUR FORME, EN SIX
GENRES. — AUTRE DIVISION DES MALADIES A ÉLÉ-
MENT NERVEUX, EN DEUX CLASSES PRINCIPALES :
MALADIES NERVEUSES PROPREMENT DITES ET COASSO-
CIATIONS OU COMPLICATIONS FORMÉES PAR L'ÉLÉMENT
NERVEUX DANS LES FIÈVRES OU AUTRES AFFECTIONS.

L'élément nerveux nous présente une affection caractérisée par des modifications de la sensibilité ou des
fonctions, variées dans leur forme, leur apparition,
leur durée, et reposant par-dessus tout sur une lésion
du dynamisme.

L'élément nerveux comprend des maladies nombreuses très-variées, puisqu'il constitue non-seulement les
maladies nerveuses proprement dites, mais qu'il faut
en outre lui rapporter ces coassociations, ces complications nerveuses que l'on rencontre dans les fièvres
ou autres affections.

L'affection nerveuse, soit qu'il s'agisse des maladies
nerveuses proprement dites, soit qu'il s'agisse d'affections de toute autre nature, dans lesquelles l'élément
nerveux se présente comme coassociation ou complication, nous semble pouvoir être divisée, d'après la forme
qu'elle prend, en six genres, savoir :

Douleur nerveuse	des branches nerveuses	Névralgie faciale — du plexus brachial et divisions — intercostale — ilio-scrotale — crurale — sciatique — etc.
	des organes.	Douleur nerveuse de l'utérus, de la mamelle, de la vessie, de son col, de la prostate, de l'urèthre, des reins, des testicules, du cœur, des poumons, de l'estomac, des intestins, de l'œil, de l'oreille, de la tête, etc. — Hypocondrie.
Éréthisme.		Éréthisme simple. — Délire nerveux.
Spasme.	Tonique.	Des muscles de la vie de relation (tétanos.) Des muscles de la vie organique (dysphagie spasmodique — volvulus, etc.)
	Clonique.	Épilepsie — hystérie — certaines convulsions — asthme — angine de poitrine — palpitations de cœur — chorée — crampes. — Spasme de l'estomac — spasme de l'intestin — de la vessie — de l'urèthre — de l'utérus — du larynx — des bronches.
Perversion de fonctions. . . .		Somnambulisme — catalepsie — aliénation mentale — pica — boulimie — satyriasis — nymphomanie — berlue — tintouin. — Perversion de l'odorat — du goût — du toucher, etc.
Affaiblissement de fonctions . . .		Des facultés intellectuelles, morales ou affectives — des organes des sens — de la locomotion — de la vessie. — Certaines anorexies et dyspepsies — anaphrodisie incomplète — affaiblissement général, etc.
Perte de fonctions. .		Certaines paralysies des organes locomoteurs — de l'œsophage — de la vessie — de la vue — de l'ouïe — du goût — de l'odorat — du toucher — anaphrodisie, etc.

Ces six genres de l'affection nerveuse nous semblent offrir, vu la variété de forme que prennent ces maladies, une division aussi exacte qu'on peut la désirer. Il suffit de les avoir signalés pour reconnaître les caractères qui leur sont propres, et les différences qu'ils présentent entre eux.

Si nous laissons de côté à présent la forme que prennent les maladies que détermine l'affection nerveuse, nous verrons que cette affection peut être divisée en deux classes principales, savoir : 1º les maladies nerveuses proprement dites ; 2º les coassociations, les complications constituées par l'élément nerveux avec les maladies fébriles ou autres. Cette manière de considérer l'affection nerveuse étant plus en rapport avec le but pratique que nous nous proposons, c'est cette division que nous allons adopter.

? Iᵉʳ.

DES MALADIES NERVEUSES PROPREMENT DITES.

Division de ces maladies en trois genres : idiopatiques, symptomatiques et mixtes. — Des crises.

Les maladies nerveuses proprement dites forment une grande classe qui a des caractères bien tranchés que nous allons signaler dans un instant.

Mais d'abord nous devons dire que les maladies nerveuses sont, d'une manière générale, d'autant plus communes qu'il y a peu de forces radicales ; qu'elles sont, au contraire, d'autant plus rares que ces forces existent à un haut degré. Voilà pourquoi ces maladies sont si fréquentes chez les individus de constitution délicate ou détériorée par des causes diverses ; voilà pourquoi elles sont si communes dans les pays chauds ; voilà pourquoi, au contraire, elles sont si rares chez les individus de tempérament sanguin, de constitution forte, dans les pays froids et secs, etc. Nous trouverons plus tard dans cette appréciation la source d'indications thérapeutiques de la plus haute importance.

Ces considérations s'appliquent, du reste, aussi aux coassociations ou complications que l'élément nerveux est susceptible de présenter dans les fièvres, dans les fluxions, etc.

Les caractères des maladies nerveuses sont les suivants :

1º Lésion de sensibilité ou de fonctions ;

2º Irrégularité dans l'apparition de ces lésions, et dans leur durée ;

3º Absence de lésion anatomique ;

4º Défaut de fièvre.

Nous avons besoin de jeter un coup d'œil sur ces divers caractères.

a. *Lésion de sensibilité.* La douleur est un des caractères les plus communs, les plus saillants des maladies nerveuses ; mais elle ne saurait être séparée des autres, sans quoi on s'exposerait à confondre la douleur nerveuse proprement dite avec la douleur de l'irritation ou de l'inflammation, avec la douleur du cancer, de la carie, avec la douleur produite par des calculs biliaires ou rénaux, avec la douleur résultat de l'intoxication saturnine, etc.

La douleur nerveuse se montre sur les branches nerveuses, telles que les nerfs sus et sous-orbitaires, mentonnier, intercostal, ilio-scrotal, sciatique, crural, etc; elle se montre aux organes, tels que le poumon, le cœur, l'estomac, l'intestin, la vessie, la prostate, l'urèthre, l'utérus, les reins, les mamelles, les testicules, l'œil, l'oreille, etc.

Le degré auquel existe la douleur nerveuse est généralement plus élevé dans les branches nerveuses que dans les organes; il est cependant telle douleur de ceux-ci : du testicule, de l'utérus, par exemple, qui est parfois d'une violence inouïe.

La douleur nerveuse a cela de particulier que la pression de la partie où elle a son siége ne l'exaspère pas, qu'elle la rend, au contraire, en général moins pénible. Ce caractère est cependant loin d'être constant, car parfois le plus léger contact sur l'organe malade, comme, par exemple, une branche nerveuse, le testicule, etc., est intolérable. La pression de l'épigastre, qui ne cause communément aucune sensation pénible dans la gastralgie, est maintes fois encore tout à fait impossible dans les paroxysmes.

Les douleurs nerveuses amènent le plus souvent des lésions de fonctions dans les parties où elles ont leur siége : la névralgie sus-orbitaire ou sous-orbitaire diminue ou rend nulle la vision du côté où elle a lieu pendant tout le temps qu'elle subsiste; la névralgie intercostale gêne la respiration; la gastralgie porte du trouble dans l'acte de la digestion; la migraine rend tout travail intellectuel à peu près impossible, etc.

Les douleurs nerveuses amènent parfois des phénomènes sympathiques : la céphalée provoque le vomissement; la gastralgie produit le mal de tête; la douleur
du testicule amène des maux de reins; celle des reins fait
vomir; la douleur nerveuse de l'utérus occasionne la
douleur épigastrique, de la douleur entre les épaules.

La douleur nerveuse détermine des modifications dans
les fonctions des divers systèmes, des divers appareils;
elle dérange la vie dans ses actes ordinaires. Voilà
pourquoi, tant qu'elle dure, la peau est sèche; voilà
pourquoi les urines sont aqueuses; voilà pourquoi les
selles sont suspendues; voilà pourquoi le pouls a pris
de l'irrégularité, de la petitesse, de la concentration.

Les lésions de la sensibilité offrent dans quelques cas
une singulière irrégularité. Ainsi, dans l'affection nerveuse connue sous le nom d'*hypocondrie,* nous voyons
le malade se plaindre, un jour, de violentes douleurs
de tête; un autre jour, de douleurs de poitrine, ou
d'estomac, ou de la vessie, etc.; ou bien, il croira avoir
un anévrisme, une maladie des os. Il n'est pas de
lésion organique dont il ne puisse s'imaginer être atteint, alors pourtant qu'il n'en a le plus souvent aucune.

L'*anesthésie* est un phénomène bien plus rare que la
douleur. Nous l'avons observée cependant aux tégu-
ments de l'avant-bras, de la main, de la jambe, d'une
partie du tronc; nous l'avons observée à l'état le plus
souvent momentané, rarement permanent.

b. Lésion de fonctions. Nous venons de voir que la
lésion de fonction est presqu'inséparable de la douleur
nerveuse; ce n'est pas de celle-là que nous voulons

parler à présent ; il s'agit ici de la lésion de fonction indépendante de toute lésion de la sensibilité, indépendante principalement de toute lésion anatomique.

La surexcitabilité qui porte le nom d'*éréthisme*, rentre dans cette lésion de fonction. On voit des individus qui éprouvent un besoin de se mouvoir, de changer de place qui constitue une véritable maladie nerveuse. Nous connaissons un jeune homme à qui il est tout à fait impossible de rester debout quelques instants sans s'agiter à droite ou à gauche. Pendant plusieurs années, à ce symptôme près, il a joui d'une excellente santé. Depuis un an environ, il éprouve de temps à autre du mal de tête et des vertiges.

Nous avons connu encore une jeune dame qui se trouvait, certains jours, dans l'impossibilité de rester assise ; il fallait absolument qu'elle marchât, qu'elle agît. Sa maladie n'était jamais à un degré plus élevé que lorsqu'elle avait été en voiture. Elle passait alors deux, trois jours, dans un mouvement continuel.

L'éréthisme porté à ce degré n'est pas très-commun, mais, à un degré plus faible, il est loin d'être rare. Nous connaissons un individu chez qui cet état, peu prononcé habituellement, prend des proportions plus élevées lorsqu'il est dans une réunion. L'agitation qui s'empare alors de lui, l'oblige presque toujours de sortir ; aussi se place-t-il de manière à pouvoir s'esquiver à son aise.

L'éréthisme se borne maintes fois aux membres inférieurs. C'est un besoin d'agiter ces membres, qui s'empare de certains individus.

Le délire nerveux, ou sans fièvre, qui survient dans

les lésions traumatiques, nous présente l'éréthisme porté à un degré extrême.

Le *spasme* est un symptôme fort commun de l'affection nerveuse. Et par spasme, nous n'entendons parler que de la contraction involontaire ou exagérée des parties molles, et notamment du système musculaire.

Le spasme est distingué en *tonique* ou permanent et *clonique* ou alternant avec des relâchements.

Le spasme tonique est représenté par le tétanos, distingué en général et partiel.

Le spasme tonique est-il borné aux muscles extérieurs, ainsi que le disent les auteurs? Nous ne le pensons pas. Nous croyons aussi à un spasme tonique intérieur. Nous avons vu, pour notre part, une jeune fille atteinte d'un spasme de l'œsophage qui rendit toute déglutition impossible pendant quarante-huit heures. L'angine de poitrine, dans laquelle le spasme du diaphragme nous semble jouer maintes fois un rôle important, ne pourrait-elle pas encore rentrer souvent dans ce genre de spasme?

N'a-t-on pas d'ailleurs des exemples de spasme tonique dans le volvulus, qui nous présente une portion d'intestin invaginée dans une autre, alors que cet état persiste de plusieurs heures à plusieurs jours?

Le spasme *clonique* ou avec alternative de relâchement, est plus commun que le précédent. Il se manifeste sur les muscles extérieurs et sur le tissu musculaire intérieur.

A l'extérieur, le spasme clonique se présente dans certaines convulsions, dans l'épilepsie, l'hystérie, la

chorée ; à l'intérieur, nous le trouvons dans les palpitations de cœur, les battements exagérés des artères,
la coqueluche, le vomissement, certaines coliques ;
nous l'observons encore à la matrice, à la vessie ou
à son col, à l'urèthre, etc.

Bien qu'à l'imitation des auteurs, nous ayons placé
l'asthme dans le spasme clonique, nous croyons cependant que la gêne de la respiration dans cette maladie,
à l'état parfaitement essentiel, tient plutôt à une diminution de l'action vitale du poumon, à une paralysie
incomplète et momentanée de l'organe.

L'affaiblissement des fonctions est encore un phénomène qui peut dépendre de l'affection nerveuse. Ce
sera l'affaiblissement de telle faculté intellectuelle,
morale ou affective ; ce sera l'affaiblissement de l'un
des sens : vue, ouïe, odorat, goût, toucher ; ce sera
l'affaiblissement des facultés locomotrices, de la vessie, de son col ; ce sera l'anaphrodisie ; ce sera l'affaiblissement des fonctions digestives ; ce sera un affaiblissement général.

La perversion des fonctions constitue parfois le phénomène saillant de l'affection nerveuse. N'est-ce pas
une perversion de fonctions que nous présente le somnambulisme, dans lequel le malade exécute pendant
le sommeil des actes qu'on ne fait à l'état normal que
pendant la veille ? N'est-ce pas une perversion de fonctions que nous présente l'aliénation mentale ? N'est-ce
pas une perversion de fonctions que celle qui constitue la berlue, le tintouin ? L'odorat, le goût, le toucher, ne nous présentent-ils pas de ces perversions de

fonctions qui font juger en sens inverse de la réalité ?
Le pica, la boulymie, la nymphomanie, le satyriasis,
ne constituent-ils pas des perversions de fonctions?

D'autres fois ce n'est ni l'affaiblissement, ni la perversion des fonctions, qui constituent l'affection nerveuse, c'est la *perte des fonctions*. Ce sera la perte
de telle faculté intellectuelle, de telle fonction senso-
riale, de la fonction locomotrice, de l'action vésicale, etc.

C. *Irrégularité dans l'apparition* et *la durée des
phénomènes nerveux.*

L'irrégularité dans l'apparition des lésions, soit de
sensibilité, soit de fonctions, est un des caractères des
maladies nerveuses. Cette apparition a lieu irréguliè-
rement, tantôt par rapport à l'heure, tantôt par rapport au jour. Quand cette apparition se fait d'une
manière périodique, l'affection rentre dans l'élément
de ce nom. Mais il ne faut pas s'abuser à ce sujet, la
périodicité des phénomènes nerveux est rarement régulière. Au lieu de venir à une heure fixe ou à peu
près, ils sont, tantôt en retard, tantôt en avance.
Aussi, quand on les attaque, sous ces conditions, par
l'antipériodique, voit-on ce remède rester le plus souvent sans effet.

Rien de plus variable encore, dans certains cas,
que la durée des phénomènes nerveux. Le phénomène
se montre un instant, un temps plus ou moins long ; il
disparaît ensuite pour revenir plus tôt ou plus tard.
Ce caractère est un des plus saillants de l'affection
nerveuse ; il semble annoncer qu'il n'y a pas de lésion

anatomique. Avec une altération matérielle, en effet, il est à supposer que les symptômes sont continus ; ils n'ont pas de raison pour cesser d'être.

Cette irrégularité des phénomènes nerveux n'est pourtant pas constante, bien s'en faut. On voit en effet des maladies qui tiennent réellement à l'affection nerveuse, offrir, dans leurs symptômes, une permanence remarquable. Telles sont certaines chorées, telles sont les pertes plus ou moins complètes ou les perversions de fonctions, tel est le tétanos, etc.

D. *Absence de lésions anatomiques.*

L'absence de lésion anatomique est un caractère constant des maladies nerveuses. Il appartient à toutes, tandis que ceux dont nous venons de parler, ne se montrent que dans telle ou telle de ces affections. Qu'il s'agisse en effet d'une épilepsie, d'une hystérie, d'une névralgie, du tétanos, de la chorée, de l'hypocondrie, etc., ce que l'on constatera, ce sera le défaut complet de lésion anatomique à laquelle on puisse rapporter la maladie.

Si le défaut de lésion anatomique est constant, lorsque l'affection nerveuse est dépourvue de toute complication, il n'en est pas de même lorsque cette simplicité n'existe pas. Une maladie nerveuse caractérisée, par exemple, par une douleur plus ou moins vive, peut rester pendant un certain temps, plusieurs mois, plusieurs années, toute la vie même sans entraîner de lésion anatomique. Ainsi, chez des individus qui ont été sujets, longues années, à des gastralgies, on ne trouve le plus souvent à l'autopsie aucune lésion ma-

térielle appréciable ; mais il n'en est pas toujours ainsi ;
on rencontre parfois des traces d'irritation chronique
de l'organe. C'est surtout dans les névralgies qui ont
eu une certaine durée, que les lésions anatomiques
sont communes. Alors, en effet, on trouve les troncs
nerveux plus volumineux, altérés dans leur consistance, alors on trouve les vaisseaux qui les parcourent plus nombreux, plus dilatés. Il ne faut voir, dans
ces lésions anatomiques, qu'un effet de la douleur
nerveuse qui, par son intensité ou sa durée, a fini
par altérer la nutrition, la vascularité des tissus, ou
qui a amené une irritation consécutive. Il n'est pas
rare, du reste, de voir la migraine amener une congestion cérébrale, et la gastralgie donne souvent la
main à l'irritation gastrique, etc. C'est l'élément nerveux qui met en jeu l'élément fluxionnaire.

Les lésions anatomiques que l'on trouve dans certaines affections nerveuses, sont parfois considérées
comme la cause de ces affections, tandis qu'il n'y a
que simple coïncidence. En effet, puisque ces affections sont indépendantes de toute lésion anatomique,
pourquoi vouloir les attribuer à telle ou telle lésion
matérielle qu'on aura observée. L'épilepsie, par exemple, étant une affection nerveuse indépendante de toute
lésion locale, pourquoi vouloir, lorsqu'on trouvera quelque production anormale dans le cerveau : tubercule,
kyste, etc., pourquoi vouloir, dis-je, attribuer l'épilepsie à ces produits morbides ? On y est d'autant
moins autorisé que les tubercules, que les kystes existent fréquemment dans cet organe sans que l'épilepsie

en soit la conséquence. L'hystérie est dans le même
cas. Si elle existe, à peu près constamment, sans
lésion aucune des organes, pourquoi la rapporter à des
lésions qu'on aura trouvées ou dans la matrice ou dans
ses annexes? On le peut d'autant moins que ces lésions existent souvent à un haut degré sans qu'il y ait
hystérie. Il en est encore de même pour l'hypocondrie.
Quand on a trouvé quelque lésion de telle ou telle nature : phlegmasie chronique, cancer, kyste, tubercule, etc., de quelque organe que ce fût, on a voulu
que l'hypocondrie ne fût que le symptôme de ces lésions, alors qu'il est bien reconnu que l'hypocondrie
peut exister sans lésion d'aucune espèce, alors qu'il
est bien reconnu que, tous les jours, on rencontre les
altérations les plus nombreuses, les plus graves, les
plus chroniques, sans qu'elles aient été accompagnées
d'hypocondrie.

Les maladies nerveuses ne sauraient donc être considérées comme le symptôme d'une lésion anatomique ;
il faut les envisager comme appartenant à un état morbide général existant par lui-même ; et si, dans ces
maladies, on rencontre parfois des lésions matérielles,
congestions ou tout autres, celles-ci ne doivent être
tenues que pour une complication, une coïncidence ou
une coassociation.

Cette manière d'envisager les maladies nerveuses
par rapport aux lésions anatomiques, est éminemment
pratique; il en résulte l'existence, dans certains cas,
d'une double indication, tandis que si on considère la
lésion anatomique comme la cause nécessaire de la

11

maladie nerveuse, celle-ci est oubliée dans la thérapeutique que l'on dirige exclusivement contre la première ; tandis qu'au contraire, si on ne veut tenir
compte que de la maladie nerveuse et qu'on néglige
les lésions diverses avec lesquelles elle peut se rencontrer, on est exposé à faire un traitement qui, sans
soulager la première, exaspèrera les autres.

Nous devons enfin faire observer que la douleur
nerveuse est fréquemment la suite d'une irritation, d'une
phlegmasie aiguë ou chronique complètement guérie.
Rien n'est plus commun, par exemple, que les douleurs nerveuses qui suivent une encéphalite, une méningite, une pneumonie, pleurésie, gastrite, entérite,
métrite, cystite, blennorrhagie, etc. Le temps seul suffit
pour les guérir. Quand elles persistent trop cependant
et qu'elles sont portées à un certain degré, il importe
de chercher à découvrir la cause qui les entretient. On
arrive presque toujours alors à reconnaître l'existence
d'une diathèse. Ces douleurs rentrent, dans ce cas,
dans les maladies nerveuses symptomatiques dont nous
aurons bientôt à nous occuper.

E. *Absence de fièvre.* Ce caractère est tout aussi
constant que le défaut de lésion anatomique.

Dans certaines maladies nerveuses, on voit pourtant
se manifester un état fébrile qui semblerait devoir
être en opposition avec ce que nous disons ici. Le tétanos, par exemple, lorsqu'il dure déjà depuis quelque temps, s'accompagne d'un état fébrile. Mais il
faut faire attention que cet état fébrile n'est pas lié au
tétanos lui-même, qu'il dépend seulement des conges-

tions qui se forment pendant sa durée, soit aux poumons, soit au cerveau.

On observe encore maintes fois, dans quelques maladies nerveuses, telles que l'épilepsie, l'asthme, l'angine de poitrine, une certaine fréquence dans les battements du cœur et des artères, mais ce symptôme ne suffit pas pour dire qu'il y a de la fièvre ; et, du reste, quand cette fièvre existerait, il est évident qu'elle ne pourrait être considérée que comme une complication.

Ce qu'il y a donc de constant dans une maladie nerveuse proprement dite tout à fait simple, sans complication aucune, c'est le défaut de fièvre et de lésion anatomique ; ce qu'il y a de variable, ce qui présente des différences notables, ce sont les lésions de sensibilité ou de fonctions, c'est la forme qu'elles prennent, c'est leur durée, c'est le moment de leur apparition.

Comment s'accomplissent à présent les phénomènes nerveux ou les manifestations locales de l'affection? Ici nous avons besoin de faire une distinction importante, c'est celle des maladies nerveuses idiopathiques qui tiennent réellement à l'affection nerveuse, et celle des maladies nerveuses symptomatiques qui dépendent d'une affection différente, telle que les diathèses goutteuse, rhumatismale, dartreuse, scrofuleuse, etc,, telle que celle qui résulte de la suppression des menstrues, des flueurs blanches, des hémorroïdes, de la sueur des pieds, d'un vieil exutoire, d'une an-

cienne plaie, de la non-apparition d'un érésipèle habituel, etc. Ces phénomènes nerveux ne s'accomplissent
certainement pas de la même manière et dans celles-
ci et dans les premières ; si la différence de l'affection
ne suffisait pas pour le prouver, le genre de traitement que l'on est obligé d'employer le montrerait de
reste.

Dans les maladies nerveuses idiopathiques, on n'a
affaire qu'à une lésion de la vitalité, qui se manifeste sous telle ou telle forme. Le traitement repose
sur cette indication.

Dans les maladies nerveuses symptomatiques, il
n'en est pas ainsi ; il y a autre chose qu'une lésion
vitale dans les phénomènes qui la constituent.

Ainsi, quand nous voyons survenir chez un individu rhumatique, goutteux, scrofuleux, dartreux,
etc., une névralgie, une douleur nerveuse de l'estomac ou de tout autre organe, un asthme, etc., nous
y voyons, en général, autre chose qu'une lésion de la
vitalité. Quand nous voyons à la suite d'une suppression d'écoulement naturel, morbide ou artificiel, survenir une épilepsie, une hystérie, des palpitations de
cœur, une apoplexie nerveuse, le somnambulisme,
une douleur nerveuse, etc., nous y voyons encore autre chose qu'une lésion de la vitalité. Et ce qui prouve
que nous considérons ces maladies comme différentes
de celles qui sont liées à une pure lésion de la vitalité, c'est que nous ne prenons plus nos moyens thérapeutiques dans la même classe. Si nous voulons avoir
des succès, nous les aurons par l'emploi des agents

propres à combattre ces affections diverses; nous les aurons surtout en mettant en usage les antifluxionnaires. Or, si nos succès tiennent principalement à l'emploi des antifluxionnaires, cela ne prouve-t-il pas que ces maladies nerveuses sont le résultat d'un mouvement fluxionnaire ? On objectera peut-être que le défaut de lésion anatomique qui doit exister tant pour la maladie nerveuse symptomatique d'un état morbide général que pour la maladie nerveuse idiopathique, empêche de pouvoir accepter l'idée d'un mouvement fluxionnaire, nous répondrons que cette objection n'est pas fondée. Il est, en effet, des cas où l'existence d'un mouvement fluxionnaire réel ne saurait être mise en doute, et où cependant les tissus qui en ont été le siége ne présentent aucune trace de lésion matérielle ; telles sont, par exemple, certaines douleurs ou tel autre phénomène qui tiennent au rhumatisme, à la goutte, etc. Des phénomènes locaux existaient avant la mort, et cependant, à l'autopsie, les tissus paraissent à l'état tout à fait normal, ils défieraient le microscope.

Nous croyons qu'il faut attribuer les maladies nerveuses symptomatiques des diathèses ou affections dont nous venons de parler ou de tout autre, à des *irradiations fluxionnaires* qui se font sur tel ou tel point, sur tel ou tel organe, où elles ne laissent pas de trace matérielle et dont elles ne font qu'altérer la vitalité. C'est par cette explication que la théorie des maladies nerveuses de ce genre devient complète, et qu'on a l'indication des moyens propres à les guérir.

La distinction des maladies nerveuses en idiopathiques et symptomatiques est donc de la plus haute importance, et ce n'est qu'en la faisant qu'on pourra se flatter d'arriver à un traitement heureux.

Il ne faut pas confondre, comme nous l'avons déjà dit, avec les maladies nerveuses même symptomatiques, ces phénomènes divers qui tiennent à une lésion anatomique. La douleur que l'on observe, par exemple, dans une phlegmasie, dans une carie, dans un cancer, ne constitue qu'un symptôme de ces maladies. Nous en disons tout autant de la douleur produite par des calculs rénaux, hépatiques ou autres, pour la colique métallique, etc. Il y a bien dans certains de ces cas un état nerveux qui donne des indications particulières, mais ce n'est pas une raison pour qu'on puisse considérer ces maladies comme de la classe des nerveuses.

Le premier des deux genres que nous venons d'admettre, c'est-à-dire les maladies nerveuses idiopathiques, nous présente deux espèces dont il importe de tenir compte. Dans l'une, l'affection nerveuse tient surtout aux aptitudes vitales de l'individu, elle ne paraît être que le résultat de l'exagération d'un tempérament nerveux prononcé ; dans l'autre, l'affection est tout à fait accidentelle, ou semble l'être du moins, les aptitudes vitales n'y jouent qu'un rôle plus ou moins obscur. Les indications thérapeutiques varieront nécessairement, selon que l'on aura affaire à l'une ou à l'autre de ces espèces.

Outre les deux genres de maladies nerveuses que
nous avons admis, savoir : les maladies nerveuses
idiopathiques et les maladies nerveuses symptomatiques, il en est un troisième que nous appellerons
mixte, qui semble résulter de l'existence, chez le
même individu, et d'une constitution nerveuse exagérée et d'une affection diathésique : scrofules, gouttes,
dartres, etc. Ce troisième genre est sans contredit le
plus commun, et c'est aussi celui qui se joue le plus
souvent de nos moyens thérapeutiques.

Les maladies nerveuses sont-elles susceptibles de crises? Les avis des médecins sont partagés à cet égard ;
quelques-uns admettant ces crises, les regardant même
comme communes ; les autres les considérant comme a
peu près impossibles. Cette différence d'opinion tient à
ce qu'on n'a pas fait, dans les maladies nerveuses, la
distinction des divers genres que nous venons d'établir.
Quand on fait cette distinction, on voit que les maladies
nerveuses qui tiennent uniquement à une lésion du
dynamisme, ont en effet rarement des crises ; on voit
que ces crises sont encore rares quand l'affection tient
tout à la fois et à cette lésion du dynamisme et à une
diathèse humorale ; on voit, au contraire, qu'elles sont
communes quand la maladie nerveuse est purement
symptomatique d'une diathèse, d'une métastase, ou de
tout autre phénomène de ce genre. C'est, en effet,
dans ce cas qu'on voit une maladie nerveuse guérir,
soit par l'apparition d'hémorroïdes, soit par l'appa-

rition de flueurs blanches, d'une dartre, d'un abcès, de la sueur des pieds, d'une diarrhée, d'une fluxion
articulaire, etc.

On a considéré, comme critiques dans les maladies
nerveuses, certains symptômes qui ne font probablement que coïncider avec la cessation de tel ou tel phénomène principal. Ainsi, la névralgie sus-orbitaire
cesse parfois en même temps que s'opère un flux de
larmes ; un flux de salive coïncide avec la cessation de
la névralgie dentaire ou du nerf mentonnier. On ne
peut voir dans ces flux que le résultat de la cessation
de la douleur qui jusque-là avait suspendu les fonctions, soit des organes glanduleux, soit des muqueuses;
il ne saurait y avoir, ce nous semble, de doute à ce
sujet. Il y a trop d'analogie entre ces faits et ce que
l'on observe sur toutes les autres parties de l'économie,
à l'état normal ou anormal, où la douleur et l'irritation
suspendent les sécrétions naturelles pour qu'il en soit
autrement.

Il est encore un phénomène que l'on considère
comme critique, parce qu'il se manifeste du moment
où tel symptôme nerveux cesse de se montrer, et qui
probablement ne l'est pas plus que celui dont il vient d'être
question. Nous voulons parler des vents. Il n'est pas
rare en effet d'être consulté par des individus qui se
plaignent de douleurs nerveuses dans diverses parties
du corps, qui disparaissent, disent-ils, lorsqu'ils émet-
tent des vents, soit par le rectum, soit par la bouche,
ou le plus souvent par ces deux parties à la fois, et
que tout naturellement ils attribuent à la présence de

ces gaz dans l'intestin. Nous croyons que cette émission venteuse, tout inexplicable qu'elle est en elle-même, est encore un phénomène bien moins critique que lié à l'état de détente qui succède à la période de douleur ou de spasme, attendu que ce n'est que chez des individus qui rendent à peu près continuellement des vents qu'on a l'occasion de l'observer. Dans certains cas cependant, il pourrait bien se faire qu'il n'y eût que déplacement de l'irradiation vitale qui, après avoir donné lieu à tel phénomène, en produirait un autre sur un point différent. Le doute est certainement permis dans une question de cette nature.

§ II.

De l'élément nerveux constituant des coassociations ou des complications dans les fièvres ou autres affections. — De la phthisie pulmonaire par contracture. — Du choléra-morbus asiatique.

Nous avons à présent à nous occuper de l'élément nerveux faisant partie constituante, soit des fièvres, soit de tout autre affection, avec lesquelles il est associé ou qu'il vient compliquer.

Ici encore, comme dans les maladies nerveuses proprement dites, nous trouverons une lésion de sensibilité ou de fonctions, tenant par-dessus tout à une lésion du dynamisme; mais, au lieu de cette irrégularité qui est si fréquente dans les premières, il y a dans celles-ci des symptômes plus soutenus.

Nous disons qu'ici encore l'élément nerveux repose par-dessus tout sur une lésion du dynamisme, bien qu'il existe ordinairement des lésions anatomiques sur tel ou tel organe, mais ces lésions anatomiques appartiennent à l'élément qui se trouve à l'état de coassociation ou de complication avec l'élément nerveux, et non à l'élément nerveux lui-même. Et, quant à la présence de la fièvre, elle est tout à fait indépendante également de l'élément nerveux, et se trouve seulement à l'état de coassociation avec lui.

Les associations de l'élément nerveux avec les autres affections élémentaires offrent des différences notables ; elles sont communes avec tel de ces éléments, elles sont impossibles avec tel autre.

L'association de l'élément nerveux avec l'élément inflammatoire est assez rare. On en a la raison dans les conditions propres et à l'un et à l'autre de ces éléments. Chez qui survient en effet l'élément inflammatoire, dans quels pays se manifeste-t-il ? C'est chez les jeunes gens, chez les adultes, chez ceux dont le tempérament est surtout sanguin, dont la constitution est forte, c'est dans les pays froids et secs qu'on le rencontre. Il n'est pas étonnant qu'avec de pareilles conditions qui sont tout à fait l'opposé de celles que l'on rencontre ordinairement avec l'élément nerveux, cet élément ne soit que fort peu susceptible de cette association.

Cette association est au contraire assez commune entre l'élément nerveux et l'élément catarrhal. Nul n'est plus susceptible, en général, de contracter l'affection catarrhale que l'individu nerveux, en raison du peu de résistance vitale qu'il offre à l'action des vicissitudes atmosphériques. L'affection qu'on a alors sous les yeux est un mélange et de symptômes appartenant à l'affection catarrhale et de symptômes propres à la constitution nerveuse de l'individu. Ce sera une affection catarrhale avec agitation insolite, ou bien avec affaissement des forces, vertiges, ou bien avec toux violente, spasmodique, ou bien avec une céphalalgie beaucoup plus intense que ne le comporte le catarrhe, avec migraine, ou avec tout autre phénomène nerveux.

Le tétanos qui se manifeste par suite de la suppression de la transpiration, nous présente communément l'association de l'élément catarrhal et de l'élément nerveux. Et c'est surtout lorsqu'une crise, par les sueurs, emporte le tétanos, qu'on voit l'importance de tenir compte de cette coassociation.

L'union de l'affection catarrhale et de l'élément nerveux tient parfois à la constitution médicale régnante. Qu'était, en effet, la grippe qui se montra chez nous, en 1837, sinon une affection catarrhale-nerveuse? Les individus qui en étaient atteints, se plaignaient d'un défaut complet des forces; ils accusaient des vertiges, une céphalalgie intense; ils étaient tourmentés par une toux violente : symptômes qui n'appartiennent pas à l'affection catarrhale ordinaire.

L'affection bilieuse ou muqueuse qui se manifestera chez un individu de constitution nerveuse prononcée, prendra souvent quelque chose de l'élément nerveux. Ce sera tel phénomène ou tel autre qui annoncera la présence de cet élément dans l'affection morbide. La cause de cette association pourrait encore fort bien se trouver dans une constitution médicale.

L'élément ataxique, l'élément malin, l'élément adynamique ont dans leur constitution propre un tel degré de violence, que l'élément nerveux proprement dit ne saurait apparaître ; il est essentiellement dominé, absorbé par les autres.

L'élément nerveux se manifeste parfois dans l'affection rémittente ou intermittente. Il tient ordinairement à la constitution des individus. On le reconnaîtra à tel ou tel phénomène de douleur, d'éréthisme, de spasme, etc. Mais il ne faut pas prendre pour symptôme d'une affection nerveuse essentielle, un phénomène qui appartient à l'élément périodique. Ainsi, la douleur violente de tête, ou de toute autre partie, les convulsions épileptiformes, les vomissements, des symptômes hydrophobiques, etc., qui se manifestent d'une manière périodique, appartiennent à l'élément de ce nom, et ne demandent d'autre médication que celle qui lui convient.

L'association de l'élément nerveux avec l'élément fluxionnaire est fréquente. Nous trouvons cette association dans la coqueluche ; nous la trouvons dans certains catarrhes pulmonaires, dans certaines pneumonies avec toux violente, etc. Dans ces cas, en effet, le spasme doit être considéré comme la manifestation de l'affection nerveuse qui est unie à l'élément fluxionnaire, et c'est à ce titre qu'il fournit des indications spéciales.

Il n'y a point d'analogie entre ces affections et celles où le spasme est purement symptomatique, comme, par exemple, dans la dyssenterie, la cystite. Ici le spasme est constant et en rapport avec le degré de la fluxion, tandis que, dans les autres maladies que nous venons de citer, ou bien l'état spasmodique est tout à fait hors de proportion avec l'irritation des tissus qui n'est parfois que très-légère, alors que le spasme est porté à un degré extrême, ou bien cet état, quoiqu'il existe avec des lésions anatomiques graves, dépasse ses limites ordinaires.

La présence de l'élément nerveux n'est pas rare dans la phthisie pulmonaire. Il s'y montre, tantôt sous la forme d'une céphalée plus ou moins vive, tantôt sous celle d'un éréthisme plus ou moins prononcé, d'une toux violente, etc. C'est, lorsqu'il existait à un haut degré, que les Anciens donnaient à la maladie le nom de *phthisie nerveuse*.

Il est une maladie du genre de celle dont nous venons de parler, puisqu'il s'agit de fluxion avec élément nerveux spasmodique, que nous tenons à faire connaître, attendu que c'est nous, le premier, qui l'avons observée et décrite sous le nom de *phthisie par contracture*. On nous excusera si nous rapportons ici le fait dont nous avons été témoin, et que nous avons rapporté dans un autre travail (1).

« En juin 1832, on reçoit, à l'hôpital St-Éloi, le nommé Salin, décrotteur, âgé de 20 ans, d'un tempé-

----

(1) *De la Contracture des poumons et de la Phthisie par contracture*; in-8°, 1836.

rament nerveux. Sa figure pâle offre l'expression de la
plus vive souffrance; sa maigreur est squelettique ; il
tousse beaucoup et rend des crachats jaunâtres d'aspect
muqueux.

« Les renseignements que nous obtenons , sont ,
qu'issu de parents jouissant d'une bonne santé, il est
parvenu à sa dix-huitième année sans avoir eu d'autre
maladie que la variole. Adonné à l'onanisme à cette
époque , il commence à tousser.

« Au bout de quelques semaines, à cette toux qui
avait tant soit peu augmenté et qui était accompagnée
d'une légère expectoration , vient se joindre , dans les
deux côtés de la poitrine , une douleur caractérisée par
une sorte de constriction qu'éprouvent les poumons , et
pendant laquelle les mouvements d'inspiration sont pénibles et peu étendus. Bizarre dans ses apparitions et
sa durée , cette douleur revient , tantôt le matin , tantôt
le soir , dure quelquefois plusieurs heures , disparaît
d'autres fois au bout de quelques minutes. Ce qu'il y a
de remarquable , c'est que lorsque ce jeune homme
reste chez lui , livré à lui-même , la douleur persiste
plus longtemps , tandis qu'il lui arrive souvent de la
voir cesser en allant faire une promenade à la campagne , ou bien en se livrant avec ses amis à quelque jeu
qui réclame un certain déploiement des forces muscu-
laires. Plusieurs fois une forte impression déterminée sur
son moral l'a fait disparaître presqu'instantanément. C'é-
taient de véritables accès de spasme pulmonaire, qui se
présentaient avec l'irrégularité propre aux maladies nerveuses. Séparés dans le principe par plusieurs jours d'in-

tervalle, ils deviennent peu à peu plus rapprochés, plus incommodes, et ne laissent aucun moment de repos au malade qui se décide à entrer à l'hôpital Saint-Éloi.

« Il s'y présente, comme nous l'avons dit, dans un état de maigreur extrême ; ses traits portent l'empreinte de la souffrance la plus vive. Les moments de rémission sont devenus rares, et ne sont marqués que par un léger soulagement. La toux est fréquente ; les crachats sont muqueux, jaunâtres ; l'appétit est nul ; le sommeil à peu près impossible ; des sueurs nocturnes et une petite fièvre continuelle contribuent à l'affaiblir.

« La poitrine, rétrécie dans tous ses diamètres, donne à la percussion une sonorité remarquable. L'auscultation fait percevoir une respiration peu expansive, à peu près bronchique, avec des râles muqueux et sibilants.

« La maladie était trop avancée pour que les moyens qu'on employa (cautères, lait, etc.), pussent avoir quelque succès, aussi le marasme fit-il des progrès, et la mort vint, le 8 juillet, terminer cette déplorable existence.

« A l'autopsie, les poumons sont trouvés rapetissés, raccornis, n'occupant qu'une très-petite partie de la cavité thoracique. Leur forme est à peu près normale, leur couleur rosée, leur densité remarquable dans toute leur étendue, bien qu'on n'y observe ni engouement ni hépatisation. La ténacité de leur tissu est normale. On a beau les comprimer, on ne les fait ni crépiter ni diminuer de grosseur. L'insufflation ne leur rend qu'une petite partie de leur volume. Des incisions, faites sur divers points de leur étendue, présentent un tissu homogène, non spongieux, dépourvu de toute production plastique.

« La muqueuse bronchique est d'un rouge vif, et le calibre des conduits qu'elle revêt, paraît avoir perdu de son diamètre à leur origine. Plus profondément, dans l'intérieur de l'organe, ces conduits sont réduits à des cordons comme fibreux.

« Les deux plèvres sont parfaitement saines, soit sur les poumons, soit sur la surface interne de la poitrine. Elles ne contiennent ni gaz ni liquide.

« Les ganglions bronchiques ont leur volume ordinaire ; il en est de même de ceux du cou.

« Le cœur et les organes abdominaux sont à l'état normal. »

Le rapprochement que je dus faire, soit des symptômes offerts par ce malade, soit de l'état des poumons et des bronches, soit de la structure normale de ces organes, m'amena à cette conclusion, qu'il s'était agi, dans ce cas, d'une fluxion chronique sur la muqueuse bronchique, avec contraction spasmodique des canaux aérifères, laquelle contraction avait fini par passer à l'état de contracture.

Ce qui me confirma dans ce diagnostic, ce furent les exemples bien connus de contracture de l'estomac à la suite de la gastrite chronique, de contracture de la vessie à la suite de la cystite chronique, ainsi que ceux bien plus nombreux de contracture des membres par l'effet de la fluxion rhumatismale sur les muscles, ou même sous l'influence d'une simple affection nerveuse.

Ce malade avait donc été atteint de fluxion chronique des bronches avec élément nerveux, à l'état de coassociation.

Le spasme des bronches ne peut être considéré ici comme purement symptomatique de l'irritation de la muqueuse, attendu que, pour être regardé comme tel, il faudrait qu'il fût plus commun à ce degré qu'il ne l'est. On ne peut s'expliquer cet état spasmodique qu'en admettant, chez ce malade, la coassociation de l'affection nerveuse avec l'élément fluxionnaire.

S'il est une chose qui ait droit d'étonner, c'est que cette maladie ne soit pas plus fréquente qu'elle ne paraît l'être. Les conditions anatomiques sont, en effet, on ne peut plus favorables pour la produire.

Dans certains cas, l'élément nerveux associé à l'élément fluxionnaire ne se borne pas à un phénomène localisé sur tel ou tel organe, il se manifeste avec un tel ensemble de symptômes que toute l'économie annonce sa présence. Ainsi, dans le choléra-morbus asiatique, que voyons-nous, avec le mouvement fluxionnaire qui se fait sur le tube digestif, sinon un état de spasme général caractérisé par les vomissements opiniâtres, par les crampes, par l'affaissement du tissu cellulaire, par le refroidissement des extrémités, la gêne de la respiration, la dépression progressive du pouls, la cyanose, etc.; en un mot, par un ensemble de phénomènes qui annonce la lésion profonde des forces vitales?

Ces quelques exemples que nous venons de citer, suffisent pour montrer ce que sont les coassociations de l'élément nerveux. Dans ces divers cas, comme dans tout autre, l'affection nerveuse conserve les caractères qui lui sont propres; elle repose sur une modification ou lésion plus ou moins prononcée des forces de la vie.

La coassociation de l'élément nerveux avec les diverses affections dont nous venons de parler, rend les crises plus difficiles que si ces dernières affections existaient seules. Ainsi, les crises qui sont faciles dans la fièvre catarrhale, dans la fièvre bilieuse, simples, le deviennent beaucoup moins dans les conditions précédentes; cependant elles ont lieu quelquefois. On a vu des sueurs abondantes juger la grippe, on a vu la diarrhée jouer un rôle semblable dans des affections bilieuses avec coassociation de l'élément nerveux.

La difficulté des crises s'explique facilement dans ces cas; les forces vitales ne sont plus aussi libres dans leurs mouvements; elles sont contrariées par la présence de l'élément nerveux.

§ III.

DES INDICATIONS THÉRAPEUTIQUES FOURNIES PAR L'ÉLÉMENT NERVEUX.

Indications thérapeutiques dans les maladies nerveuses proprement dites. — Indications thérapeutiques fournies par l'élément nerveux dans les fièvres ou autres affections. — Traitement du choléra asiatique.

Si nous portons à présent notre attention sur les indications thérapeutiques fournies par l'affection nervenue, nous avons encore besoin de conserver la division que nous en avons faite, c'est-à-dire que nous avons à nous occuper : 1º des maladies nerveuses proprement dites ; 2º des coassociations ou complications formées par l'élément nerveux avec les fièvres ou autres affections.

Pour bien saisir les indications que présentent les maladies nerveuses proprement dites, il faut les ramener aux trois genres que nous avons admis, savoir :

Maladies nerveuses idiopathiques ;

Maladies nerveuses symptomatiques ;

Maladies nerveuses qui tiennent à l'un et à l'autre de ces états, ou mixtes.

Nous avons dit que les maladies nerveuses du premier genre devaient être divisées en deux espèces, savoir : une première espèce, dans laquelle la maladie semble dépendre d'une constitution nerveuse exagérée ; une seconde espèce, dans laquelle la maladie est surtout accidentelle et où les aptitudes vitales ne jouent qu'un rôle plus ou moins obscur. Occupons-nous d'abord de la première espèce.

Les individus chez qui on observe des maladies nerveuses de cette espèce, sont presque tous délicats, très-irritables, et c'est même souvent par cette raison de constitution délicate qu'ils sont ce qu'on appelle nerveux.

La première indication, l'indication fondamentale, consiste généralement à fortifier, refaire, si c'est possible, cette constitution ; la guérison de l'affection nerveuse

tient principalement à cette condition. C'est dans ce but
que l'on prescrira un régime tonique : viandes faites,
gibier, usage modéré du vin ; c'est dans ce but qu'on
prescrira le séjour à la campagne, les jeux ou exercices qui exigent un déploiement de la force musculaire, tels que le mail, la chasse, la natation, la
promenade à pied ou à cheval ; c'est dans ce but qu'on
prescrira tout ce qui sera susceptible de procurer des
distractions agréables. C'est dans les mêmes vues, par
conséquent, qu'on portera une prohibition formelle
sur tout ce qui serait de nature à affaiblir l'économie ou à porter atteinte au système nerveux : par
exemple, que les bains chauds seront défendus ; que
les émissions sanguines, que les purgatifs seront
sévèrement interdits ; que les plaisirs vénériens, que
l'exercice de telle ou telle profession le seront encore. C'est enfin dans les mêmes intentions que
l'on prescrira le changement de pays ; que l'habitation d'un pays chaud sera remplacée par celle de lieux
d'une température plus basse. En un mot, et d'une manière générale, tout ce qui sera de nature à fortifier la
constitution sera conseillé ; tout ce qui pourrait l'affaiblir
sera prohibé.

Quant à l'affection nerveuse en elle-même, elle ne
doit pas être perdue de vue ; les indications qu'elle
fournit doivent nécessairement varier selon la forme
qu'elle présente.

Voici deux faits qui rentrent dans cette espèce de
maladie nerveuse idiopathique.

« On nous présente, en 1846, une jeune fille de

17 ans, de tempérament nerveux, qui, ayant passé toute sa vie à la campagne où elle menait une vie très-active, avait été mise en apprentissage dans cette ville pour apprendre à coudre. Sa santé qui, jusques-là, avait été parfaite, n'avait pas tardé à se déranger; elle avait perdu l'appétit ; le sommeil n'était plus aussi complet, aussi calme. Bientôt elle avait éprouvé une sorte d'inquiétude générale ; elle ne pouvait rester assise qu'en se contraignant. A ces symptômes, était venu se joindre plus tard un mouvement convulsif presque continuel qui lui faisait jeter la jambe droite en avant; la moindre contrariété mettait, en outre, tous ses membres dans un état de raideur convulsive.

« Il était hors de doute que nous avions affaire à une affection nerveuse qui rentrait surtout dans la chorée. Il nous sembla encore évident, par les renseignements que nous prîmes, que cette affection, dont la cause occasionnelle se trouvait dans le passage de la vie active des champs à la vie sédentaire de la profession embrassée par cette fille, tenait principalement aux aptitudes vitales qui lui étaient propres, à son tempérament éminemment nerveux.

« Nous fûmes d'avis qu'elle abandonnât sa profession et qu'elle retournât à la campagne où elle aurait à mener une vie aussi active que possible ; nous conseillâmes encore divers exercices que nous jugeâmes de nature à influer avantageusement sur l'état spasmodique du membre inférieur. A cette prescription, nous joignîmes celle d'un régime essentiellement animal, des bains frais, une tisane de feuilles d'oranger, ainsi qu'une petite quantité d'assa fœtida (4 grains par jour).

Trois mois plus tard , la guérison était complète. »

Ce fait présente, on le voit, une maladie nerveuse idiopathique liée essentiellement à la constitution nerveuse de la malade et dans laquelle le changement d'habitude et de lieu a agi comme occasionnelle. Les diathèses humorales ne jouent aucun rôle ici. Le traitement conseillé a eu pour but , tout en agissant contre la chorée , de reconstruire par dessus tout cette constitution si fâcheusement modifiée et par le séjour de la ville et par la profession embrassée.

Nous avons été consulté pour un autre cas qui a beaucoup d'analogie avec le précédent.

« Un jeune homme de tempérament nerveux , de constitution délicate, est mis à l'âge de 18 ans dans un atelier de tailleur. Jusque-là il avait mené une vie active et sa santé avait été bonne. Environ un an plus tard , soit par la vie sédentaire qu'exige sa nouvelle profession , soit par des habitudes d'onanisme qu'il a contractées , son état n'est plus le même. Tantôt il éprouve des maux de tête, des vertiges, tantôt il ressent des douleurs d'estomac, des palpitations de cœur , ou bien de la gêne pour respirer. Il est des jours où les membres semblent lui faire défaut ; il en est d'autres où il éprouve une sorte d'inquiétude, il lui faut du mouvement. Il se croit menacé de toute sortes de maladies , il tombe dans un complet découragement.

A ces symptômes, nous reconnaissons une hypocondrie commençante. Nous engageons le malade à renoncer à sa mauvaise habitude, à laisser de côté, pour le moment du moins, sa profession ; nous lui conseillons un régime fortifiant, de jouer au mail, d'aller à la chasse. Nous lui prescrivons en outre la tisane de feuille d'oranger et des pilules faites avec un demi-grain de camphre et un grain d'assa fœtida, à prendre une le matin et une le soir.

Ces diverses prescriptions suivies avec soin, amènent bientôt un amendement notable. Quatre mois plus tard, tout symptôme morbide avait disparu. »

Il est évident que la maladie de ce jeune homme tenait et à sa nouvelle manière de vivre et aux habitudes d'onanisme qu'il avait contractées, mais ces causes n'avaient produit un effet aussi prompt, aussi marqué qu'en raison de son tempérament éminemment nerveux. Les indications étaient évidentes ; nous les remplîmes, et la guérison ne se fit pas longtemps attendre.

Dans ce cas encore, comme dans le précédent, c'est moins aux médicaments qui n'ont été donnés qu'à fort petite dose qu'aux moyens hygiéniques qu'il faut attribuer la guérison.

Dans la seconde espèce de ce genre de maladies nerveuses idiopathiques, qui nous présente celles où la maladie est surtout accidentelle et dans laquelle les aptitudes vitales jouent un rôle plus ou moins obscur, ou même nul, qu'avons-nous à faire sinon d'attaquer par dessus tout l'affection nerveuse? Qu'une épilepsie survienne, par exemple, à la suite d'une vive frayeur, qu'avons-nous à faire de plus qu'à prescrire la valé-

riane et l'infusion de feuilles d'oranger? Qu'il s'agisse
du tétanos et nous donnerons l'opium à haute dose ;
qu'il s'agisse de l'hystérie, de la catalepsie ou du somnambulisme, etc., et nous choisirons parmi les agents
pharmaco-dynamiques ceux que nous croirons les plus
propres à les guérir. Nous aurons encore à faire, dans
ces dernières maladies, de l'hygiène thérapeutique,
mais nous ne lui accorderons pas la même importance
que dans les cas précédents.

Le second genre représenté par les maladies nerveuses qui sont symptomatiques d'une diathèse, telle
que la diathèse scrofuleuse, dartreuse, rhumatismale,
goutteuse, teigneuse, ou qui tiennent à la suppression
d'un écoulement naturel, morbide ou artificiel, nous
donne pour indication fondamentale d'attaquer la cause
qui les a produites, de l'annihiler si c'est possible. Si
les moyens que nous emploierons ne suffisent pas,
nous pourrons y joindre ceux qui conviennent à l'affection nerveuse.

Ainsi, nous aurons à attaquer les diathèses que nous
venons de signaler par les moyens qui leur sont appropriés. Mais comme ces diathèses ont presque toujours de profondes racines dans l'économie et que
nos moyens ne font guère que les effleurer pour la
plupart, nous en sommes communément réduits à lutter non pas avec la diathèse elle-même, mais avec ses
produits, avec les phénomènes qu'elle met en jeu, ou,
en d'autres termes, avec les irradiations fluxionnaires.
C'est à combattre, détourner ces irradiations que nous

devons porter nos soins. Nous y parviendrons au moyen des antifluxionnaires appropriés à la diathèse, à sa manifestation, à l'état général du malade, etc. Nous aurons donc souvent à mettre en usage les vésicatoires, cautères, etc., et nous obtiendrons, en agissant ainsi, des succès qui se fussent toujours éloignés devant les agents pharmaco-dynamiques.

Si l'irradiation fluxionnaire et la maladie nerveuse qu'elle a produit reconnaît pour cause la suppression d'un écoulement, c'est vers son rétablissement que doit être avant tout dirigée notre thérapeutique.

Voici quelques faits qui appartiennent à cette classe importante des maladies nerveuses.

« Un homme âgé de 60 ans, de tempérament lymphatique-nerveux, sujet depuis son enfance à des éruptions dartreuses et à une migraine légère, voit en 1845 ces dartres disparaître. En 1847, alors qu'il jouissait d'une bonne santé, à sa légère migraine près, et que ces dartres ne s'étaient plus remontrées, il sent le mal de tête augmenter et se limiter vers la région temporale gauche. Cette douleur atteint bientôt une violence extrême, le malade la compare à celle que produirait un fer rouge qu'on appliquerait sur cette partie. Elle se présente sous la forme d'accès irréguliers qui se manifestent, tantôt le matin, tantôt dans l'après-midi, et qui durent de 4 à 6 heures. Le médecin appelé prescrit des calmants tels que l'extrait de jusquiame, le cyanure de potassium, etc.

Quinze jours environ après l'invasion de cette céphalée, les accès semblent se rapprocher du type périodique. En désespoir de cause, on prescrit le sulfate de quinine. Ce remède est administré pendant plusieurs jours. La violence des accès en est un peu diminuée, mais ils persistent assez pour rendre la vie insupportable.

On me prie de me joindre au médecin ordinaire. Les renseignements que je prends me font porter le diagnostic d'une maladie nerveuse symptomatique de la diathèse dartreuse. Un vésicatoire au bras droit et en outre un cautère à l'autre bras me paraissent nécessaires. Ma manière de voir est partagée par le médecin ordinaire. Les exutoires sont appliqués.

Pendant la première semaine il n'y a pas d'amélioration, mais au bout de ce temps elle commence à se faire sentir. Bientôt elle devient assez prononcée pour que le malade puisse vaquer à des affaires. Deux mois plus tard la guérison est complète. Elle est complète en ce sens que la céphalalgie se réduit aux légères proportions qu'elle avait auparavant. »

On voit, d'après ce fait, combien il est important de remonter aux circonstances qui sont de nature à amener les maladies, combien surtout il est nécessaire de connaître les rapports qui unissent les diathèses avec les phénomènes morbides. Tant que cette céphalée est considérée et traitée comme purement nerveuse ou comme liée à l'élément périodique, l'amélioration est à peu près nulle. La guérison n'arrive que lorsqu'on a constaté que la céphalée est symptomatique d'une diathèse dartreuse et qu'on la traite en conséquence.

Voici un autre fait non moins remarquable :

« Mme N..... âgée de 50 ans, de tempérament lymphatique-sanguin, après avoir été sujette toute sa vie à une éruption boutonneuse, s'aperçoit, en 1844, d'un amendement notable dans cette maladie. Elle s'en applaudit. Mais, plus tard, elle éprouve à diverses reprises dans la nuit, une gêne notable de la respiration, une sorte de suffocation qui cesse vers le matin. Appelé auprès d'elle, nous constatons l'existence d'un asthme et nous prescrivons l'application d'un vésicatoire au bras, des pilules avec 1 grain de digitale et 1 grain d'assa fœtida au nombre de 2 à 3 par jour, et, en outre, une potion antispasmodique, ainsi qu'un lavement avec 15 grains d'assa fœtida à faire prendre pendant l'attaque.

Ces divers moyens restant sans effet, bien qu'on persévère dans leur emploi, bien que nous ayons fait placer un vésicatoire à l'autre bras, nous proposons l'application d'un cautère à la jambe que Mme N..... accepte. Tous les autres remèdes sont suspendus.

Un mois et demi après l'application du cautère, il survient une attaque d'asthme, mais bien plus légère que les autres. Depuis lors, il n'en est pas survenu de nouvelle ; Mme N..... peut être considérée comme désormais guérie. »

Voilà encore une maladie nerveuse qui ne pouvait que résister tant qu'on la considérait comme idiopathique, et qui du moment où elle reçoit la médication qui lui convient, s'améliore et ne tarde pas à guérir.

Le fait suivant rentre dans la même classe que les précédents :

« Une jeune fille de 24 ans, qui avait été tourmentée pendant près de deux ans par un rhumatisme goutteux, dont les eaux de Bagnols l'avaient débarrassée en 1844, est prise soudainement de dysphagie vers la fin de 1845. A ce symptôme près qui existe sans douleur aucune, tout semble à l'état normal; il n'y a point de fièvre.

Appelé auprès d'elle, où nous constatons l'état que nous venons de signaler, la circonstance du rhumatisme antérieur nous est cachée, et on nous accuse une santé jusques-là complète. Nous prescrivons, en conséquence, des frictions sur la partie interne des membres inférieurs avec la teinture antispasmodique camphrée et un demi-lavement avec 15 grains de camphre.

Le lendemain, l'état de la malade est le même, l'impossibilité d'avaler est tout aussi prononcée. Nous l'interrogeons alors avec plus d'insistance, et nous apprenons la maladie qu'elle a eue un an auparavant. Un vésicatoire au bras est prescrit. Le lendemain de son application, la dysphagie a cessé. »

Il s'agissait encore dans ce cas d'une maladie nerveuse, la lésion seule des fonctions de l'œsophage l'annonçait suffisamment, mais tant que nous n'avons agi que contre le symptôme, nous n'avons eu aucun succès. Ce n'est que lorsque nous prescrivons le vésisicatoire parfaitement adapté à la diathèse rhumatismale, que nous obtenons une guérison rapide.

Voici encore un fait de maladie nerveuse symptomatique non moins remarquable :

« Un enfant de 12 ans, de tempérament lympha-
que, de constitution délicate quelque peu entachée
du vice scrofuleux, est pris de palpitations de cœur.
Ces palpitations deviennent bientôt assez intenses pour
que l'on consulte un médecin. Le sirop de digitale est
prescrit à la dose d'une once par jour.

Non-seulement la maladie n'en éprouve aucun amendement, mais l'état général de l'enfant s'altère. Le
visage a pris de la pâleur, il y a un sentiment de lassitude générale fort inquiétant.

On nous présente cet enfant. Nous remplaçons le
sirop de digitale par le sirop de quinquina; nous prescrivons le lait d'ânesse, le séjour à la campagne, un régime
tonique. Trois mois ne s'étaient pas écoulés que les forces
étaient revenues ; il n'y avait plus de vestige de pal-
pitation de cœur. »

A cette observation nous en ajouterons une dernière
dans laquelle la maladie est symptomatique de la suppression d'un exutoire.

« Un commis négociant, porteur depuis plusieurs
années d'un cautère, juge à propos de le supprimer.
Quelques mois plus tard, il est atteint de palpitations
de cœur avec une sensation pénible dans l'organe qui
l'oblige parfois à s'arrêter dans la marche. Il vient me
trouver.

Les questions que je lui adresse me font connaître
la circonstance du cautère supprimé. Je crois y trouver la raison de la maladie du cœur, et je lui con-
seille de le rouvrir. Mon opinion est adoptée par le

malade. Le cautère est placé. Aucune autre prescription n'est faite.

Un mois plus tard, ce jeune homme n'éprouve plus aucun symptôme du côté du cœur. Depuis plus de six ans les palpitations n'ont pas reparu, la santé est parfaite. »

Ces quelques observations, auxquelles nous pourrions en joindre bien d'autres, nous montrent donc des maladies nerveuses purement symptomatiques, soit de diathèses, soit d'un écoulement supprimé. L'indication est évidente dans ces cas. Elle consiste à attaquer la diathèse ou bien à placer un exutoire pour déplacer l'irradiation fluxionnaire, elle consiste à rappeler un écoulement, etc.

Ce sera sur ces principes que nous aurons toujours à nous guider, et si ces moyens sont insuffisants, nous aurons recours aux agents pharmaco-dynamiques propres à ces maladies. Dans bien des cas le succès couronnera notre thérapeutique ; mais il ne faut pas se le dissimuler, dans bien des cas aussi le mal résistera à nos efforts.

Le traitement de l'apoplexie nerveuse ressort de ce que nous venons de dire. S'il y a défaut de réaction ou si la réaction est peu marquée, comme cela arrive ordinairement, nous aurons recours surtout aux vésicatoires pour détourner l'irradiation fluxionnaire ; et, plus tard, nous placerons un exutoire permanent pour empêcher un nouveau mouvement vers l'organe que nous aurons sauvé.

Le troisième génre des maladies nerveuses nous présente celles qui surviennent chez des individus dont les aptitudes vitales sont toutes pour les maladies nerveuses, et qui, de plus, sont entachés de l'une des diathèses que nous avons signalées. C'est ce genre qu'on a malheureusement le plus souvent occasion de rencontrer ; nous disons malheureusement, car c'est celui qui se joue le plus souvent de notre thérapeutique. Il y a en effet, dans ces cas, une telle identification et de la constitution nerveuse et de la diathèse, il en résulte une affection à racines si profondes, que tout ce qu'on peut espérer : c'est de guérir dans quelques cas et de soulager dans les autres.

Les indications sont prises ici tout à la fois et sur la diathèse qu'on a reconnue et sur la constitution nerveuse du malade et sur la maladie qui se montre. Mais que de contre-indications ne trouvera-t-on pas souvent, soit par rapport à l'une, soit par rapport à l'autre !

Nous ne pouvons nous empêcher, en terminant ce sujet, de rappeler ce que nous avons déjà signalé en commençant, savoir : que plus il y a de forces radicales, moins il y a de chances de voir survenir une maladie nerveuse ; que plus, au contraire, ces forces font défaut, plus elle a de facilité pour s'établir ; d'où découle cette conséquence rigoureuse : que dans le traitement des maladies nerveuses il faut ménager, soutenir, relever autant que possible les forces ; qu'il faut, par contre, se garder sévèrement de tout ce qui pourrait les affaiblir, qu'il faut se garder surtout des émissions sanguines et des purgatifs.

Si nous passons à présent aux indications que présente l'élément nerveux, soit dans les coassociations, soit dans les complications qu'il forme avec les fièvres, les fluxions ou maladies d'autre nature, nous verrons que ces indications présenteront des différences selon l'espèce de l'affection nerveuse.

Que nous ayons affaire, par exemple, à une affection catarrhale-nerveuse, dans laquelle l'élément nerveux sera constitué par une céphalalgie très-vive ou par un état d'éréthisme, tandis que nous ferons tenir le malade chaudement au lit pour favoriser la diaphorèse, nous remplacerons la boisson appropriée à ces cas, par une infusion de feuille d'oranger qui est considérée comme avantageuse dans cette circonstance.

Si l'élément nerveux, dans la même affection composée, est représenté par une toux violente, spasmodique, nous trouverons l'indication de l'emploi de remèdes qui agissent sur le spasme des bronches, comme par exemple, le sirop pectoral de Maloët, ou même le sirop diacode.

Dans la grippe de 1837, qui était une affection catarrhale-nerveuse, on combattait quelquefois la lassitude générale, les vertiges, par une potion dans laquelle on faisait entrer le musc.

Qu'avons-nous à faire dans la coqueluche qui nous présente encore l'élément nerveux et l'élément fluxionnaire? Tandis que l'on combat, d'un côté, la fluxion par l'application d'un vésicatoire, on attaque, de l'autre, l'état de spasme, soit par le sirop de Maloët, soit par la belladone, avec la prudence toutefois qu'exige cette dernière préparation. Ces moyens paraissent maintes fois ne produire aucun effet ; la maladie résiste d'une manière opiniâtre. Cependant on ne saurait s'empêcher de remplir ces indications. Si la maladie se prolonge, la faiblesse de l'enfant, la durée de cet état nerveux, le besoin de modifier la vitalité morbide des bronches, peuvent fournir de nouvelles indications. C'est alors que l'on prescrit le changement de lieu, le lait d'ânesse ; que l'on prescrit aussi un mélange fait avec parties égales de sirop de quinquina, de sirop d'ipécacuanha et de sirop de Maloët, dont on donne une cuillerée à café de temps en temps dans la journée.

La fluxion de poitrine ou la pleurésie avec toux violente, nous offrent encore les mêmes éléments. Une émulsion avec un quart de grain d'acétate de morphine convient beaucoup pour combattre le spasme des bronches.

Dans les cas qui précèdent, l'élément nerveux spasmodique se présente à l'état d'association, soit avec l'élément catarrhal, soit avec l'élément fluxionnaire. Dans d'autres circonstances, au contraire, nous considérons le spasme comme purement symptomatique, parce qu'il est évidemment lié à la lésion anatomique. Ainsi, dans les gastrites avec vomissement, nous regardons ce dernier phénomène comme symptomatique de l'irritation d'estomac ; dans la dyssenterie, nous regardons aussi la fréquence des selles et le ténesme

13

comme symptomatique de l'irritation de la muqueuse
du gros intestin ; nous en faisons tout autant pour les
symptômes analogues de la cystite. Il y a ici un rapport
de causes à effet trop intime et trop constant pour que
nous puissions envisager le spasme d'une autre manière ;
aussi ne disons-nous pas alors que nous avons affaire à
l'élément nerveux , puisque l'élément constitue un état
morbide général qui n'existe pas ici. Dans les maladies
précédentes, au contraire, l'élément nerveux se montre
sous de telles conditions et avec un tel ensemble de
symptômes , qu'on ne peut se refuser à admettre son
existence.

Quant au choléra-morbus asiatique, quel est le traitement qui lui convient? Nous nous bornerons à dire que ,
pour le médecin que guide la doctrine des affections
élémentaires, il n'y a pas d'hésitation possible, il n'y a
pas d'expérimentation à faire : déterminer les éléments
que présente cette affection, et appliquer aux éléments
reconnus les indications qui leur sont propres, voilà
quelle doit être sa conduite. Or, les éléments que le
choléra nous présente sont, nous l'avons déjà signalé ,
l'élément fluxionnaire et l'élément nerveux ; le premier
suffisamment caractérisé par le flux séreux qui se fait
sur la muqueuse gastro-intestinale, le second clairement
accusé par les vomissements opiniâtres , par les crampes, par la gêne de la respiration , par la petitesse du
pouls, l'affaissement de la turgescence vitale , la cyanose , etc., phénomènes essentiellement liés à la lésion
du dynamisme.

Quels sont les moyens dont nous pouvons disposer

ici contre l'élément fluxionnaire ? Il est évident qu'ils
sont très-bornés. La saignée, soit générale, soit locale,
ne saurait convenir évidemment pour un flux séreux ;
elle ne ferait qu'affaiblir les forces ; elle hâterait la
mort. Nous ne pouvons employer davantage les vésicatoires, tout mieux adaptés qu'ils soient à ce genre de
fluxion ; leur action n'est point assez prompte pour enrayer une maladie qui marche d'une manière aussi rapide.
Toute notre ressource est dans les rubéfiants. Nous ferons placer des sinapismes aux jambes ou aux quatre
membres, selon la gravité des cas.

On a prescrit, dans d'autres lieux, des bains de mou-
tarde. Nous leur préférons les sinapismes. Ils ont une
action tout aussi puissante, et cette action peut être
bien mieux appréciée. Ils ne déterminent de l'irritation
que sur un point très-circonscrit des membres, tandis
que le bain sinapisé, pour peu qu'il soit actif, produit
une rubéfaction générale, une excitation qui ne peut
qu'être intolérable, et dépasser ce que le malade peut
supporter. Que l'on veuille d'ailleurs faire attention si
l'on peut songer à mettre dans un bain un homme qui
se trouve dans l'état où le réduit le choléra, tourmenté
qu'il est par les crampes, ou agonisant !

Les sinapismes sont donc à préférer, et parce qu'ils
ont un effet suffisant, et parce qu'on peut mieux mesu-
rer leur action, et parce que les inconvénients qui
peuvent résulter de leur application sont nuls.

Les sinapismes, outre cette action antifluxionnaire,
en ont une autre qui va à l'élément nerveux ; ils sont
puissamment antispasmodiques, ils tendent à faire ces-

ser le spasme général , à faire cesser les crampes ; ils raniment la chaleur ; ils soutiennent les forces de la vie dans la lutte où elles sont près de succomber.

Les indications fournies par l'élément nerveux sont donc déjà aussi en partie remplies par l'application des sinapismes. Mais ce moyen ne suffit pas ; il faut le seconder par d'autres agents pharmaco-dynamiques qui arrêtent cette concentration des mouvements à l'intérieur, qui les portent, au contraire, à la périphérie ; il faut arrêter les vomissements et les selles. Or, nous ne voyons pas qu'on puisse hésiter sur la prescription à faire. Ce qui nous a toujours paru convenable par-dessus tout, c'est la potion suivante qui, par les substances qu'elle contient, remplit parfaitement les indications que nous venons de signaler :

℞. Yeux d'écrevisses......... trente grains ;
    Sirop de limon............ une once ;
    Éther sulfurique.......... quarante gouttes ;
    Laudanum de Sydenham.... douze gouttes ;
    Eau de fleur d'oranger...... demi-once ;
    Eau de tilleul............. trois onces.

Cette potion est donnée par cuillerée à bouche, de quart d'heure en quart d'heure, ou même toutes les dix minutes.

Au bout de deux heures, on sait à peu près à quoi s'en tenir sur le sort du malade. S'il n'y a pas d'amélioration, on peut le considérer comme perdu. Nul autre moyen n'est capable de faire ce que la prescription que nous venons de signaler n'a pas fait.

S'il y a de l'amélioration, elle s'annonce par la cessation des vomissements qui s'arrêtent communément après la seconde ou la troisième cuillerée de la potion ; elle s'annonce par la cessation de la diarrhée, par le retour de la chaleur aux extrémités, par la réapparition de la turgescence vitale, par une voix moins déprimée, par le pouls qui se relève ; elle s'annonce par la cessation des crampes et de la cyanose.

Dans la plupart des cas, les moyens que nous venons d'indiquer suffisent ; le retour des fonctions à l'état normal est si prompt qu'il est inutile de prescrire autre chose. La diète la plus complète, le séjour au lit, achèvent la guérison. Il n'en est cependant pas toujours ainsi. On voit, en effet, des malades qui, bien que l'amélioration soit réelle, qu'ils n'aient plus ni vomissements, ni diarrhée, ni crampes, offrent cependant encore un certain affaissement des forces, reconnaissable surtout à l'altération du visage. Chez ceux-ci, il faut soutenir l'amélioration qu'on a obtenue ; il faut la faire avancer par une médication qui, comme la précédente, doit relever les forces de la vie et porter les mouvements à la périphérie. Une simple potion avec la liqueur d'Hoffmann, que l'on donne par cuillerée, à intervalles plus ou moins éloignés, remplit fort bien alors le but qu'on se propose. Nous avons prescrit aussi avec succès, dans ce moment, le punch donné à petite dose, de temps en temps. Quelques praticiens ont vanté, dans ces circonstances, l'acétate d'ammoniac.

Aucun moyen particulier n'est dirigé contre la diarrhée. Ceux dont nous venons de parler suffisent pour l'arrêter de bonne heure.

Ce traitement est remarquable tout autant par sa simplicité et la manière parfaite avec laquelle il remplit les indications offertes par l'affection, que par la rapidité avec laquelle il agit. Nous l'avons employé en 1835 et 1849 sur divers individus, et nous avons pu nous convaincre de sa valeur.

Nous l'avons mis en usage notamment sur un sergent du génie qui fut apporté à l'hôpital St-Éloi, dans la nuit du 12 août 1835, et qui offrait des symptômes tels que nous n'avions aucun espoir de le sauver. Il y avait en effet, chez ce malade, des vomissements et des selles qui se succédaient à tout instant; il y avait des crampes très-douloureuses; les extrémités étaient froides et bleuâtres; le visage était cadavéreux, fortement cyanosé; la voix éteinte, etc.

Deux heures plus tard, tous ces symptômes avaient disparu, et nous étions certain de sauver le malade; ce qui eut lieu en effet.

Ce traitement remplit au plus haut degré, nous le répétons, les indications que fournit cette maladie; et, nous ne voyons pas comment on peut s'en écarter, quand on connaît la doctrine des affections élémentaires. Toutes les fois que le choléra se montrera avec les symptômes qui lui sont propres, il y aura toujours, en effet, un mouvement fluxionnaire à enrayer, il y aura toujours un élément nerveux à combattre. Si l'on veut à présent faire des expérimentations, on ne peut, ce nous semble, les faire que dans ce sens. Mais qu'avons-nous à faire des expérimentations, puisque elles n'ont pour but que de trouver le spécifique propre à guérir cette maladie? Que dirions-nous du navigateur qui, au milieu de la tempête, laisserait de côté sa boussole pour découvrir dans le hasard le guide de sa route? Nous avons dans notre doctrine un guide aussi sûr que la boussole, ne nous en séparons pas; laissons les expérimentations à ceux qui, moins heureux, en sont encore à chercher la base de leur thérapeutique.

L'élément nerveux qui se montre dans phthisie pulmonaire, nous prescrit l'emploi de moyens en rapport avec la forme qu'il prend. Nous combattons une céphalée violente par l'extrait de jusquiame blanche; la toux spasmodique, par le cyanure de potassium, par l'acétate de morphine, par le lait d'ânesse, par les bouillons d'escargots, de mou de veau, etc. Mais combien de fois nos remèdes ne sont-ils pas à peu près inutiles!

Si nous avions à traiter cette maladie que nous avons appelée *phthisie par contracture*, et qui nous montre encore la coassociation de l'élément fluxionnaire et de l'élément nerveux, nous mettrions en usage non-seulement les exutoires, les potions calmantes, les émollients, etc., mais nous prescririons encore l'exercice, la promenade à pied, à cheval, en voiture; nous prescririons les jeux qui obligent à un certain déploiement de la force musculaire, en se gardant toutefois d'excès nuisibles; nous croirions y trouver le moyen d'agir avec avantage sur l'affection nerveuse, de rompre le spasme des bronches. Outre que nous remplirions une indication importante fournie par cette affection considérée d'une manière générale, nous y serions plus particulièrement amené par l'amélioration que l'individu, dont nous avons rapporté l'observation, éprouvait dans son état par la promenade à la campagne où il se livrait à des jeux divers. Nous avons eu d'ailleurs, il y a quelques années, l'occasion de voir un élève en médecine qui se croyait atteint de cette maladie, et qui est demeuré convaincu que, s'il en est guéri, il le doit non-seulement aux exutoires et aux émollients, mais encore au jeu de mail, auquel il consacrait une partie de ses loisirs.

Il est bien d'autres maladies dans lesquelles se montre l'élément nerveux, mais ils nous suffit d'avoir signalé les précédentes pour qu'on reconnaisse les indications quelles sont susceptibles de fournir.

Ainsi, sous ce titre d'*Élément nerveux*, viennent se ranger une foule de maladies qui, bien qu'avec des formes très-variées, ont pourtant des caractères propres qui les unissent entre elles.

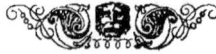

CHAPITRE XI.

(Élément fluxionnaire.)

Définition de la fluxion. — Direction variée des mouvements fluxionnaires. — Formes diverses que prend la fluxion. — De la distinction de la fluxion en sanguine, humorale et mixte, en générale et locale. — Division de la fluxion en deux classes principales : fluxion proprement dite et flux.

Nous avons déjà dit qu'on définissait la fluxion : une congestion sanguine, ou humorale, ou mixte, et nous avons trouvé cette définition insuffisante, incomplète, ne pouvant en donner qu'une idée inexacte. Nous l'avons définie : une congestion sanguine, ou humorale, ou mixte, qui détermine des lésions locales variées dans leur aspect et leurs formes.

La fluxion est aiguë ou chronique, sporadique ou épidémique, idiopathique ou symptomatique, sympathique. Elle est bénigne ou maligne, externe ou interne, simple ou composée, compliquée, sans fièvre ou avec fièvre.

Les mouvements fluxionnaires sont d'autant plus rares, en général, que la constitution est plus forte ; ils sont d'autant plus fréquents, au contraire, qu'elle est plus faible. Aussi, n'est-il pas rare de voir des individus qui, après avoir été à l'abri des fluxions tant que leur santé était bonne, en sont presque continuellement atteints du moment où elle a subi une certaine détérioration.

La fluxion se concentre parfois sur une partie; d'autres fois elle se porte sur deux ou un plus grand nombre de points à la fois, soit à l'extérieur, soit à l'intérieur.

La fluxion se change parfois de l'extérieur à l'intérieur, ce qui constitue le plus souvent une métastase, d'autres fois elle passe de l'intérieur à l'extérieur, ce qui forme généralement une crise.

Rien n'égale, dans certains cas, la mobilité de la fluxion. On sait à quel degré elle est portée dans la goutte, dans le rhumatisme. Mais tandis que dans ces deux maladies, la fluxion passe d'un point à un autre plus ou moins éloigné sans toucher aux parties intermédiaires, on la voit, dans certaines, cheminer progressivement de son siège primitif vers les régions voisines. Ainsi, nous avons déjà fait connaître une observation de fièvre catarrhale dans laquelle la fluxion, fixée d'abord aux lombes, s'éleva successivement jusques entre les épaules, passa ensuite à l'épaule gauche, de l'épaule gauche à la plèvre correspondante, de la plèvre au poumon, et termina enfin sa course en se dirigeant sur les intestins où elle provoqua une diarrhée critique. Nous pourrions citer une foule d'observations de ce genre. On sait, du reste, que ce caractère est un des plus remarquables de la fluxion érésipélateuse.

La fluxion a, dans certains cas, une marche régu-

lière des parties supérieures vers les parties inférieures ; d'autres fois elle se fait en sens inverse, c'est-à-
dire des parties inférieures vers les parties supérieures.

La fluxion peut changer non-seulement de siége,
mais elle peut encore changer de forme, c'est un flux
sanguin qui se change, en se portant ailleurs, en une
irritation, ou qui simule une douleur nerveuse ; c'est
un engorgement qui remplace un flux séreux ou muqueux, etc.

Il y a entre les diverses parties du corps des liens
sympathiques qui expliquent pourquoi les mouvements
fluxionnaires, sous telle ou telle condition, se portent
sur un point plutôt que sur tel autre.

Ainsi, la peau est en union sympathique avec les
bronches, avec les poumons, la plèvre, le gosier, les
articulations, ce qui explique comment la suppression
de la transpiration est si souvent suivie de mouvements
fluxionnaires vers ces parties.

Le cuir chevelu est plus particulièrement en sympathie avec les organes crâniens ; aussi, les croûtes
teigneuses, l'érésipèle de cette partie amènent-ils en
disparaissant des fluxions sur les méninges ou sur le
cerveau.

Les articulations sont en sympathie avec le cœur,
avec l'estomac, aussi les métastases se font-elles souvent des premières sur les seconds.

Le bas du rectum est en sympathie avec la plupart
des organes splanchniques, ce qui explique comment
la disparition des hémorroïdes est si souvent suivie de

métastase sur le foie, l'estomac, le poumon, la plèvre, le cœur, le cerveau, les méninges, etc.

Les jambes sont en sympathie avec les poumons, la plèvre, aussi la cicatrisation d'une vieille plaie, d'un cautère, est-elle plus particulièrement suivie de métastase sur ces organes.

Les pieds sont en sympathie non moins étroite avec l'estomac, avec la tête, ce qui explique pourquoi la suppression de la sueur de cette partie donne si souvent lieu à des gastrites, à des congestions cérébrales.

La sympathie qui unit le tube digestif et le cerveau rend raison de ces assoupissements, de ces congestions séreuses, qui succèdent à une diarrhée plus ou moins ancienne qui vient à se supprimer.

On connaît la sympathie qui unit les parotides avec les testicules, sympathie qui est telle que la fluxion peut passer des premières aux seconds et des seconds aux premières.

Il y a des sympathies de latéralité qu'il est bon de connaître. La fluxion d'une parotide à un testicule, ou d'un testicule à une parotide, se fait toujours du même côté. Si à l'œdème d'une jambe succède un hydrothorax, ce sera encore du même côté que la métastase aura lieu.

La fluxion suit parfois, dans ses évolutions, des sympathies de structure. On voit une fluxion se porter du péritoine sur la plèvre, de la plèvre sur l'arachnoïde ou sur le péritoine ; d'une séreuse articulaire sur la séreuse du péricarde, etc.

D'autres fois la fluxion se fait d'une muqueuse à

une autre, de la muqueuse digestive à la muqueuse pulmonaire, vésicale, vaginale et *vice versâ* ; de la muqueuse uréthrale à la muqueuse oculaire.

Bien plus souvent la fluxion suit, dans sa marche, des sympathies de contiguïté. Des méninges elle passe au cerveau, de l'oreille aux méninges, de la plèvre au poumon, du péricarde au cœur, du foie, de l'utérus, de la vessie au péritoine, etc.

Les sympathies de continuité influent encore bien plus sur la marche de la fluxion. De la peau elle passe aux muqueuses ; des méninges cérébrales elle gagne les méninges rachidiennes ; du gosier elle va au larynx, de la trachée aux bronches, de l'estomac aux intestins, du gros intestin au petit, de l'urèthre à la vessie ou aux testicules, de la vessie aux reins, du vagin à l'utérus, du duodénum au foie, des vaisseaux lymphatiques aux ganglions, des veines au cœur droit.

La fluxion a des prédilections pour telle ou telle partie selon les âges.

Chez l'enfant, elle se porte volontiers vers la tête, ce qui explique les éruptions du cuir chevelu ou de la face ; ce qui explique la fréquence des convulsions, de l'hydrocéphale, de l'épistaxis à cet âge.

Chez le jeune homme, la fluxion change de direction ; elle gagne la poitrine. C'est alors que se manifestent les hémoptysies, la phthisie pulmonaire.

Chez l'adulte, la fluxion continuant sa marche descendante, se porte plus volontiers vers le foie, vers

l'estomac. Un peu plus tard, elle se dirige vers le ré-
servoir urinaire.

Chez le vieillard, les mouvements fluxionnaires
semblent vouloir remonter vers leur point de départ.
C'est alors qu'ils se dirigent vers la poitrine, où ils se
fixent sur les bronches, sur le poumon, sur la plèvre; c'est alors enfin que faisant un dernier effort, ils
envahissent la tête où ils déterminent l'apoplexie si
fréquente à cet âge.

Le tempérament n'est pas sans exercer une certaine influence sur la direction des mouvements fluxionnaires. Chez les individus lymphatiques, ils se portent
plutôt sur les muqueuses, sur les séreuses; tandis
que chez ceux de tempérament sanguin, ce seront surtout les parenchymes du poumon, du cerveau qui seront atteints.

L'hérédité a une grande influence sur cette direction
des mouvements fluxionnaires. Dans telle famille, on
observe surtout des maladies cérébrales, dans telle
autre des maladies des yeux, ou des bronches, du
poumon, du foie, de l'estomac, des intestins, de l'u-
térus, etc., dont il est rare de ne pas trouver la cause
dans une fluxion.

On trouve, en dehors de l'hérédité, des faiblesses
d'organe qui expliquent pourquoi, chez l'un, les fluxions
se portent de préférence sur le gosier, sur les bronches; pourquoi, chez tel autre, elles se dirigent vers
l'intestin, vers la vessie, vers le foie.

La fréquence des fluxions vers un organe est sou-

vent expliquée par une fluxion antérieure qui en a
diminué le ton vital, qui y a laissé une certaine suscep-
tibilité morbide. Voilà pourquoi nul n'est plus apte à
contracter une pneumonie, une gastro-entérite, une
encéphalite, que celui qui en a déjà été atteint. *Si quid*
laboraverit ante morbum, ibi se figit morbus, a dit
Hippocrate.

Une maladie chronique, fluxion ou phlegmasie, est
une cause bien plus puissante d'attraction pour les
mouvements fluxionnaires, s'il survient dans l'agrégat
vivant des conditions nouvelles pour leur développement. Ainsi, le choléra-morbus sévit plus particulièrement chez ceux qui étaient atteints de diarrhée chronique ; la grippe attaqua surtout ceux qui avaient des
catarrhes anciens, etc.

Si nous faisons attention à l'influence des pays sur
la direction des mouvements fluxionnaires, nous verrons que, dans les pays froids et secs, la fluxion se fait
de préférence sur les parenchymes : sur le poumon, le cerveau ; qu'elle se fait plutôt sur les muqueuses dans les pays froids et humides ; tandis que
dans les pays chauds elle affectionne l'intestin et le
foie.

La fluxion nous présentera des conditions analogues
selon les saisons. Nous la verrons se diriger vers telle
ou telle partie, selon que la saison sera froide et sèche,
ou froide et humide, ou chaude.

Dans les vallées, nous verrons la fluxion se faire
vers la muqueuse pulmonaire, digestive et urinaire,

vers les ganglions lymphatiques ; sur les plateaux, nous la verrons se porter vers les parenchymes.

Les constitutions médicales ont une influence immense, incompréhensible le plus souvent, sur la direction des mouvements fluxionnaires. Ainsi, par telle constitution médicale, on ne voit que des angines ; telle autre présente des ophtalmies, telle autre des méningites, des péricardites, des pneumonies, des catarrhes pulmonaires, des péritonites, des cystites, des métrites, des oreillons, des gastro-entérites, etc. En 1838, pendant qu'une affection catarrhale sévit aux environs de Béziers, un grand nombre de femmes en couche périssent de méningite. L'année précédente, à Montpellier, pendant une épidémie semblable, il en périssait plusieurs de péritonite. En 1829, une fièvre catarrhale avec fluxion sur les extrémités des divisions bronchiques, décimait la garnison. En 1842, les environs de Celleneuve étaient atteints d'une épidémie catarrhale qui avait pour caractère principal des oreillons. En 1846, au mois d'août, une épidémie sévit dans notre ville sur les jeunes enfants ; la fluxion se fait d'abord sur le tube digestif, elle détermine des vomissements et des selles nombreuses. Du troisième au cinquième jour, elle se porte sur le cerveau ; il survient des cris, des mouvements convulsifs, de l'assoupissement. Plus de 80 enfants en périrent. En 1746, dans une épidémie qui se manifeste à Rocroy, la fluxion se fait sur le péricarde. Bon nombre de personnes en furent les victimes, au dire de Trécourt qui en donne la description. Dans une épidémie catarrhale observée par

Denker sur les bords du Rhin, la fluxion se fait sur la vessie.

Pourquoi la fluxion, dans ces diverses épidémies, s'est-elle dirigée sur tel organe plutôt que sur tel autre ? C'est ce qu'il serait impossible d'expliquer, à moins qu'on ne veuille se contenter de cette supposition qui n'est pas sans quelque vraisemblance : que l'épidémie ne s'est pas bornée à produire un état morbide général, mais qu'elle a de plus affaibli la force vitale de tel ou tel organe.

Les mouvements fluxionnaires affectent telle direction selon la nature de l'affection. Dans l'affection catarrhale, par exemple, la fluxion se porte surtout vers les voies respiratoires, la muqueuse de préférence. Dans la variole, rien n'est plus commun que les fluxions sur le parenchyme pulmonaire ; dans la rougeole, ils ont plus de tendance vers les bronches, vers la plèvre, tandis que, dans la scarlatine, nous les voyons se faire sur le gosier, sur les cavités séreuses : péritoine, plèvre, ou bien sur le tissu cellulaire général.

Si nous considérons les mouvements fluxionnaires dans la goutte, le rhumatisme, l'érésipèle, nous verrons que, dans la première de ces affections, la fluxion affectionnera particulièrement les petites articulations des pieds et des mains ; qu'elle se portera, au contraire, de préférence sur les grandes articulations des membres dans la seconde ; tandis que, dans la troisième, elle attaquera surtout la peau.

Dans l'affection scrofuleuse, nous verrons la fluxion

14

se porter de préférence sur les ganglions lymphatiques, sur la muqueuse oculaire, sur le parenchyme pulmonaire, sur les articulations.

Toute fluxion suppose l'existence d'une affection dont elle est la manifestation. Cette affection est parfois élémentaire : c'est une affection catarrhale, inflammatoire, bilieuse, ataxique, adynamique, maligne, rémittente, intermittente ; d'autres fois, l'affection est non-élémentaire : c'est la goutte, le rhumatisme ; ce sont les exanthèmes aigus ; c'est l'érésipèle ; c'est le vice dartreux, scrofuleux, etc. ; d'autres fois, l'affection dont la fluxion est le symptôme, n'est point apparente, mais elle n'en existe pas moins ; elle est le résultat de la suppression des menstrues, des hémorroïdes, des flueurs blanches, de la sueur des pieds, d'une vieille plaie, d'une diarrhée habituelle, d'un exutoire ancien, d'une vive émotion, de la frayeur, etc. Il y a donc, dans toute fluxion, et lésion locale et état morbide général.

Mais, entre ces deux phénomèmes : l'affection et la lésion locale, il en existe un autre intermédiaire, qui démontre au plus haut degré l'existence d'une force indépendante des organes, c'est le mouvement fluxionnaire. Le mouvement fluxionnaire est aussi nécessaire dans la fluxion que peut l'être l'affection. Comment s'expliquer, en effet, ces congestions, ces irritations, ces flux qui se font, tantôt sur un point, tantôt sur un autre, qui changent de siége avec une rapidité souvent presque électrique, si l'on n'admet pas l'existence d'un

phénomène autre que l'affection. L'affection fournit les
matériaux de la fluxion, mais ce qui met en jeu ces matériaux est distinct de l'affection. Dans la goutte, dans
le rhumatisme, n'est-il pas bien évident qu'entre l'affection et les douleurs articulaires, il y a quelque chose
d'intermédiaire qui leur sert de moyen d'union ? Or cet
intermédiaire n'est pas autre chose que le mouvement
fluxionnaire, ou le dynamisme vital entraînant les matériaux, ou du moins le germe de la fluxion.

L'existence des mouvements fluxionnaires est quelque chose de si frappant dans des cas sans nombre, et
notamment dans les maladies dont nous venons de
parler, que nous ne pouvons concevoir comment elle
n'a pas arrêté les solidistes dans les systèmes qu'ils ont
créés.

La forme que prend la fluxion ne se borne pas à une
tumeur, comme l'ont écrit quelques auteurs, et comme
semblerait l'annoncer la définition généralement admise ;
cette forme est multiple. Elle varie selon diverses circonstances ; elle varie selon qu'elle se fait sur tel ou
tel organe, sur tel ou tel tissu ; elle varie selon la constitution de l'individu, selon qu'il s'agit de telle affection, selon qu'on l'observe dans tel pays, telle saison,
telle constitution médicale, etc.

Les formes principales de la fluxion sont les suivantes :

1° *La congestion*. C'est une accumulation de sang
ou de sérosité, ou bien de sérosité sanguinolente dans
un organe.

La congestion se fait principalement dans certains organes parenchymateux, tels que le poumon, le cerveau. Elle se fait en outre dans la trame des membranes muqueuses, de la muqueuse respiratoire notamment ; elle se fait dans certaines membranes spécialement formées de tissu cellulaire, telle que la pie-mère ; elle se fait dans le tissu cellulaire sous-cutané et sous-muqueux, etc.

La congestion constitue un phénomène particulier indépendant de l'inflammation ; ce n'est pas même l'engorgement dit inflammatoire. Elle peut l'amener parfois, notamment lorsque la congestion est sanguine, mais elle en est pourtant indépendante ; elle peut exister sans lui.

La congestion présente, du reste, des variétés, selon qu'elle est sanguine, humorale ou mixte, et qu'elle se fait sur telle ou telle partie.

La congestion sanguine, lorsqu'elle se fait avec force sur un organe, prend le nom de *coup de sang*. On l'observe principalement au cerveau et au poumon. Le coup de sang est quelquefois appelé *apoplexie sanguine sans épanchement*.

2° *L'engorgement* est considéré comme le type de la fluxion. Il y a dans l'acte qui le produit, un degré de plus que dans la congestion. L'engorgement du poumon est bien différent de la congestion du poumon. Celle-ci n'est que le premier degré de celui-là. La congestion peut amener, soit un engorgement, soit une hémorrhagie, soit un flux muqueux ou séreux ; l'engorgement ne peut en faire autant ; s'il fait des progrès, il se change en phlegmasie. Il y a donc une différence notable entre ces deux formes de la fluxion.

L'engorgement augmente toujours le volume des organes. A l'extérieur, il détermine des tumeurs plus ou moins circonscrites.

L'engorgement peut être aigu; il peut être aussi chronique. On sait combien sont fréquents les engorgements chroniques du foie, de la rate, des amygdales, de la prostate, des ganglions lymphatiques, etc.

Qu'est-ce encore que la tumeur blanche communément, dans sa première période, sinon un engorgement chronique des articulations, résultat d'un mouvement fluxionnaire?

3° *L'irritation* est une forme que prend souvent la fluxion. On désigne généralement sous ce nom une phlegmasie légère, n'ayant que peu ou point de retentissement dans l'économie. Il y a des irritations d'estomac, des intestins, de la matrice, de l'œil, etc. Ce que l'on a appelé *catarrhe pulmonaire sec*, n'est qu'une irritation des bronches.

Dans quelques cas où les symptômes généraux sont très-prononcés, où l'affection est grave, on dit pourtant irritation gastro-intestinale plutôt que gastro-entérite. Cela tient à ce que, dans ces cas, l'affection, au lieu d'être inflammatoire ou d'avoir cette tendance, est de tout autre nature; elle est catarrhale, ou muqueuse, bilieuse, rémittente, etc. C'est l'état général qui influe sur la détermination de la lésion locale; c'est en vertu de l'existence de cet état général, que la lésion locale ne peut pas être autre chose que de l'irritation, et que les indications principales seront loin d'être prises sur l'existence d'un élément inflammatoire, qui n'existe point dans de semblables circonstances. Il n'y a ici que fluxion, et l'irritation est la forme qu'elle a prise.

4° *Le catarrhe*, ou irritation avec écoulement plus ou moins abondant, est une forme assez fréquente de la fluxion ; nous n'avons qu'à nommer le catarrhe pulmonaire, le catarrhe vésical, utéro-vaginal, intestinal, etc.

Le catarrhe a de la tendance à passer à l'état chronique, et, lorsqu'il est devenu tel, il amène souvent l'engorgement du tissu des muqueuses. De nouvelles maladies résultent de cette lésion secondaire. C'est l'engorgement de la muqueuse respiratoire, qui amène l'asthme symptomatique des vieillards ; c'est l'engorgement de la muqueuse du col urinaire, qui amène parfois la dysurie, ou la rétention d'urine, etc.

5° *Les flux* constituent une forme fréquente de la fluxion. Ils sont distingués en flux sanguins, séreux, muqueux et glandulaires.

Le flux sanguin est connu sous le nom d'*hémorrhagie fluxionnaire*. L'hémorrhagie fluxionnaire se fait, soit à la surface des muqueuses ou de la peau, soit dans le tissu cellulaire sous-cutané ou sous-muqueux, soit à la surface des séreuses, soit dans le parenchyme des organes.

L'hémorrhagie fluxionnaire est la suite de la congestion. Mais, pourquoi la congestion donne-t-elle lieu à l'hémorrhagie plutôt qu'à l'irritation, ou à l'engorgement, ou à toute autre lésion ? Cela tient à un mode particulier de vitalité, imprimé aux organes par l'affection.

Nous verrons plus tard que l'hémorrhagie, bien que fluxionnaire, peut dépendre d'états morbides généraux qui ne sont pas les mêmes.

Les flux séreux sont maintes fois le résultat des mouvements fluxionnaires. Ce sont ces flux qui amènent si souvent l'hydrothorax, l'ascite, l'hydrocéphale, l'hydropéricarde.

Ces flux ne se bornent pas toujours aux membranes séreuses, ils envahissent parfois aussi les organes qu'elles environnent. Ainsi, nous avons observé plusieurs fois des flux séreux qui non-seulement avaient rempli l'arachnoïde cérébrale, mais qui avaient envahi le cerveau et la pie-mère à un degré extrême. A l'hydrothorax peut se joindre l'engouement séreux du poumon.

Le tissu cellulaire est parfois le siége de ces flux séreux, où ils constituent, soit l'œdème dit actif, soit l'anasarque du même genre.

Les flux séreux peuvent encore être fournis par les membranes muqueuses. Ainsi, dans le choléra-morbus asiatique, nous voyons la muqueuse digestive devenir le siége d'un flux séreux remarquable.

Les flux muqueux sont l'expression assez fréquente des mouvements fluxionnaires. Ils se font sur les membranes muqueuses des diverses parties du corps. On voit des hommes, des vieillards surtout, qui expectorent une quantité de matière muqueuse, filante, presque transparente, qui peut être portée jusqu'à plus d'une livre par jour. Cette maladie, qui a été décrite par

Laënnec, sous le nom de *catarrhe pituiteux*, rentre évidemment dans les flux muqueux.

Il faut encore faire rentrer dans ces flux muqueux, le catarrhe stomacal, certaines diarrhées, certains catarrhes de la vessie, certaines flueurs blanches des femmes.

Nous devons enfin placer au nombre des flux, le diabétès, cette maladie qui donne lieu à la sécrétion d'une si grande quantité d'urine.

6° *Les hémorroïdes* constituent une forme particulière de la fluxion.

Le flux hémorroïdal tient-il, comme le disent quelques auteurs, à la présence des tumeurs hémorroïdales? Celles-ci sont-elles la cause, le flux n'est-il que l'effet? Rien n'est moins exact. Les tumeurs hémorrhoïdales sont le résultat du mouvement fluxionnaire qui se fait sur le bas du rectum; elles sont dues à l'excès de vitalité morbide qui se développe sur cette partie. Le mouvement fluxionnaire produit tout à la fois et le flux et les tumeurs hémorroïdales. Ce sont deux effets symptomatiques de la même affection. Que les tumeurs hémorroïdales puissent entretenir, augmenter l'irritation, cela n'est pas douteux. Mais ce qui prouve que les hémorroïdes sont impuissantes par elles-mêmes pour produire le flux, c'est que bien souvent, malgré leur présence et quoiqu'elles soient nombreuses, le flux se supprime complètement.

Le flux hémorroïdal est tantôt sanguin, tantôt séreux; bien plus souvent il est mixte.

7° Nous rapportons encore à la fluxion cette production connue sous le nom de *tubercules*.

Mais, dira-t-on, comment rapporter à la fluxion un
produit qui n'est guère autre chose que du pus concret?
N'est-ce pas plutôt de l'inflammation que ces corps inorganiques tirent leur origine?

Si l'on se rappelle ce que nous avons dit à propos de
l'inflammation, on verra qu'il ne saurait s'agir ici de
ce phénomène. Nous avons dit que l'inflammation était
liée, pour nous, à l'élément inflammatoire, c'est-à-
dire à une affection qui se montre toujours avec une
grande somme de forces radicales, et qui est susceptible
d'être attaquée avec avantage par la méthode antiphlogistique. Or, nous demanderons si les tubercules se
présentent chez des individus qui offrent des conditions semblables; si ces individus seraient capables
de soutenir un traitement antiphlogistique, pour si léger qu'on le suppose; nous demanderons si ce traitement même peut être employé; s'il aurait des chances
de succès. Nous voyons au contraire, chez eux, tous
les caractères propres à la fluxion, humorale surtout, et s'il est des moyens qui aient de la valeur
dans ces cas, ce sont ceux qui conviennent à ce genre
de fluxion.

Nous disons donc que les tubercules sont le résultat
non pas d'une inflammation, mais bien d'une fluxion,
et d'une fluxion le plus souvent humorale, et nous nous
fondons, pour motiver notre opinion, sur l'état général
des individus, qui est communément l'antagonisme de

l'élément inflammatoire, et par conséquent de toute inflammation.

8° *L'érésipèle* doit rentrer dans la fluxion. C'est une fluxion avec des caractères particuliers, si l'on veut, mais ce n'en est pas moins une fluxion.

A la peau, la fluxion érésipélateuse a des caractères qui lui appartiennent en propre, mais, qu'elle quitte la peau, qu'elle se porte sur une muqueuse, sur une séreuse, sur un parenchyme, et elle perd ses caractères particuliers pour prendre ceux de la fluxion en général. Alors, c'est une hémorrhagie, c'est une irritation, c'est un catarrhe, c'est une phlegmasie, etc., qu'elle détermine.

La fluxion érésipélateuse, concentrée sur le tissu cellulaire sous-cutané et intermusculaire, donne lieu à l'érésipèle *phlegmoneux*, *œdémateux* de quelques auteurs, qui, s'il n'est pas traité de bonne heure et d'une manière convenable, amène la mortification du tissu cellulaire fluxionné, dans une étendue et dans des proportions souvent énormes.

La fluxion érésipélateuse, sous l'influence de la fièvre maligne, devient ce qu'on appelle l'*érésipèle gangréneux*.

9° Les fluxions articulaires produites par le *rhumatisme* et la *goutte* rentrent évidemment dans la même question. C'est un principe humoral qui se porte sur les articulations, et qui y détermine plus ou moins de douleur, de gonflement, de chaleur, de rougeur. Que la fluxion gagne les autres organes, et elle y prend les caractères des autres fluxions.

10° Il est une forme de la fluxion qui nous parait être passée inaperçue jusqu'ici ; nous voulons parler des *irradiations fluxionnaires*.

Nous entendons par irradiation fluxionnaire un principe humoral de telle ou telle nature, qui se porte sur telle ou telle partie, maintes fois avec la rapidité de l'éclair, et qui n'amène aucune lésion appréciable dans les tissus.

Les diathèses goutteuse, rhumatismale, scrofuleuse, dartreuse, teigneuse, sont la source la plus fréquente de ces irradiations fluxionnaires.

Ce sont ces irradiations fluxionnaires qui, sous des conditions particulières, donnent lieu à la plupart de ces maladies si nombreuses qu'on range au nombre des maladies nerveuses, parce qu'elles en ont les principaux caractères, mais qu'on traite pourtant comme des fluxions. Nous les avons décrites, à l'article précédent, sous la dénomination de *maladies nerveuses symptomatiques*.

A ces formes communes de la fluxion, nous devons en joindre qui sont plus particulières à tel ou tel cas, comme, par exemple, le croup et le ramollissement.

11° *Le croup*, considéré par les Modernes comme une inflammation spécifique, n'est qu'une forme particulière de la fluxion qui se fait sur les voies aériennes : larynx, trachée, dernières divisions bronchiques, ou bien sur toutes ces parties à la fois.

Ce n'est pas pour nous une inflammation ; nous nous sommes assez souvent expliqué sur l'idée que nous attachions à ce mot pour n'avoir pas besoin d'y revenir. C'est une forme particulière de la fluxion, et cette forme, la fluxion la prend, tantôt dans la constitution médicale régnante, tantôt dans les lieux, tantôt dans la constitution particulière de l'individu.

La fluxion détermine la formation de produits pseudo-membraneux, voilà le phénomène local. Quant à l'état morbide général, à l'affection, nous y trouvons à peu près constamment le cachet catarrhal.

12° *Le ramollissement* est le phénomène caractéristique de certaines fluxions qui se font sur le cerveau, soit sur la substance blanche, soit sur la substance grise.

Les phénomènes symptomatiques du ramollissement se présentent, dans ces cas, tantôt avec la régularité propre aux encéphalites en général, tantôt ces symptômes sont tels qu'on croit avoir affaire à une apoplexie sanguine ou de tout autre nature. Le ramollissement qui se fait sous ces dernières conditions, peut être dit *apoplectiforme*.

Nous sommes fort disposé à croire que la plupart des apoplexies sanguines avec épanchement tiennent au ramollissement d'une des parties du cerveau, où se trouvent des vaisseaux artériels plus ou moins volumineux. L'altération que doivent subir leurs parois, rend suffisamment raison de l'épanchement de sang par la rupture qui en est la suite.

Le ramollissement partiel des os dépend souvent d'une fluxion. C'est la fluxion qui, en se portant sur les vertèbres et en déterminant leur ramollissement, amène parfois une gibbosité, d'autres fois cette courbure à angle qui constitue une des espèces du mal de Pott.

Les paraplégies, sans lésion des parties osseuses, sont encore presque toujours le résultat d'un ramollissement de la moelle épinière dû à une fluxion.

13°. On a dit que la fluxion portée à un dégré plus élevé que celui auquel nous l'avons supposée jusqu'à présent, devenait inflammation. Mais ne doit-il s'agir dans ce degré plus élevé que des phénomènes locaux? Nous ne le pensons pas. Il peut se faire, en effet, que les désordres anatomiques soient portés au point qu'il y ait du pus ou de la gangrène dans l'organe atteint et que cependant on ne puisse pas se servir du mot *inflammation*; qu'on doive se borner au mot *fluxion*. On se servira en effet du mot *inflammation*, si les symptômes généraux sont ceux qui appartiennent à l'élément inflammatoire, et on s'en servira lors même qu'il n'y aura que simple engorgement, par le fait seul du caractère des symptômes généraux; tandis que si ces symptômes généraux ont un caractère tout différent, s'ils sont, soit de nature catarrhale, soit de nature ataxique, adynamique, maligne, etc., lors même que la lésion locale serait portée à un degré intense, il ne pourra être question que du mot *fluxion*. Toute inflammation suppose, nous le répétons, la présence de l'élément inflammatoire et fournit l'indication de la méthode antiphlogistique. Si nous nous servions, par conséquent de ce mot pour une phlegmasie avec l'élément catarrhal, ataxique, malin, etc., nous serions entraînés, presque malgré nous, à l'emploi de cette méthode antiphlogistique, alors pourtant que ses effets ne pourraient qu'être plus ou moins fâcheux.

Bien des praticiens, en présence du danger qui peut résulter de l'emploi de ce mot *inflammation*, ne s'en servent que dans des cas restreints ; ils préfèrent le remplacer par ces mots *fluxion inflammatoire*, qui indiquent d'une manière bien plus exacte la nature des symptômes généraux et qui fixent sur le diagnostic le plus important, sur celui qui donne les indications capitales. Nous ne pouvons que nous ranger à leur opinion ; elle nous paraît de nature à forcer le médecin à préciser le diagnostic général ; tandis qu'en se servant du mot inflammation ou phlegmasie, on n'a qu'un diagnostic local et que le problème de l'état général, le plus important certainement, est laissé de côté, reste encore à résoudre et ne peut qu'en souffrir.

Ainsi, quand nous avons affaire à une pneumonie, ce qui ne signifie pas grand'chose pour le praticien, nous disons plus volontiers que nous avons à traiter une fluxion de poitrine, soit inflammatoire, soit catarrhale, bilieuse, maligne, rémittente, etc., parce que par la détermination du caractère de la fluxion de poitrine, nos indications fondamentales sont précisées avec la plus rigoureuse exactitude. A présent, si l'on veut remplacer ces mots : *fluxion de poitrine* par celui de *pneumonie*, en ajoutant à celui-ci le caractère de l'affection, en disant, par exemple, *pneumonie inflammatoire*, *catarrhale*, *maligne*, etc., peu importe ; l'essentiel est qu'on n'oublie pas de préciser le caractère des symptômes généraux.

La fluxion à l'état chronique, nous présente encore des irritations, des catarrhes, des flux muqueux ou séreux, etc.; mais il arrive presque toujours qu'aux symptômes locaux que ces formes de la fluxion présentent, il faut joindre l'engorgement déterminé par le relâchement des vaisseaux et par l'hypernutrition des tissus.

L'engorgement est, du reste, la forme de prédilection de la fluxion chronique. Nous en avons des exemples dans l'engorgement chronique des amygdales, du foie, des ganglions lymphatiques, de la prostate, de l'utérus, etc.

Nous devons toutefois faire observer que ce qu'on appelle fluxion chronique n'est pas tout à fait la même même chose que phlegmasie chronique. Celle-ci présente un degré plus élevé et dans les symptômes locaux et dans les symptômes généraux. On ne saurait établir, en effet, de la similitude entre l'engorgement chronique du foie, des amygdales, des poumons, de l'utérus, de la prostate, etc., et la phlegmasie chronique de ces organes.

Après nous être occupé de la fluxion, sous le rapport de la forme qu'elle prend dans ses manifestations sur les organes, nous avons à examiner les diverses espèces ou variétés qu'elle présente dans sa nature plus intime. Or, la fluxion a été distinguée en sanguine, humorale et mixte ; elle a été distinguée en générale et locale.

Chacune de ces espèces de fluxions sanguine, humo-

rale ou mixte , trouve sa raison d'être dans l'âge, le tempérament, la constitution, le sexe , dans les causes qui
ont amené l'affection , dans cette affection elle-même ,
dans l'état des forces , etc.

Aini , nous trouverons principalement les conditions
d'une fluxion sanguine chez les jeunes gens , chez les
adultes, chez les individus de tempérament sanguin, de
constitution forte ; chez ceux qui habiteront les pays
froids et secs, les plateaux des montagnes; nous les trouverons chez ceux qui auront omis une saignée habituelle.
Bien que les personnes du sexe soient loin de présenter
généralement les conditions que nous venons de signaler,
la suppression du flux menstruel amènera souvent chez
elles des fluxions purement sanguines. Mais il ne faut
pas croire qu'il en soit toujours ainsi, car , maintes fois ,
la suppression des menstrues amène des fluxions d'une
espèce différente.

On observe la fluxion humorale surtout chez les
enfants, chez les vieillards, chez les individus de
tempérament lymphatique, de constitution molle ou
détériorée. Elle est plus particulière aux pays froids et
humides , aux vallées , aux individus qui font usage
d'une alimentation malsaine ou insuffisante. La fluxion
propre à l'affection catarrhale, à la goutte , au rhumatisme, aux dartres, à l'érésipèle , aux scrofules,
etc., est essentiellement humorale, lors toutefois
qu'elle survient chez les individus qui se trouvent
dans les conditions que nous venons de signaler, car
elle peut fort bien être mixte dans d'autres circonstances.
Quant à celle qu'on observe dans l'affection ataxique,

maligne ou adynamique, elle doit encore être toujours regardée comme étant de la même nature, c'est-à-dire humorale, puisque les moyens qu'on emploiera pour la combattre seront pris exclusivement parmi ceux qui sont appropriés à cette espèce de fluxion.

La fluxion mixte, c'est-à-dire tout à la fois sanguine et humorale, est la plus fréquente. Les symptômes qu'elle présente sont le résultat de l'association de ces deux espèces de fluxion, mais tantôt elle est plus sanguine qu'humorale, tantôt elle est plus humorale que sanguine. Parfois c'est la fluxion sanguine qui met en jeu la fluxion humorale, mais bien plus souvent c'est la fluxion humorale qui met en jeu la fluxion sanguine. C'est la fluxion humorale qui joue plus particulièrement le rôle de l'épine.

Cette distinction de la fluxion en sanguine, humorale et mixte est de la plus haute importance, et c'est parce qu'on la méprise ou qu'on ne la connaît pas, que l'on est exposé à commettre des contre-sens thérapeutiques souvent irréparables.

La fluxion, quelle que soit son espèce, est dite locale, lorsqu'elle est sans retentissement dans l'économie, qu'elle paraît bornée à l'organe qu'elle a atteint. Mais quand on la dit locale, ce n'est que parce que les symptômes généraux manquent, car en réalité toute fluxion, pour si légère qu'elle soit, est toujours liée à un état morbide général. Elle est dite générale, lorsque tout l'agrégat vivant paraît y prendre une part plus ou moins active.

La fluxion, soit sanguine, soit mixte, lorsqu'elle

15

est générale, présente non-seulement des symptômes
locaux plus prononcés, mais elle est accompagnée
d'une surexcitation du système vasculaire : le pouls a
pris de la fréquence et du développement ; dans quelques cas même il est fort, résistant. On a un exemple
remarquable de la fluxion générale de cette espèce
dans le coup de sang. Alors, en effet, tandis que les
symptômes de la congestion cérébrale sont portés au
plus haut degré, le pouls est généralement non-seulement fréquent et développé, mais il est résistant, il
est dur.

La fluxion humorale est dite générale, lorsque les
les symptômes locaux et généraux sont portés à un
degré intense, alors pourtant que les forces n'ont que de
très-minces proportions. On l'observe principalement
chez les enfants, chez les individus de constitution faible, détériorée, chez ceux qui sont atteints de la cachexie séreuse, etc.

Telles sont les quelques considérations que nous
avions à émettre sur la fluxion vue d'une manière générale, nous avons à présent besoin de l'examiner dans
ses deux divisions principales : la fluxion proprement
dite et les flux.

§ I.

La fluxion proprement dite embrasse tout ce qui est en dehors des flux.

Elle doit être nécessairement distinguée en aiguë et chronique.

ARTICLE PREMIER.

De la Fluxion à l'état aigu.

De la fluxion avec élément inflammatoire — catarrhal — bilieux — muqueux — adynamique — ataxique — malin — rémittent — Intermittent — avec fièvre simple — avec élément nerveux. — De la fluxion symptomatique d'une affection spéciale non-élémentaire. — Périodes de crudité et coction. — Métastases. — Modes divers de terminaison de la fluxion. — Lésions anatomiques. — Diagnostic local. — Des saignées comme moyen de diagnostic local. — Du diagnostic général. — Indications fournies par la fluxion.

Quand nous avons dit que la fluxion pouvait être, par les symptômes qu'elle présentait, générale ou locale, nous l'avons considérée en elle-même, isolée de toute autre affection élémentaire ; nous allons à présent la voir unie à l'une ou l'autre de ces affections, savoir : l'élément inflammatoire, ou catarrhal, bilieux, muqueux, adynamique, ataxique, malin, rémittent, intermittent, nerveux, fièvre simple.

Bien que la fluxion doive être considérée comme symptomatique de la plupart de ces affections, il est bon pourtant de l'en séparer, d'en faire un élément distinct, le diagnostic général n'a qu'à y gagner, il n'en est que plus précis, et en outre les indications à remplir, soit pour la première, soit pour les autres, en sont plus claires, plus certaines.

Nous allons passer rapidement en revue les caractères généraux propres à ces fluxions; ce sera une sorte de résumé de ce que nous avons dit à ce sujet dans les chapitres précédents.

La fluxion inflammatoire, résultat de l'union de l'élément fluxionnaire et de l'élément inflammatoire, et la seule qui, au point de vue de la médecine pratique, mérite le nom d'*inflammation*, se rencontre le plus souvent chez les jeunes gens, chez les adultes, chez ceux dont le tempérament est plus ou moins sanguin, dont la constitution est forte. On l'observe surtout, chez nous, pendant les hivers froids et secs, et pendant les constitutions médicales dites *inflammatoires*. Elle peut être considérée comme endémique dans les pays froids et secs, ainsi que sur les plateaux des montagnes.

Les symptômes généraux qui donnent à l'élément inflammatoire le caractère qu'il présente sont : la céphalalgie gravative, la rougeur vultueuse de la face, la soif, une légère oppression de la respiration, la constipation, des urines rares et rouges, la chaleur franche de la peau, la fréquence et le plus ou moins de développement du pouls, qui est toujours résistant, toujours dur.

Ce sont ces symptômes généraux, isolés de toute lésion locale, qui, joints aux conditions sous l'influence desquelles s'est développée l'affection, font reconnaître la présence de l'élément inflammatoire. Quant à l'élément fluxionnaire, il est représenté par la lésion locale; et c'est moins par le degré auquel est portée cette lésion, que par la présence des symptômes généraux que nous venons de signaler, que la fluxion est dite *inflammatoire*, qu'elle constitue la véritable inflammation.

La fluxion catarrhale se manifeste de préférence chez les enfants, chez les adolescents, chez les vieillards; elle se manifeste de préférence chez les individus de tempérament lymphatique, de constitution faible; elle se manifeste de préférence dans les pays froids et humides, dans les vallées, sur les bords de la mer, des lacs, des rivières; elle se manifeste enfin de préférence par les constitutions médicales dites *catarrhales*.

La céphalalgie frontale, le coryza, le picotement du gosier, la toux sèche d'abord, muqueuse plus tard, un sentiment de froid général, des frissons alternant avec des bouffées de chaleur, de la fréquence avec plus ou moins de développement du pouls, mais sans résistance marquée: voilà les principaux symptômes de l'affection catarrhale, alors qu'elle est sans fluxion prononcée sur un organe plus ou moins important.

Mais, lorsque l'affection catarrhale a donné lieu à une fluxion sur le poumon, sur la plèvre, sur les intestins, sur les organes crâniens, etc., les symptômes généraux de cette affection sont tellement modifiés que, si ce n'était la connaissance des conditions sous l'influence desquelles elle s'est développée, on pourrait commettre une méprise, et croire à l'existence d'une affection inflam-

matoire. Alors, en effet, le coryza et la toux manquent
souvent ; alors , au lieu d'un sentiment de froid général,
ou bien au lieu de frissons alternant avec les bouffées
de chaleur , il y a une chaleur continuelle ; alors le
pouls a plus de développement et même parfois une certaine résistance.

A quoi tient cette différence? Cette différence tient
à ce que , dans le premier cas, l'affection catarrhale est
tout à fait simple, tout à fait isolée , tandis que , dans
le second , il y a coassociation de l'élément fluxionnaire , qui est alors général.

Cette distinction est importante ; elle rend raison de
la différence des symptômes généraux dans ces deux
cas. Toutes les fois donc qu'on parlera d'une pneumonie, d'une gastro-entérite, ou de toute autre phlegmasie
catarrhale , il ne faudra pas s'attendre à trouver la fièvre catarrhale avec ses symptômes ordinaires , mais
bien une affection dont les symptômes généraux seront
le résultat de l'association et de l'élément catarrhal et
de l'élément fluxionnaire général , soit humoral , soit
mixte , mais jamais exclusivement sanguin , à cause
de la nature de l'affection catarrhale.

La fluxion peut avoir pour cortége la fièvre bilieuse.
C'est à des cas de cette sorte qu'il faut rapporter les
pneumonies bilieuses , les dyssenteries bilieuses , etc. ,
dont il est si souvent question dans les auteurs. Il ne
faut donc pas s'attendre à trouver une fièvre bilieuse
telle qu'elle est lorsqu'elle existe sans lésion anatomique. L'affection est ici composée et de l'élément bilieux
et de l'élément fluxionnaire, soit général, soit local.

L'élément bilieux nous donnera pour symptômes une céphalalgie ordinairement intense, parfois sus-orbitaire, parfois faisant dire au malade qu'on lui fend la tête en deux ; il nous donnera pour symptômes la teinte jaunâtre de la peau et surtout de la peau du visage, sur les côtés du nez, dans la région des lèvres principalement ; il nous donnera pour symptômes, la couleur jaunâtre de la langue, l'amertume de la bouche, les nausées, les vomissements de bile, la diarrhée bilieuse, les urines safranées, etc.

Nous trouverons la raison de l'existence de l'élément fluxionnaire dans la fluxion qui se fera sur tel ou tel organe. Et, si nous trouvons dans le pouls plus de développement, plus de résistance qu'il n'en a dans la fièvre bilieuse proprement dite, nous dirons que l'élément fluxionnaire est général. Nos indications seront prises en conséquence.

Nous avons à peine besoin de dire que, dans la fièvre bilieuse, la fluxion qui existe peut être ou sanguine, ou humorale, ou mixte, et qu'elle devra être traitée en conséquence.

Dans quelques cas, ce n'est pas à une fluxion avec fièvre bilieuse simplement, mais à une fluxion avec fièvre inflammatoire-bilieuse que nous avons affaire ; ces éléments ne sont plus alors les mêmes. C'est l'élément inflammatoire qui est en association ici avec l'élément bilieux ; les indications ne peuvent qu'être différentes.

La fluxion peut avoir pour cortége la fièvre muqueuse. On sait que la fièvre muqueuse est propre surtout aux enfants, aux adolescents, aux constitutions molles ; à ceux qui se nourrissent presqu'exclusivement de végétaux, d'aliments farineux non fermentés, de laitage, qui sont privés de vin ; on sait qu'elle n'est pas rare dans les lieux où les enfants sont réunis en grand nombre, comme, par exemple, dans les hôpitaux ; qu'elle est propre surtout aux pays froids et humides, aux vallées profondes, etc.

Les symptômes de cette affection sont la pâleur et la bouffissure du visage, la couleur blanchâtre de la langue, souvent des aphtes ou de petits ulcères dans la bouche, une sécrétion buccale abondante, de l'anxiété à l'épigastre, de la constipation ou une diarrhée séreuse, des urines troubles, de la chaleur à la peau, un pouls plus ou moins fréquent, mais peu résistant, mou. Avec cette affection existent souvent des vers dans l'intestin, des lombrics surtout. La peau présente aussi maintes fois des pétéchies, l'urticaire.

Quant à la fluxion, elle est fixée sur tel ou tel organe ; elle est locale ou générale, humorale ou mixte, mais bien rarement exclusivement sanguine, à cause des conditions que présentent les individus qui en sont atteints.

La fluxion coexistant avec un état adynamique exige une distinction qui porte sur la nature de cet état adynamique. En effet, cet état peut être lié à une simple lésion du dynamisme, ou bien il tient à cette affection connue sous le nom de *typhus*, de *fièvre typhoïde*, qui reconnaît pour cause un air vicié par des miasmes, et dans laquelle il y a une altération plus ou

moins profonde du sang. Cette distinction est importante par rapport aux indications que présente la fluxion,
ainsi que nous le verrons plus tard.

L'élément adynamique a pour caractères principaux :
la prostration des forces signalée par la résolution des
membres, par la stupeur du visage, par la difficulté de
la déglutition, par la faiblesse de la parole, par la gêne
plus ou moins prononcée de la respiration, par la rétention d'urine, ou bien par l'émission involontaire de
ce liquide et des selles. Cet élément a encore pour caractères principaux : une céphalalgie intense ou du
délire, ou de l'assoupissement; la couleur brunâtre et
la sécheresse de la langue ; la fuliginosité des lèvres et
des dents ; des hémorrhagies passives ; des pétéchies ;
de la diarrhée ; une chaleur sèche à la peau ; un pouls
fréquent, peu développé, sans résistance.

L'élément fluxionnaire, lié à cette affection, nous
présente des manifestations, tantôt au-dehors, tantôt
sur les organes intérieurs. Ce qui est très-important à
connaître, c'est que cette fluxion doit toujours être
considérée comme humorale ; qu'elle repoussera par
conséquent l'emploi de toute émission sanguine, même
locale ; qu'elle repoussera non moins énergiquement
tout ce qui est susceptible d'affaiblir l'économie, les
purgatifs par exemple.

La fluxion peut exister avec un état ataxique. Rien
de plus commun, par exemple, que les pneumonies
catarrhales qui deviennent ataxiques, soit par une médication intempestive, débilitante le plus souvent, soit par
la marche de la maladie elle-même, sous l'influence, dans

certains cas, de la constitution médicale ; rien de plus commun encore que les gastro-entérites, que les pleurésies, etc., qui prennent le même cachet sous des conditions semblables.

Une céphalalgie intense ou du délire ; une certaine altération des traits qui donne au visage l'air étonné ; des narines pulvérulentes ; une langue sèche et grillée ; des soubresauts des tendons ; des mouvements automatiques ; la diminution ou la suppression d'urine ; un pouls plus ou moins fréquent, mais petit, sans consistance : tels sont les caractères principaux de l'élément ataxique.

La fluxion qui coexiste avec cet élément doit toujours être considérée comme humorale ; elle repousse énergiquement, comme dans le cas précédent, tout ce qui est de nature à affaiblir les forces, ou à augmenter le trouble qu'elles présentent.

On rencontre parfois la fluxion avec l'élément malin. C'est une fluxion fixée à l'extérieur ou sur les organes internes : poumon, plèvre, intestin, cerveau, foie, etc. Quel que soit son siége, cette fluxion doit toujours encore être regardée comme exclusivement humorale, et comme repoussant, tout aussi bien que dans les cas précédents, ce qui serait capable d'amener la plus légère débilitation.

Quant aux caractères de l'élément malin, on les trouve dans la gravité de certains symptômes, et dans le défaut de synergie qu'ils présentent avec ceux qui constituent surtout la fièvre. Ainsi, tandis que la peau aura le plus souvent la température normale, que le

pouls sera presque naturel, ou naturel, ou même moins
fréquent et plus petit que de coutume, on observera du
délire, ou du coma, une altération remarquable des
traits, une langue souvent sèche et noirâtre, des soubresauts des tendons, des mouvements automatiques,
des hématuries, des métrorrhagies, des pétéchies, des
lypothimies, etc.

Rien n'est plus commun encore que de voir des
fièvres rémittentes avec des fluxions sur tel ou tel organe : plèvre, poumon, intestin, péritoine, matrice,
cerveau, etc.

L'élément rémittent est suffisamment caractérisé par
le retour des paroxysmes à des époques régulières, et
par la rémission plus ou moins prononcée qui les sépare.

Quant à la fluxion, il importe de tenir compte du
degré auquel elle existe, afin de voir si elle est susceptible de céder à l'antipériodique seul, ou si elle néces-
sitera l'emploi préalable de moyens particuliers. Le plus
souvent de nature sanguine, elle est aussi parfois mixte,
et parfois aussi uniquement humorale.

La fluxion peut coexister encore avec l'élément intermittent ; elle ne saurait être alors que légère.

La fièvre rémittente ou intermittente qui coexiste avec
une fluxion est parfois pernicieuse, maligne. Nous verrons
plus tard que, dans ces cas, il n'y a généralement d'autre
indication que celle que fournit l'élément périodique pernicieux ; la fluxion est emportée facilement par l'antipériodique. Si elle était plus prononcée, elle fournirait des
indications qui consisteraient dans l'emploi exclusif de

moyens qui ne devraient ni affaiblir, ni troubler davantage les forces.

La fluxion peut enfin se montrer accompagnée d'une fièvre simple, c'est-à-dire, de cette fièvre qui ne présente par elle-même d'autre indication que la diète, et en laquelle on doit chercher à convertir les autres fièvres, celles du moins qui en sont susceptibles. Mais il faut faire attention que si la fluxion est générale, et surtout sanguine ou du moins mixte, elle imprime à cette fièvre des modifications qui changent quelque chose à ses symptômes propres. Il est facile de reconnaître, dans ces cas, que cette fièvre est le résultat de l'association et de la fièvre simple et de l'élément fluxionnaire général, ce qui oblige à une thérapeutique appropriée.

L'association de l'élément fluxionnaire avec l'élément nerveux est loin d'être rare. La présence de l'élément nerveux, dans ces circonstances, se présente, tantôt sous la forme de symptômes généraux, tantôt sous celle de manifestation locale. Avec une fluxion sur telle ou telle partie, par exemple, nous observerons, soit un état d'éréthisme général, soit un léger affaissement des forces, comme dans la grippe; soit une perversion profonde de ces forces, comme dans le choléra asiatique; ou bien la fluxion s'accompagnera d'un état de spasme de telle ou telle partie. Ainsi, dans certains catarrhes pulmonaires, dans certaines pneumonies, nous observons une toux violente, qui nous force à reconnaître la présence de l'élément nerveux. La présence de cet élément sera bien plus évidente dans la

coqueluche, dans l'asthme associé au catarrhe pulmonaire, etc. D'autres fois, ce sera une douleur, ou bien
quelqu'autre phénomène que nous aurons à rapporter
à cet élément.

La fluxion se présente parfois avec une telle simplicité, tellement isolée de toute autre affection, qu'elle
semble bornée au phénomène local. Elle existe non-
seulement sans fièvre, mais on n'aperçoit dans l'é-
conomie aucune trace d'état morbide général auquel
on puisse la rapporter ; la santé est souvent parfaite.
Et cependant la fluxion ne peut que dépendre d'une
affection ; elle n'existe qu'à cette condition ; elle constitue toujours le symptôme d'un état morbide général appréciable ou non appréciable.

La fluxion se présente souvent comme symptomatique d'une affection spéciale non-élémentaire : rhumatisme, goutte, érésipèle, scrofules, etc. Dans ces cas, la
fluxion est sans fièvre ou avec fièvre.

Si la fluxion existe avec de la fièvre, cette fièvre,
qui est dite alors *concomitante*, n'est autre chose que
l'une des affections élémentaires dont nous venons de
parler ; c'est une fièvre inflammatoire, ou catarrhale,
bilieuse, muqueuse, maligne, rémittente, intermittente, ou bien c'est une fièvre simple, ou bien enfin,
elle présente le cachet adynamique, ataxique.

Nous avons encore là deux éléments : l'élément représenté par la fluxion, et l'élément représenté par la
fièvre.

Dans certains cas, la fièvre concomitante est formée

par deux ou trois éléments coassociés ; elle est catarrhale-bilieuse , catarrhale-muqueuse , inflammatoire-
bilieuse , bilieuse-putride , bilieuse-maligne , rémittente-
bilieuse-putride , etc.

La fluxion présente deux périodes bien distinctes :
l'époque de crudité ou d'irritation et l'époque de coction
ou de détente. Chacune de ces deux époques a des
symptômes locaux et généraux différents.

Si la fluxion est externe, soumise à la vue, elle a
pour caractère, dans la première de ces périodes, un
gonflement plus ou moins prononcé, une tension plus
ou moins appréciable, une rougeur plus ou moins vive,
nulle parfois, une douleur plus ou moins incommode.
Si elle est interne, les symptômes qu'elle présente varient
selon qu'elle a son siége sur tel ou tel organe. Ainsi, sur
les méninges, c'est une douleur vive, c'est le délire ; sur
le cerveau, c'est l'assoupissement, c'est l'engourdissement avec des mouvements convulsifs de l'un des côtés
du corps ; sur la muqueuse respiratoire, c'est la sécheresse de la toux , ou bien ce sont des crachats rares,
muqueux et limpides; sur le poumon , c'est la couleur
rouillée de l'expectoration, ou sa suppression; sur la
plèvre, c'est la douleur vive du côté de la poitrine ; sur
le gros intestin, ce sont les selles fréquentes, douloureu-
ses, sanguinolentes ; le ténesme continuel, etc.

Les symptômes généraux, si les forces vitales n'ont
pas souffert, sont en rapport avec cette période de la
fluxion ; il y a de l'agitation, de la chaleur à la peau,
de la soif, de la fréquence au pouls, etc. Ces symptô-

mes varient nécessairement selon le caractère de l'affection, selon qu'elle est inflammatoire, catarrhale, bilieuse, muqueuse, ou bien qu'il s'agit d'une fièvre
simple.

Dans la deuxième période, ou période de détente, si
la fluxion est externe, ou bien elle entre en résolution
ou bien la suppuration s'y forme. Mais si elle est interne, il est censé qu'il ne saurait s'agir de suppuration,
ou de tout autre terminaison fâcheuse ; les organes
pourraient en éprouver des lésions irréparables, ce qui
serait alors une singulière détente. La période de coction, de détente, pour la fluxion des organes internes,
ne doit donc jamais annoncer rien de fâcheux pour eux ;
loin de là, elle indique que le danger qui les menaçait,
est passé. C'est la disparition de certains symptômes
locaux, c'est la réapparition de certaines sécrétions,
c'est le changement d'aspect de ces sécrétions, c'est
l'amélioration des symptômes généraux qui annonce
cette deuxième époque.

Ces deux périodes de la fluxion ne peuvent être
appréciées lorsque les forces vitales ont éprouvé une
atteinte fâcheuse, lorsque, par exemple, il existe une
affection adynamique, ataxique, ou maligne. Il y a
alors en effet, dans la fluxion, une perturbation qui
porte également et sur les symptômes locaux, et sur
les symptômes généraux. Voilà pourquoi, avec une
fluxion sur un organe important, les symptômes généraux sont quelquefois si loin d'offrir une réaction tant
soit peu prononcée ; voilà pourquoi une fluxion qui semblait presqu'insignifiante, qui n'offrait presque pas de

douleur, et dont on ne se doutait même pas, passe si
facilement à la gangrène. C'est dans ces circonstances, enfin, que surviennent plus particulièrement les
fluxions, les phlegmasies dites *latentes*.

Les complications ne sont pas rares dans les fluxions.
Parfois la complication tient à la débilité de l'organe
fluxionné, débilité naturelle ou produite par des maladies antérieures ; ou bien l'organe était encore malade
lorsque la fluxion actuelle est survenue. D'autres fois
la complication tient à l'existence d'une diathèse qui
joint ses mouvements fluxionnaires propres à la fluxion
qui vient de s'établir. D'autres fois la complication consiste dans la suppression d'un écoulement naturel,
morbide ou artificiel, qui joue, par rapport à la
fluxion, un rôle semblable à celui de la diathèse. La
complication peut encore consister dans la maladie de
tel ou tel autre organe ; elle peut consister dans telle
ou telle affection élémentaire qui arrive comme accident, etc. Il résulte de ces diverses complications, pour
la marche de la fluxion, des modifications remarquables
dont on ne saurait trop tenir compte.

Les fluxions nous présentent souvent le phénomène
de la métastase. Ce phénomène a lieu ordinairement
dans la période de crudité, et surtout au commencement de cette époque. Elle se fait de l'extérieur à l'intérieur, ou bien de l'intérieur d'un point à un autre.
Elle se dirige d'après des sympathies que lui impriment
l'âge, le tempérament, la constitution, les prédisposi-

tions héréditaires ou acquises, la constitution médicale régnante, le genre de l'affection, le siége de la
fluxion, etc.

Il y a des métastases successives dans lesquelles la
fluxion, après s'être changée de place, après être passée d'un point sur un autre, abandonne ce nouveau
siége pour en prendre un troisième.

Les fluxions présentent parfois, dans leurs changements de siége, une série de métastases qui embrassent
toute la vie, depuis le jeune âge jusqu'à la vieillesse. Nous
avons connu un ancien officier de marine qui, dès sa plus
tendre enfance, fut atteint d'épistaxis qui se renouvel-
lèrent de temps à autre jusqu'à l'époque de la puberté.
A cet âge, les épistaxis devinrent rares, mais il y eut
en remplacement des hémoptysies. Quelques années
plus tard, les hémoptysies cessaient et il survenait des
hémorroïdes. Bientôt la plante des pieds devient brûlante, et gêne la marche. Au bout d'un certain temps,
la sensibilité des pieds disparaît, et les hémorroïdes
prennent un nouvel accroissement. Vers l'âge de 60 ans,
les hémorroïdes qui existaient depuis près de 20 ans,
deviennent moins sensibles et perdent de leur volume.
Des coliques intestinales, souvent intolérables, se manifestent alors de temps à autre ; elles rendent la vie
insupportable. Plus tard les coliques envahissent l'estomac. Il survient à deux reprises une hématémèse
abondante. Vers l'âge de 70 ans, la respiration qui
jusque-là avait été libre, présente de la gêne ; il y a
une toux continuelle. L'année suivante, une fluxion se
fait sur le cerveau et emporte le malade.

16

La marche qu'ont suivie les mouvements fluxionnaires, dans le cas que nous venons de rapporter, leur
est à peu près habituelle ; elle ne peut présenter que de
légères différences. En effet, jusques vers l'âge de 60
ans environ, cette marche est descendante ; plus tard ,
elle est généralement ascendante.

Plus l'homme est faible, avons-nous dit en commençant cet article , plus les mouvements fluxionnaires ont
des chances de se développer ; plus l'homme est faible,
pouvons-nous ajouter , plus les métastases sont faciles.
C'est par le défaut d'énergie vitale , en effet, que les
diathèses qui étaient latentes , se développent souvent
et engendrent les mouvements fluxionnaires ; c'est
par le défaut d'énergie vitale aussi que les mouvements fluxionnaires ne peuvent être maintenus à l'extérieur et qu'ils viennent se réfugier sur les organes internes.

Si nous avions à rechercher la cause des métastases ,
nous la trouverions fréquemment dans les dispositions
fâcheuses de certains organes, nous la trouverions dans le
génie d'une constitution médicale ; mais combien de fois
aussi ne la trouverions-nous pas dans des médications
intempestives , dans une saignée , dans un purgatif,
prescrits mal à propos !..... Nous la trouverions même
parfois dans l'administration d'un vomitif. Il ne faut pas
croire en effet que ce genre de remède porte toujours
les mouvements au-dehors. Son action perturbatrice
vient déranger maintes fois des mouvements fluxionnaires qui se faisaient à la peau, et les amène sur les organes internes. Nous avons vu un vomitif prescrit pour

un érésipèle du visage sans complication d'état gastrique d'aucune espèce, déterminer la disparition presque subite de la fluxion et devenir la cause d'une hépatite. Certaines constitutions médicales ont une influence marquée et fâcheuse sur l'action de ce genre de remède. Ainsi, nous avons pu observer, dans les constitutions catarrhales de l'automne de 1847 et 1848, que les médecins qui les prescrivaient dans les varioles et dans les fluxions de poitrine, n'en retiraient que de très-fâcheux effets; l'apparition de l'élément ataxique, l'arrêt subit de l'éruption en étaient à peu près constamment la conséquence.

Les fluxions se terminent fréquemment par des crises.

Les crises qui amènent la guérison des fluxions se présentent sous deux aspects : ou bien elles agissent sur l'affection, déterminent sa disparition et par suite celle de la fluxion, ou bien elles provoquent de nouvelles fluxions qui emportent les premières.

Ainsi, quand une fluxion catarrhale est guérie par des sueurs, sa guérison est la conséquence de celle de l'affection. Quand une fluxion liée à une affection bilieuse est emportée par des vomissements et une diarrhée bilieuse, la fluxion ne cède que parce que l'affection a été modifiée, ou même n'existe plus. La même chose arrive pour une fluxion liée à une fièvre inflammatoire : une hémorrhagie qui survient, détermine la guérison et de l'une et de l'autre.

D'autres fois, la crise tient à une nouvelle fluxion

qui se manifeste sur tel ou tel point, où sa présence
n'amène aucun danger, tandis que celle qui existait
déjà, avait fixé son siége sur un organe important. Il
y avait, par exemple, une fluxion sur le cerveau, le
poumon, le foie, l'estomac, et le danger était plus ou
moins grave, lorsque l'apparition d'une diarrhée, d'un
flux hémorroïdal, de flueurs blanches, d'un abcès à la
marge de l'anus, etc., produisent un amendement si
notable et si soudain, qu'on ne peut s'empêcher d'y voir
un phénomène critique.

La fluxion guérit, dans certains cas, par une crise
réelle qui n'offre cependant aucun phénomène critique.
Nous avons observé plusieurs faits bien remarquables de
ce genre, et entr'autres, celui d'un enfant, qui depuis cinq
jours, était atteint d'une fluxion sur les méninges portée
à un tel degré, que nous avions perdu tout espoir de le
sauver. Après deux heures de cris et de convulsions
continuelles, il s'endort. Le lendemain, il prenait le
sein de sa mère, qu'il refusait depuis plusieurs jours.
Il était sauvé. Il ne s'était présenté aucun phénomène
critique.

Il est telles affections avec lesquelles les fluxions se
jugent bien rarement par des crises, je veux parler de
ces affections dans lesquelles il y a une lésion plus ou
moins profonde des forces vitales, comme, par exemple, l'affection adynamique, ataxique, maligne. Tant
que ces affections élémentaires persistent, il n'est guère
permis d'espérer de crise. C'est au médecin à changer
cet état par une médication convenable, c'est à lui à
faire la crise, puisqu'il ne peut compter sur les crises

naturelles. Ce sont alors les vésicatoires, soutenus par des remèdes convenables, qui remplissent ce rôle important.

Quand la fluxion se fait sur un organe déjà malade, délicat, on ne peut guère espérer de la voir s'en séparer par des crises; il y a une connexion trop intime entre l'organe et la fluxion. C'est à l'en détourner qu'il faut porter ses soins.

Les crises qui doivent emporter une fluxion, sont généralement difficiles quand l'affection est composée; ce n'est guère que lorsque l'affection se décompose, se simplifie, qu'on peut espérer de les voir se faire. Ainsi, une fluxion qui est sous la dépendance d'une affection catarrhale-bilieuse, se jugera bien plus difficilement par des sueurs, que si elle est simplement catarrhale. Que par une médication convenable on fasse disparaître l'élément bilieux, qu'on rende l'affection purement catarrhale, et, dès ce moment, survient une sueur qui emporte et l'affection catarrhale et la fluxion.

Les complications qui tiennent à la présence d'une diathèse, rendent encore souvent difficiles les crises qui doivent juger les fluxions. Il n'arrive alors que trop souvent qu'à la fluxion accidentelle, la diathèse joint les mouvements fluxionnaires qui lui sont propres, ce qui augmente l'activité de la fluxion et rend toute solution critique impossible.

Les crises sont d'autant plus faciles enfin, dans les fluxions, qu'il y a plus d'énergie vitale chez l'individu, elles sont d'autant plus rares et impossibles, au contraire, que celui-ci se trouve dans des dispositions opposées.

Voilà pourquoi les crises sont plus fréquentes chez les
enfants, les jeunes gens, les adultes, chez ceux dont la
constitution est bonne; voilà pourquoi elles sont plus
fréquentes dans les pays froids et secs, sur les plateaux
des montagnes, dans les hivers froids et secs; voilà
pourquoi elles sont rares sous des conditions con-
traires.

La résolution est une terminaison fréquente de la
fluxion. Elle est avantageuse généralement, soit parce
qu'elle permet au mouvement fluxionnaire de s'y épuiser, soit parce qu'elle conserve l'intégrité des organes.

La suppuration est une terminaison fréquente de la
fluxion. Que l'on ne vienne pas prétendre que la fluxion
ne peut arriver à un degré aussi élevé, qu'elle ne peut
donner du pus qu'autant qu'elle s'est changée en inflammation; nous répondrons que la fluxion, quel que soit
le degré auquel elle est portée, ne peut être dite inflammatoire, ne peut être considérée comme inflammation
que tout autant que l'état général présente les caractères de l'élément inflammatoire.

C'est à ce point de vue que nous considérons les
tubercules, qui ne sont guère que du pus concret,
comme le résultat d'une fluxion et non d'une inflammation. Il y a en effet, chez les individus qui en sont atteints,
une négation complète de ce qui appartient à l'élément
inflammatoire, tandis qu'ils réunissent toutes les conditions qui reviennent à l'élément fluxionnaire, humoral
surtout.

C'est à ce point de vue que nous considérons encore la gangrène comme une terminaison fréquente de la fluxion. Toutes les fois, en effet, que nous la verrons se manifester sous l'influence de symptômes généraux qui nous annonceront une lésion plus ou moins profonde des forces de la vie, ainsi que cela arrive quand l'affection est adynamique, ataxique, ou maligne, nous dirons qu'il n'y avait que fluxion.

C'est à ce point de vue, au contraire, que toute fluxion légère au point de vue de la lésion locale sera pourtant appelée inflammation, si l'état général a le caractère inflammatoire.

La chronicité est une terminaison assez fréquente de la fluxion. Il faut en chercher la raison et dans l'état général de l'individu et dans les lésions locales.

Une diathèse est souvent la cause qui rend une fluxion chronique. Un individu est atteint d'angine, de catarrhe pulmonaire, de dyssenterie, etc.; la guérison ne se fait pas, la chronicité est imminente. On interroge avec plus de soin le malade, et l'on apprend qu'il est sujet aux douleurs de rhumatisme, qu'il a eu des dartres, des symptômes de la diathèse scrofuleuse, goutteuse, etc.; ou bien l'on arrive à la connaissance de la suppression d'un flux normal, tel que les menstrues; d'un flux anormal, tel que les hémorroïdes, les flueurs blanches, une vieille plaie; d'un flux artificiel, tel qu'un exutoire.

Le défaut des forces est une cause puissante de chronicité. Il faut, en effet, de la part des forces de la vie une somme de puissance assez considérable pour que la résolution d'un engorgement fluxionnaire puisse s'opérer, et c'est parce qu'elles ne sont pas à un degré assez élevé, que la chronicité est si fréquente chez les individus de tempérament lymphatique, de constitution faible. C'est encore par cette raison qne la chronicité est si fréquente dans les pays froids et humides, ou chauds ; c'est par cette raison qu'elle est si fréquente chez les individus qu'on a traités par une méthode trop débilitante ; c'est par cette raison enfin qu'elle tient parfois à ce que les malades sont soumis à un régime trop sévère.

L'excès des forces est encore une cause assez fréquente de chronicité. La fluxion devient chronique parce que le régime n'est pas assez sévère, parce qu'il entretient un mouvement fébrile, alors qu'il n'est plus utile, qu'il ne fait que perpétuer l'irritation, ou bien que, sans soutenir la fièvre, il ne permet pas au mouvement fluxionnaire de s'arrêter.

Les conditions locales qui amènent la chronicité de la fluxion, sont : l'engorgement de la partie fluxionnée, l'affaiblissement des vaisseaux qui la parcourent, une sensibilité insolite, une diminution du ton vital. C'est par l'existence de ces conditions que la partie malade ne peut revenir à l'état normal, et qu'elle devient un point continuel d'attraction pour les mouvements fluxionnaires. Ce sont ces conditions qui expliquent en partie la fréquence de la chronicité dans l'angine tonsillaire, dans l'ophthalmie, dans l'engorgement du foie, de la prostate, de l'utérus, etc.

La mort est une des conséquences de la fluxion, et cette terminaison est loin d'être rare. Mais la lésion locale ne saurait jamais être séparée ici de l'état général. En effet, si, dans certains cas, la mort arrive parce que la fluxion a produit dans l'organe des lésions qui rendaient la vie impossible, bien des fois aussi les lésions ne sont que fort légères, et la mort doit surtout être attribuée à l'affection qui a agi d'une manière profonde sur les forces de la vie. On a des exemples de cette dernière espèce dans les fluxions avec élément ataxique, ou adynamique, et surtout avec élément malin. Ce point, tout à la fois d'observation et doctrine, reconnu de tout temps dans cette École, a été plus particulièrement mis en relief par le professeur Ribes (1).

Nous avons déjà dit autre part que les lésions anatomiques, produites par les fluxions, offraient des caractères qui étaient en rapport avec l'affection qui les accompagnait. Ainsi nous avons dit, à propos des fluxions de poitrine, que, dans l'affection inflammatoire, le poumon nous présentait une hépatisation étendue et un engorgement relativement restreint; que, dans l'affection catarrhale, l'hépatisation était plus limitée et l'engorgement plus étendu; que, dans la pneumonie bilieuse, on voyait surtout de l'engouement séro-sanguinolent et

_____

(1) *De l'Anatomie pathologique considérée dans ses rapports avec la science des maladies.* 2 vol. *in-8°.*

peu d'hépatisation ; que, dans la pneumonie avec état ataxique ou adynamique, l'hépatisation était à peu près nulle et que la partie hépatisée était mollasse, qu'il y avait surtout un engouement noirâtre, que la gangrène y était imminente, qu'on l'y voyait même quelquefois ; mais que c'était principalement dans la pneumonie maligne que l'on observait la mortification de l'organe.

Nous avons encore signalé, par rapport aux épanchements pleurétiques, qu'ils n'étaient franchement purulents que dans la pleurésie purement inflammatoire ; qu'ils étaient plutôt séro-purulents dans la pleurésie catarrhale ou dans la pleurésie bilieuse ; tandis que la pleurésie maligne nous montrait seule des épanchements séro-sanguinolents.

La différence des lésions locales dans ces divers cas, les rapports constants qu'elles présentent avec l'affection, nous avaient amené à cette conséquence que nous recommandions aux organiciens : que les affections diffèrent entre elles, comme les lésions anatomiques diffèrent entre elles, et que, pour faire une bonne thérapeutique de ces lésions locales, il fallait par-dessus tout avoir égard à l'affection.

Le diagnostic de la fluxion doit porter et sur l'état local et sur l'état général.

Rien n'est plus facile ordinairement que le diagnostic local de la fluxion. Si elle est extérieure, on la distingue facilement des maladies de tout autre nature qui pourraient lui ressembler ; si elle est interne, il est bien rare que les symptômes fournis par l'organe atteint ne la fassent pas reconnaître.

Quand les symptômes ne sont pas suffisants pour faire arriver à un diagnostic local certain, on peut recourir à certains moyens que nous fournissent les sciences accessoires. Mais est-il nécessaire de pousser les localisations jusqu'à leurs dernières limites, comme le font quelques anotomo-pathologistes? Il importe certainement au medecin de savoir qu'il a affaire à une fluxion de poitrine; mais, à quoi lui sert-il de déterminer que la pneumonie est lobaire, ou lobulaire, ou capillaire? Il importera toujours au médecin de connaître le siége d'un érésipèle, qu'il soit externe ou interne; mais que lui fera de savoir que ce genre de fluxion attaque plutôt les capillaires veineux que le tissu cellulaire ou les lymphatiques?

Le médecin doit pousser les localisations le plus loin qu'il peut, lorsqu'il doit y trouver des sujets d'indication thérapeutique, mais lorsqu'il est certain que ces localisations sont en dehors de ce but, comme elles peuvent avoir un inconvénient fort grave, celui d'absorber son attention sur des détails inutiles, et de l'empêcher d'avoir un œil aussi actif sur les grandes modifications vitales, il doit les laisser de côté et les abandonner à l'anatomo-pathologiste.

Lorsque nous reconnaîtrons que le foie est atteint, que nous aurons à craindre la formation d'un abcès, nous pousserons certainement aussi loin que possible nos recherches pour savoir quel est au juste la partie la plus malade, et pourquoi? parce qu'il y a dans ces recher-

ches un but thérapeutique et parce que le pronostic en
devient souvent très-différent. Dans la paralysie du
visage, nous chercherons à reconnaître si nous n'avons
pas plutôt affaire à une maladie du nerf facial qu'à une
apoplexie cérébrale. Nous tiendrons encore toujours à
distinguer l'hydrothorax de l'œdème du poumon ; les
maladies des voies respiratoires de celles du cœur, etc.
En un mot, et sans dépasser les limites que nous venons
de signaler, nous porterons un soin extrême à reconnaître
le siége de la fluxion et la nature des lésions locales, parce
que cette connaissance nous rendra compte de certains
symptômes que sans elle nous pourrions rapporter aux
symptômes généraux ; parce qu'elle nous rendra plus facile la part que nous aurons à faire et aux uns et aux autres ; nous voudrons le connaître, parce que nous serons
mieux fixés sur les tendances curatrices que pourra employer la nature ; parce que nous saurons que c'est par
tel point qu'un phénomène critique serait avantageux ;
parce que cette connaissance est nécessaire pour le
pronostic, parce qu'elle est indispensable pour le
traitement. Pouvons-nous, en effet, abstraction faite
de la fièvre, traiter de la même manière une fluxion
sur le cerveau, sur les poumons, les intestins, le foie,
la vessie, etc. ? Le siége de la maladie apporte évidemment, dans ces divers cas, des modifications aux
indications fournies par l'affection, il donne, de plus,
par lui-même des indications particulières.

Les Modernes ont voulu appliquer à la détermination de l'existence des fluxions, des phlegmasies, dans
les cas douteux, la saignée exploratrice. C'est l'exa-

men de la fibrine, de l'albumine et des globules qui
doit faire connaître à l'expérimentateur s'il existe une
phlegmasie de tel ou tel organe chez un malade qui ne
présente que des symptômes fébriles confus ou du
moins qu'on juge tels ; et selon l'état de ces principes
constituants du sang, il revient aux émissions sanguines ou les abandonne.

Nous devons d'abord nous demander quel sont les
cas dans lesquels le diagnostic d'une fluxion sur un
organe, quel qu'il soit, est assez obscur pour que
l'on ne puisse pas l'établir par les seuls symptômes.
Nous soutenons que toutes les fois qu'il n'y a rien de
grave dans le caractère de la fièvre, que les forces
vitales n'ont pas reçu par conséquent d'atteinte fâcheuse, il est impossible de ne pas arriver au diagnostic local par les moyens ordinaires, quel que soit
le siége de la fluxion. Les phlegmasies des méninges,
du cerveau, du poumon, de la plèvre, du péricarde,
des intestins, du foie, du péritoine, etc., se montrent
alors d'une manière trop franche, trop nette pour qu'on
puisse les méconnaître.

Les cas où les symptômes des phlegmasies dont nous
venons de parler sont obscurs, semblent même faire
défaut, sont ceux où la fièvre a un caractère qu'elle
emprunte de la lésion plus ou moins profonde des forces de la vie ; ce sont ceux où elle a le caractère
ataxique, adynamique, ou malin. Or, est-ce dans
des cas de cette sorte que l'on peut faire une saignée
dans quelque but que ce soit ? Elle serait contre-indiquée alors même qu'on saurait qu'il y a phlegmasie ;

elle ne peut que l'être davantage du moment où on ne veut la pratiquer qne pour parvenir à reconnaître si elle existe, afin d'en faire une seconde. Il y a en effet l'antagonisme le plus formel entre les éléments ataxique, adynamique ou malin, d'une part, et tout moyen susceptible d'affaiblir l'économie, la saignée par dessus tout, d'autre part. S'il y alors phlegmasie, fluxion, il faut avoir recours à des moyens d'une autre nature, aux vésicatoires principalement ; toute soustraction de sang, même-locale, ne pourrait avoir que le plus mauvais effet ; elle est formellement contre-indiquée par l'état général.

Et qu'est-ce donc que ces phlegmasies et notamment ces pneumonies dites *latentes*, sinon des fluxions dont les symptômes ne sont obscurs que par le caractère de l'affection qui est alors adynamique, ataxique, ou maligne. Jamais certainement on ne les rencontrera lorsque les symptômes généraux auront la franchise qu'ils présentent dans les autres affections.

Pourquoi donc ces saignées exploratrices de nos Modernes dans des circonstances aussi fâcheuses, dans des circonstances où elles ne peuvent qu'être fréquemment mortelles ? La réponse n'est que trop facile : c'est parce qu'on néglige complètement le diagnostic de l'état général. S'il n'en était pas ainsi, on se garderait certainement d'une thérapeutique aussi intempestive et si souvent désastreuse. La connaissance de la doctrine des affections élémentaires éloignera toujours de semblables erreurs.

Nous soutenons donc que rien n'est généralement

plus facile que le diagnostic local, et nous disons :
qu'il faut le porter aussi loin que la médecine-pratique
peut y trouver des avantages ; qu'il faut s'arrêter, au
contraire, là où c'est l'affaire seule de l'anatomo-pathologiste ; qu'il faut se garder surtout qu'il ne fasse
négliger le diagnostic général ; qu'il faut se garder
enfin de rien entreprendre qui soit contraire à ce dernier, qui soit de nature à faire courir des dangers au
malade.

Nous avons déjà signalé autre part quelles étaient
les sources du diagnostic général, nous n'avons qu'à
les rappeler ici. On les trouvera dans l'âge, le tempérament, la constitution du malade ; on les trouvera dans
les pays, les lieux, les saisons, la constitution médicale ou toute autre épidémie régnante ; on les trouvera
dans le mode d'alimentation, les passions, les professions, dans la manière dont se fait l'innervation, la
circulation ; dans les synergies, selon qu'elles s'exé-
cutent ou qu'elles font défaut, etc.

C'est en remontant à ces sources que l'on reconnaîtra le caractère de l'affection, que l'on verra si
elle est catarrhale, inflammatoire, bilieuse, muqueuse,
ataxique, adynamique, maligne, rémittente, intermittente, etc. ; que l'on verra si ces affections sont simples
ou composées ; et nous ne saurions trop le redire,
ceci est le diagnostic capital, ceci est le diagnostic
sur lequel nous prendrons nos indications les plus
importantes, la lésion locale ne nous donnera que
des indications secondaires. Et c'est pourtant ce diagnostic que l'on a si dédaigneusement rejeté, qu'on a

considéré comme un des fatras de la vieille médecine. Ah! si l'on avait fait pour ce diagnostic la millième partie de ce qu'on a fait pour le diagnostic local, quel progrès n'en serait-il pas résulté pour la médecine, qui bien qu'on en dise, a toujours reculé pour les Modernes, du moment où ils se sont bornés à des questions d'organe!

C'est en appréciant encore le caractère de l'état général que l'on distinguera sans peine l'espèce de la fluxion; que l'on reconnaîtra si elle est sanguine, ou humorale, ou mixte, parce que avec telle affection la fluxion est surtout sanguine, parce qu'avec telle autre elle est exclusivement humorale, parce qu'avec telle autre enfin elle est le plus souvent mixte. C'est en appréciant encore le caractère de l'état général que l'on reconnaîtra si la fluxion est locale ou générale.

C'est par l'appréciation de l'état général que le médecin pourra maintes fois diagnostiquer, avant l'autopsie, le genre particulier de la lésion locale, parce qu'il sait que telle affection amène surtout telle lésion anatomique, que telle autre affection concorde avec telle autre.

C'est enfin par l'appréciation de l'état général que le médecin dominera le génie morbide; qu'il dominera la fluxion; qu'il imprimera aux forces vitales une modification avantageuse; qu'il préviendra, arrêtera en peu d'instants des lésions locales menaçantes; qu'il amènera la guérison.

Nous n'avons que deux mots à dire sur le pronostic de la fluxion. Ce pronostic varie nécessairement selon les conditions sous lesquelles elle se présente. Il est plus ou moins fâcheux selon le caractère de l'affection à laquelle la fluxion est liée, selon son siége, selon les complications qui peuvent exister, selon l'époque de la maladie, le degré auquel elle est portée, sa cause, la manière dont elle s'est développée, sa marche, etc.

Une affection qui menace les forces de la vie, comme, par exemple, l'affection adynamique, ataxique ou maligne, une affection qui amène rapidement des désordres organiques, comme l'affection inflammatoire, rendent certainement le pronostic d'une fluxion plus fâcheux que s'il s'agissait de telle ou telle autre affection.

Plus l'organe atteint par la fluxion sera important, plus celle-ci sera nécessairement fâcheuse, et elle le sera plus ou moins selon la partie de l'organe qui sera atteinte.

Qu'avons-nous besoin de dire que le pronostic est en rapport avec les complications, avec l'époque de la maladie, avec le degré auquel elle est portée, avec les lésions qui se sont déjà produites? Qu'avons-nous besoin de dire qu'une cause accidentelle rend généralement le pronostic moins fâcheux que si la fluxion est liée à l'existence d'une diathèse? Qu'avons-nous besoin de dire que la fluxion qui passe du dedans au-dehors, qui marche des parties supérieures vers les parties inférieures, qui laisse un organe important pour se porter sur un autre qui ne l'est que peu ou point, donne lieu à un pronostic rassurant? Qu'avons-nous besoin de dire que le pronostic est heureux lorsque

17

l'apparition de la fluxion coïncide avec une amélioration de l'état morbide général? Qu'avons-nous, enfin, besoin de dire que nous avons toujours à tenir compte des conditions diverses sous lesquelles s'est formée l'affection, telles que pays, saison, constitution médicale, épidémie régnante, profession, passions, etc.

Avant de nous occuper du traitement de la fluxion, nous avons besoin de rappeler cette proposition fondamentale que nous avons si fréquemment émise, savoir : que la fluxion nous présente à considérer, en première ligne, l'affection ou état morbide général ; en deuxième ligne, la maladie ou état morbide local ; nous avons besoin de rappeler ce que nous disions, il n'y a qu'un instant : que la fluxion est distinguée en sanguine, humorale et mixte ; qu'elle est distinguée en générale et locale. Et d'abord, rappelons les moyens qui sont propres à ce genre d'affection.

Les moyens qui conviennent à la fluxion sanguine, sont principalement les émissions sanguines, les pédiluves, les cataplasmes émollients, ou du moins peu irritants, aux pieds ; les purgatifs, les lavements du même genre, les ventouses sèches. Jamais dans cette fluxion sanguine on ne trouvera l'emploi de ce qui pourrait surexciter; aussi se gardera-t-on de rendre un pédiluve ou un cataplasme trop irritant ; aussi se gardera-t-on surtout de prescrire l'application d'un sinapisme ou d'un vésicatoire. Il ne pourrait en résulter qu'une aggravation de la fluxion.

Les moyens que l'on emploie pour la fluxion humo-

rale sont, par-dessus tout, les vésicatoires, les cautères, les sétons. Les attractifs légèrement irritants, tels
que pédiluves ou cataplasmes sinapisés, peuvent rendre
des services. Les purgatifs sont quelquefois employés
dans cette espèce de fluxion, mais on ne saurait être
trop réservé à leur égard, à cause de la débilitation
qu'ils produisent. Cette débilitation aggrave souvent
l'affection et donne par suite plus d'énergie aux mouvements fluxionnaires.

La fluxion mixte exige l'emploi des moyens appropriés à l'une et à l'autre des espèces de fluxion dont
nous venons de parler. On commence par l'emploi des
moyens propres à conjurer l'élément sanguin, et l'on
passe ensuite à ceux qui peuvent convenir à la fluxion
humorale. Cependant, quand l'élément sanguin n'est pas
très-prononcé, on peut employer simultanément les
moyens propres à cet élément et à l'élément humoral.
Ainsi, dans des pleurésies catarrhales, il nous est
souvent arrivé de prescrire tout à la fois une application de sangsues et un vésicatoire au bras.

Dans les cas où la fluxion mixte est plus sanguine
qu'humorale, on la voit céder maintes fois aux premiers moyens employés contre l'élément sanguin. On
n'a pas besoin d'en prescrire d'autres.

Enfin, selon que la fluxion, dans l'une ou l'autre
des espèces que nous venons de signaler, est générale
ou locale, on emploie pour la déplacer des moyens que
ont plus ou moins d'énergie, et l'on agit sur tel lieu
plutôt que sur tel autre, c'est-à-dire par révulsion ou
par dérivation.

Tels sont les principaux moyens que l'on appelle *antifluxionnaires indirects*, et dont le but est de détourner la fluxion. Il en est d'autres que l'on appelle, au contraire, *directs*, parce qu'ils sont appliqués sur la partie malade elle-même. Ceux-ci offrent de nombreuses différences, selon que la fluxion appartient à telle affection ou diathèse, selon qu'elle occupe telle ou telle partie, selon la période de la fluxion, selon les tendances qu'elle prend. Ainsi, l'on appliquera sur la partie fluxionnée, tantôt des émollients, tantôt des excitants, tantôt des résolutifs, etc.

Nous avons déjà fait connaître les règles de la révulsion et de la dérivation ; nous n'avons pas à y revenir. La révulsion convient surtout dans la période de crudité ou d'irritation ; la dérivation n'est guère employée que dans la période de coction ou de détente. Et ceci est vrai pour les émissions sanguines, comme pour les vésicatoires. Une application de sangsues, de vésicatoires, dans un lieu trop rapproché du siège de la fluxion, alors que celle-ci n'est pas encore arrivée à son état, est souvent suivie d'une augmentation dans le degré d'énergie de la fluxion. La fluxion qu'on sollicitait s'est jointe à la fluxion morbide ; c'est le contraire qu'on attendait. Et, alors même que la fluxion est à son état, il est le plus souvent dangereux d'appliquer un dérivatif, un vésicatoire notamment, trop près de la partie fluxionnée. Un vésicatoire à la nuque, soit pour une ophthalmie, soit surtout pour une fluxion sur les méninges, donneront des résultats bien plus souvent fâcheux ou même funestes qu'avantageux. Il sera toujours convenable que le foyer de la contre-fluxion ne puisse pas se confondre avec celui de la fluxion.

Il n'est point permis de méconnaître les liens sympathiques qui unissent entre elles les diverses parties du corps ; il résulte de cette connaissance une action bien plus grande dans les phénomènes de la révulsion. La sympathie des pieds avec la tête et l'estomac ; celle des jambes avec la poitrine, du bas des cuisses avec les organes abdominaux, de l'anus avec la plupart des viscères splanchniques, etc., ne saurait être ignorée du médecin.

Les indications fournies par la fluxion sont donc, en premier lieu, celles qui viennent de l'affection, en second lieu, celles qui sont fournies par la lésion locale. Mais il ne faut jamais séparer ces indications les unes des autres, attendu qu'elles s'influencent réciproquement par les modifications qu'elles se donnent. Bien plus, il peut se faire que, dans quelques cas, les indications fournies par la lésion locale dominent celles que pourrait présenter l'état général, ou, ce qui est beaucoup plus vrai, que, sans dominer l'état général, la lésion locale fournisse les indications principales.

Ces règles rappelées, occupons-nous du traitement de la fluxion.

Que nous ayons affaire à une fluxion inflammatoire, c'est-à-dire à une affection, à une fièvre inflammatoire avec fluxion sur tel ou tel organe, nous reconnaissons-là deux éléments : l'élément inflammatoire et l'élément fluxionnaire. Pour l'élément inflammatoire, nous aurons à faire l'emploi de la méthode antiphlogistique, à pratiquer la saignée générale le plus souvent, quel que soit d'ailleurs le siége de la fluxion. Pour l'élément fluxionnaire, nos moyens varieront selon le siége de la lésion locale. Ainsi, qu'il s'agisse d'une fluxion sur le cerveau, nous aurons parfois à employer les révulsifs sur le tube intestinal; nous nous en abstiendrons, au contraire, s'il y a pneumonie ou pleurésie; nous nous abstiendrons encore s'il y a gastro-entérite, dyssenterie, hépatite; mais nous aurons à faire une application de sangsues sur tel ou tel point, à recourir à tel ou tel autre moyen particulier propre à la fluxion (boissons émollientes, lavements de même nature, etc.).

Si la fluxion est catarrhale, ou, en d'autres termes, s'il s'agit d'une fièvre catarrhale avec fluxion sur l'un ou l'autre des organes que nous venons de signaler, nous établissons encore nos indications sur l'affection qui se trouve composée et de l'élément catarrhal et de l'élément fluxionnaire. Ici, par les symptômes généraux et par la constitution médicale régnante, nous parvenons à savoir si la fluxion est purement humorale ou tout à la fois sanguine et humorale, et à quel degré elle existe. C'est sur ces données que nous faisons parfois une saignée générale, ou que nous nous bornons à une saignée locale, ou que nous nous abstenons, même complétement des émissions sanguines pour nous en tenir aux vésicatoires. Ici encore le siége de la maladie nous présente des indications particulières analogues à celles dont il a été question plus haut.

S'il s'agit d'une fièvre bilieuse avec fluxion, toujours sur les organes susdits, l'élément fluxionnaire et l'élément bilieux nous donnent des indications précises. Il ne s'agit pas, comme nous l'avons dit, de traiter ces fluxions comme s'il n'était question que d'une fièvre bilieuse ; il ne faut pas croire qu'il n'y ait qu'à faire vomir et purger pour guérir ces malades ; l'élément bilieux a ses indications, mais l'élément fluxionnaire a aussi les siennes ; et celui-ci, par la lésion locale, apporte de fréquentes modifications à celles que pourrait donner le premier.

L'élément fluxionnaire, dans l'affection qui nous occupe, peut être ou sanguin, ou humoral, ou mixte. Il sera donc nécessaire d'avoir recours soit aux émissions sanguines, soit aux vésicatoires, soit aux uns et aux autres. Une saignée générale pourra être nécessaire, mais elle devra toujours être modérée, parce qu'il s'agit, non pas d'une fluxion inflammatoire-bilieuse, mais seulement d'une fluxion bilieuse. Dans quelques cas, des sangsues ; dans d'autres, des vésicatoires seront seulement nécessaires, ou bien ces moyens devront seconder la saignée générale. Si la fluxion était inflammatoire-bilieuse, ce qui est différent, l'ouverture de la veine serait indispensable.

Quant à l'élément bilieux, les indications qu'il présente sont nécessairement subordonnées au siége de la fluxion. Ainsi, s'il s'agit d'une fluxion de poitrine, un vomitif sera peut-être nécessaire, si toutefois cet élément est très-prononcé ; mais on s'abstiendra de tout purgatif. On se bornera à prescrire, après le vomitif, une infusion d'ipécacuanha concassé avec la manne, que l'on donnera, par cuillerée, toutes les deux ou trois heures, en surveillant toutefois l'effet de ce médicament qui est souvent un peu excitant pour le poumon. Si l'on a affaire à une gastro-entérite, à une dyssenterie, il est évident qu'on ne saurait songer à s'occuper de l'élément bilieux que tout autant que l'irritation intestinale a complétement disparu, et il arrive presque toujours alors que cet élément s'est également dissipé. Dans les cas pourtant où l'état bilieux persiste, alors qu'il n'y a plus d'irritation, on peut prescrire, soit un ipécacuanha à dose vomitive ordinaire ou rompue, soit l'infusion de cette racine concassée, soit, à une époque convenable, un doux purgatif.

Une fluxion avec fièvre muqueuse nous donne encore pour indication celles que présentent et l'élément fluxionnaire et l'élément muqueux.

Avec l'élément muqueux, la fluxion est plutôt humorale que sanguine; nous aurons par conséquent plus d'occasion d'employer les vésicatoires que les émissions sanguines. Quant à l'élément muqueux contre lequel on emploie un vomitif, l'émétique, lorsqu'il existe à un haut degré, contre lequel on peut aussi mettre en usage l'infusion d'ipécacuanha concassé comme métasyncritique, les indications qu'il fournit peuvent être modifiées, comme dans les cas précédents, par le siége de la fluxion.

Si la fluxion existe avec un état général ataxique, nous devrons savoir que cette fluxion, étant alors exclusivement humorale, ou du moins devant être considérée comme telle, contre-indique les émissions sanguines, même locales, et de plus que, par son union à l'élément ataxique, elle ne contre-indique pas moins énergiquement les purgatifs ou les vomitifs qui ne feraient qu'aggraver cet état ataxique ; que les seuls moyens qui lui conviennent alors sont les vésicatoires, qu'on place le plus souvent aux jambes.

Quant à l'élément ataxique, l'application des sinapismes, des vésicatoires, les bols camphrés et nitrés, que l'on donne de quatre en quatre heures, sont un excellent moyen pour le combattre. Mais, si l'effet de cette médication se fait trop attendre, il ne faut pas hésiter d'avoir recours à la résine de quinquina, que l'on donne à la dose d'un gros dans une potion de quatre onces, dans les 24 heures. La résine de quina, étant plus active que l'extrait, mérite toujours la préférence. On la prescrit à peu près exclusivement dans la fluxion de poitrine avec élément ataxique, et surtout dans celle des ivrognes lorsqu'elle prend ce caractère, ce qui ne manque guère d'arriver.

S'il s'agit donc d'une fluxion sur le poumon ou sur tout autre organe, avec élément ataxique, il faut s'interdire sévèrement toute émission sanguine, même locale, et prescrire la médication dont nous venons de parler. Nous avons fort rarement vu la fluxion de poitrine avec ce caractère résister à ce traitement ; nous pourrions en citer une foule d'exemples, dans lesquels il a eu un succès complet. Toutes les fois, au contraire, qu'un autre mode de traitement a été employé, nous avons constamment vu l'ataxie se changer en adynamie, et les malades périr. Il est rare qu'il faille prescrire le quinquina au-delà du second jour ; presque toujours alors l'élément ataxique a disparu ; l'affection a changé de caractère, elle est redevenue ce qu'elle était avant: catarrhale ou bilieuse, etc. Nous répéterons enfin ce que nous avons dit ailleurs, que dans ces fluxions de poitrine avec élément ataxique, on n'a qu'à gagner en administrant d'emblée la résine de quina, sans la faire précéder des bols camphrés et nitrés dont l'action est généralement insuffisante.

Nous avons eu plusieurs fois l'occasion de voir l'irritation gastro-intestinale avec l'élément ataxique, et nous avons généralement vu prescrire ou prescrit avec le plus grand succès les bols camphrés et nitrés soutenus par des vésicatoires aux jambes. L'élément ataxique semble céder plus facilement ici que dans la fluxion de poitrine. Mais si les bols camphrés et nitrés n'ont pas une action suffisante, il faut se hâter de les remplacer par le quinquina, ou même on les administre conjointement.

Que l'on ne redoute pas pour la muqueuse digestive l'action du camphre et du nitre ou celle du quinquina; si quelque chose peut amender la lésion qu'elle présente, ce sont ces remèdes. Ils agissent sur l'affection, ils modifient l'état fâcheux des forces vitales, de sorte que la lésion locale, loin de s'exaspérer, en éprouve une amélioration correspondante. Avec l'état ataxique, la vie était profondément atteinte, l'irritation intestinale menaçait de passer à la gangrène; l'état ataxique est dissipé et il ne reste plus qu'une irritation plus ou moins insignifiante qui ne tarde pas à guérir par l'emploi des émollients qu'on substitue à celui des toniques et des antispasmodiques.

Ce qui est dangereux dans ces irritations intestinales avec élément ataxique, c'est l'emploi des émollients, c'est l'emploi surtout des émissions sanguines, la lésion des forces vitales ne fait que s'en accroître et la perte du malade est certaine. C'est dans les cas de cette nature que la muqueuse digestive offre parfois des plaques gangréneuses dues à la fâcheuse influence que l'état général a exercée sur la lésion anatomique, au défaut de vie qu'il y a amené.

Si une encéphalite ou méningite venait à présenter dans ses symptômes le caractère ataxique, il est évident qu'il faudrait tenir une conduite semblable. On devrait s'abstenir sévèrement de toute émission sanguine, de tout purgatif et prescrire les vésicatoires aux jambes, les bols camphrés et nitrés, le quinquina même si on le jugeait nécessaire. Nous devons reconnaître pourtant qu'il n'est pas commun, qu'il est fort rare même, de voir l'encéphalite ou la méningite qui offraient d'abord un caractère bien tranché autre que le caractère ataxique, passer à ce dernier élément.

Ce que nous venons de dire pour les fluxions avec élément ataxique, sur le poumon, l'intestin, le cerveau, s'applique à tous les organes quels qu'ils soient ; les indications et les contre-indications sont toujours les mêmes.

Que la fluxion, au lieu de se présenter avec l'élément ataxique, se montre avec l'élément malin, alors, quel que soit le siége qu'elle ait pris : poumon, cerveau, intestin, etc., il y a bien plus que dans le cas précédent, si c'est possible, contre-indication formelle et de toute émission sanguine même très-légère, et de tout purgatif, et de tout vomitif; de tout ce qui peut, en un mot, affaiblir ou donner une secousse fâcheuse. Il faut faire appliquer promptement des sinapismes aux jambes, un vésicatoire à chaque membre et prescrire en même temps la résine de quina associée aux antispasmodiques diffusibles, que l'on donne par cuillerée de demi-heure en demi-heure ou d'heure en heure. L'effet de ce traitement est si puissant et si prompt, qu'il est fort rare que le lendemain il existe encore quelque symptôme dé malignité. Du moment où elle n'existe plus, on suspend le remède.

Si au lieu de ce traitement on emploie les antiphlogistiques ou même seulement les émollients, la gangrène se déclare promptement dans les parties fluxionnées, à moins que la mort ne la devance. C'est dans les angines, dans les pneumonies, les gastro-entérites, les dyssenteries, etc., de cette sorte, que l'on voit la mortification se produire. Il n'y a qu'un moyen de l'éviter, c'est d'attaquer avec énergie l'état général en même temps qu'on sollicite les mouvements fluxionnaires à s'écarter du siége qu'ils se sont donné.

Pourquoi, dans la peste, voit-on les bubons passer parfois à l'état de gangrène? Pourquoi les mouvements fluxionnaires qui se font alors sur les organes intérieurs : cerveau, poumons, foie, intestins, donnent-ils lieu à ce genre de lésion, sinon parce que des moyens convenables en rapport avec l'affection ne sont pas employés? Lorsque cette maladie présentera le caractère malin, ce qui arrive communément, qu'on applique des sinapismes, des vésicatoires et qu'on donne la résine de quina ; alors on sauvera les malades s'ils peuvent être sauvés. Et si on ne les sauve pas, on aura du moins la certitude d'avoir fait tout ce que l'on pouvait faire pour les guérir.

Que la fluxion ait lieu avec un état général adynamique, il convient de distinguer si cet état adynamique est lié à la maladie connue sous le nom de fièvre typhoïde, de typhus, ou bien s'il est survenu sous d'autres conditions.

Dans le premier cas, en effet, on donne pour l'élément adynamique du quinquina, sa décoction ou son extrait mou le plus souvent ; mais que peut-on pour la fluxion ? On ne peut songer ni aux émissions sanguines même locales, ni aux purgatifs ; ils sont tout aussi dangereux les uns que les autres, en ce sens qu'ils aggravent l'état général en débilitant les forces vitales, et que la lésion locale ne peut en éprouver qu'un effet fâcheux. On a bien la ressource des vésicatoires, mais ils déterminent si souvent la gangrène des points sur lesquels on les applique, ils ont si peu de puissance alors pour solliciter à eux les mouvements fluxionnaires, que bien souvent on les laisse de côté pour s'en tenir aux seuls moyens généraux. Nous ne pensons pas qu'on pût attendre le moindre succès des sinapismes qui, outre qu'ils sont de fort mauvais antifluxionnaires, ont encore l'inconvénient d'amener la gangrène sur les parties où on les place ; nous ne pensons pas enfin que des ventouses sèches pussent avoir un effet assez marqué pour qu'on pût les employer, dans la plupart des cas du moins. On n'a guère que la ressource des attractifs tout à la fois émollients et irritants (cataplasmes sinapisés), et l'on sait combien est faible leur action.

Mais si l'état adynamique se manifeste dans toute autre maladie que la fièvre typhoïde, le traitement est un peu différent. En effet, on prescrit alors plus volontiers la résine de quinquina, en raison de son action plus énergique qui est mieux supportée, qui est mieux en rapport avec l'état des forces vitales dans ce moment, et l'on n'hésite pas à faire appliquer des vésicatoires ; on n'a guère à craindre la gangrène de leur part.

Si la fluxion se présente avec une fièvre rémittente simple, qu'il s'agisse d'une fluxion sur le poumon, sur la plèvre, le cerveau, l'estomac, l'intestin grêle, le gros intestin, etc., il faut voir quel est le degré auquel est portée cette fluxion. Si ce degré est léger, on peut prescrire hardiment l'antipériodique d'emblée, il emportera tout à la fois et l'élément rémittent et l'élément fluxionnaire. Mais si la fluxion se présente à un degré plus élevé, elle rend nécessaire l'emploi préalable de moyens mis en rapport avec elle et avec le siége qu'elle a pris. Ce n'est qu'après que cette première indication a été remplie qu'on en vient à l'antipériodique.

Si la fluxion, au lieu de se présenter avec l'élément rémittent simple, se montre avec une fièvre rémittente-inflammatoire, l'indication n'est pas la même. En effet, tandis que dans le premier cas on se dispense souvent des émissions sanguines, ou que si on y a recours, ce n'est qu'avec modération, dans la fluxion rémittente-inflammatoire, il y a indication formelle de la saignée générale en raison de la présence de l'élément inflammatoire dans l'affection.

Si la fluxion se présentait avec une fièvre rémittente-maligne, il faudrait se garder et de toute émission sanguine même locale et de tout purgatif, on n'aurait que la ressource des vésicatoires pour la combattre et l'on administrerait simultanément l'antipériodique. Mais, comme nous l'avons déjà dit, la fluxion exige rarement, dans ce cas, d'autre moyen que l'antipériodique.

La fluxion est quelquefois accompagnée de l'élément nerveux qui se présente sous telle ou telle forme.

Ainsi, l'on voit des fluxions de poitrine ou des pleurésies ou même des catarrhes pulmonaires avec une toux violente, convulsive, qu'il faut rapporter à l'élement nerveux et qui donne pour indication une potion calmante, un loock blanc, par exemple, avec 1|4 de grain d'acétate de morphine, ou avec demi-once sirop de diacode, ou bien l'emploi d'une tisane édulcorée avec le sirop de maloët. L'apoplexie cérébrale, quelle que soit sa nature, est maintes fois encore accompagnée, dans son invasion, d'une lésion profonde des forces qu'on ne peut que rapporter à l'élément nerveux, et qui, d'une part, nécessité l'emploi de moyens appropriés (sinapismes, potion éthérée) qui, d'autre part, contre-indique tout antifluxionnaire qui serait de nature à augmenter cette lésion des forces, comme la saignée ou les purgatifs. Ce n'est que lorsque cet état est dissipé, qu'on voit s'il est permis d'y avoir recours.

Toutes les fois donc que la fluxion se montre avec
de la fièvre, c'est cette fièvre, avec les éléments qui la
composent, qui devient le sujet des indications majeures, et ce qui le prouve, c'est que si cette fièvre est
inflammatoire, rien ne pourra dispenser de faire le
traitement de l'élément inflammatoire; c'est que, si
elle est catarrhale, bilieuse, muqueuse, adynamique,
maligne, rémittente, intermittente, avec élément ataxique, ou simple, il faudra toujours et par dessus
tout remplir les indications thérapeutiques fournies par
chacun de ces éléments, en faisant toutefois attention
aux modifications importantes que la fluxion elle-
même peut apporter dans l'état général, en faisant attention aussi aux modifications que le siége de cette
fluxion peut nécessiter dans les indications thérapeutiques propres à l'affection.

Si la fluxion se présente sans fièvre, ou bien l'affection dont elle dépend est reconnue, déterminée,
ou bien l'affection, quoi qu'elle ne puisse jamais être
niée, ne saurait recevoir un nom particulier; elle n'a
pas de caractère tranché.

Dans le premier cas, il s'agit tantôt d'une affection
élémentaire, tantôt d'une affection non-élémentaire,
d'une diathèse qui a donné lieu à une fluxion sur telle
ou telle partie. Le traitement ne saurait toujours être
le même dans ces circonstances. Il est des cas, en
effet, où il faut, avant tout, attaquer l'affection; il en
est d'autres, au contraire, où il faut, avant tout, avoir
égard à la fluxion.

On attaque l'affection par les moyens qui lui conviennent, lorsqu'en raison du siége peu important de la fluxion, ou en raison de son peu d'intensité, on est certain non-seulement de ne pas exaspérer la lésion locale, mais de la faire disparaître en emportant l'affection. Dans les cas, au contraire, où les moyens dirigés contre l'affection seraient de nature à augmenter la fluxion et que celle-ci a pris son siége sur un organe délicat, important, il faut se garder d'une semblable thérapeutique ; il convient de se borner à faire le traitement de la fluxion par les moyens qui lui sont appropriés.

Si la fluxion se présente sans qu'on puisse donner un nom à l'état morbide général, et ces cas ne sont pas rares, il est évident qu'on n'a qu'à faire le traitement de cette fluxion. On détermine, par l'ensemble des conditions que présente l'individu, par la nature des symptômes généraux, par le genre des influences qu'il a pu subir de la part du monde extérieur, si la fluxion est sanguine, ou humorale, ou mixte, si elle est locale ou générale, et on se conduit en conséquence, en tenant toujours compte du siége qu'elle a pris.

Nous n'avons guère considéré jusqu'ici le traitement de la fluxion que sous le rapport des moyens dits *indirects ;* cependant ceux qu'on appelle *directs* ne sont pas aussi sans avoir leur importance. Ces moyens varient selon que la fluxion est liée à telle ou telle affection. Ainsi, dans la fluxion inflammatoire, on emploie les topiques émollients : décoctions, cataplasmes ; ils ont l'avantage de calmer les symptômes locaux, de n'être pas sans influence sur l'état général, de favoriser

18

la résolution, de prévenir des désordres organiques plus ou moins graves.

Dans l'affection catarrhale, une fluxion extérieure exige un traitement particulier. Dans la fluxion de la joue, dans l'oreillon, par exemple, on se garde, à moins d'irritation très-prononcée, des topiques émollients ; ils seraient susceptibles de faire disparaître trop rapidement la fluxion, de causer une métastase sur le cerveau, sur le poumon. On se borne à couvrir la partie fluxionnée avec du coton ou du linge fait avec cette matière. La fluxion se maintient de cette manière au dehors tout le temps nécessaire pour que la résolution se fasse.

La fluxion qui se montre avec ce qu'on appelle une *fièvre de mauvais caractère* et dans laquelle il est facile de reconnaître la présence de l'élément ataxique, ataxo-adynamique, adynamique ou malin, a une tendance singulière à passer à la gangrène. Pour prévenir cette terminaison, il faut, indépendamment des moyens propres à combattre l'affection et à détourner la fluxion, faire appliquer, dans certains cas, un vésicatoire plus ou moins grand sur la tumeur elle-même. L'action excitante de l'épispastique y produit un excellent effet ; elle y prévient souvent la mortification. Dans certains cas même l'application du fer rouge est nécessaire.

L'application du vésicatoire sur la tumeur est surtout convenable dans l'érésipèle dit phlegmoneux et dans l'érésipèle malin ou gangréneux. Il modifie puissamment la vitalité des parties fluxionnées, et prévient leur mortification.

Quels que soient, du reste, les topiques que l'on

emploie dans une fluxion, n'importe sa nature et son siége, il ne faut jamais perdre de vue que cette fluxion est le symptôme d'un état morbide général, qu'il faut donc la respecter, en tâchant toutefois de la rendre aussi inoffensive que possible pour les organes sur lesquels elle est placée ; qu'il faut par conséquent se garder des moyens qui pourraient la supprimer brusquement, puisqu'ils ne feraient que produire un déplacement ordinairement fâcheux.

Nous n'avons pas besoin de dire que les fluxions qui tiennent à la suppression d'un écoulement quelconque, nécessitent l'emploi de moyens propres à rappeler l'écoulement. Ceux que l'on emploie pour ramener le flux menstruel, la sueur des pieds, les flueurs blanches, etc., sont assez connus. Si l'on ne réussit pas à les faire reparaître, on y supplée par les antifluxionnaires communs.

On a encore souvent à rappeler le flux hémorroïdal, ou à le provoquer pour détourner des mouvements fluxionnaires qui se font sur la tête, sur la poitrine, sur le ventre. Les moyens qui nous ont paru le mieux convenir dans ce but, sont : 1º des lavements quotidiens, émollients et bien chauds ; 2º l'application de deux ou trois sangsues à l'anus, toutes les trois ou quatre semaines ; 3º des pilules d'Anderson prises, soit une tous les soirs en se couchant, soit deux de temps à autre, une fois la semaine par exemple. Il est rare que ce traitement n'amène pas bientôt l'effet que l'on désire, pour peu qu'il y ait chez le sujet tendance à ce genre de fluxion.

Lorsque la fluxion menace de devenir chronique , il faut rechercher quelles sont les causes qui peuvent amener ce résultat généralement fâcheux. On les trouve parfois dans une diathèse : scrofules, dartres, rhumatisme , goutte , teigne, etc. Si l'on a l'espoir de réussir en attaquant la diathèse, il faut le faire ; mais combien de fois ne reste-t-il d'autre ressource que de détourner la fluxion par un vésicatoire ou par un séton, par un cautère?

Trop de faiblesse chez un malade empêche parfois une fluxion de guérir ; il faut donner du ton à la constitution , la relever par le régime et des médicaments appropriés, alors on voit maintes fois la résolution se faire. D'autres fois le contraire arrive, il y a excès de forces, le régime n'est pas assez sévère ; on le corrige, et la guérison a lieu.

Le passage à la chronicité tient souvent, en partie du moins, aux lésions locales , à l'engorgement des organes, au relâchement de leur tissu , à une sensibilité vicieuse qui s'y est développée, à leur faiblesse naturelle ou acquise; les indications sont précises, il faut les remplir. Rien n'est plus facile ordinairement quand la fluxion attaque une partie extérieure ; les divers moyens connus sous le nom de *résolutifs* en triomphent communément. La chose est encore souvent facile pour certains organes intérieurs; pour d'autres, au contraire, elle est pleine de difficultés. On sait combien il est difficile d'empêcher de passer à la chronicité l'engorgement du foie , de l'utérus , des amygdales , etc.

Le changement de pays est parfois nécessaire pour

empêcher une fluxion de passer à l'état chronique C'est dans cette intention que l'on prescrit aux habitants des pays chauds, atteints de maladie du foie ou de dyssenterie, qui tardent à guérir, de passer dans un pays d'une température plus élevée; c'est dans cette intention que l'on prescrit à ceux qui sont atteints de catarrhes pulmonaires ou de la vessie, qui tendent vers la chronicité, de passer d'un pays froid et humide dans un pays chaud et sec.

Le changement de lieu n'est pas non plus sans avantage. Tel individu menacé de chronicité pour telle ou telle maladie, s'élève d'une vallée sur le plateau d'une montagne, et ne tarde pas à guérir. D'autres fois, c'est le changement de quartier, de maison, d'appartement, qui est nécessaire pour prévenir la chronicité d'une fluxion qui avait son siége sur la poitrine, sur le ventre, sur les yeux, etc.

Les professions sont maintes fois la raison qui va faire passer une fluxion de l'état aigu à l'état chronique. Les hommes qui exercent leur voix par le chant ou la parole, sont souvent obligés de suspendre l'exercice de leur profession, s'ils ne veulent pas voir une angine, un catarrhe pulmonaire, prendre chez eux droit de domicile. Cette influence des professions sur le passage à la chronicité d'une fluxion fixée sur tel ou tel organe est si fréquente, si connue, que nous avons à peine besoin de la signaler.

Telle est la fluxion vue d'une manière générale, lorsqu'elle est à l'état aigu, nous avons besoin à présent de l'examiner quand elle est devenue chronique.

ART. II.

De la fluxion à l'état chronique.

Conditions locales et générales de la fluxion chronique. — Complications
ou associations élémentaires. — Crises difficiles. — Indications thérapeutiques.

Il nous semble tout aussi important, sous le rapport
pratique, de conserver le mot *fluxion* pour l'état chronique que pour l'état aigu. Dans les deux cas, en effet,
ce mot fluxion oblige de remonter à l'affection qui lui
a donné naissance, il oblige de préciser les symptômes
généraux qui l'accompagnent, il éloigne de l'idée de
supprimer brusquement le mouvement fluxionnaire
avant d'en avoir détruit la cause ou de lui avoir donné
une autre direction.

C'est parce que telle maladie n'a été souvent considérée que comme une phlegmasie chronique, qu'on
n'y a vu que le phénomène local ; qu'on a cru n'avoir
qu'à tonifier la partie, changer sa vitalité, que des métastases fâcheuses sont survenues. Une otorrhée chronique attaquée par les astringents a été suivie de fluxion
sur les méninges ; le même traitement pour l'ophthalmie
chronique a amené l'amaurose ; un catarrhe pulmonaire
chronique, traité par les balsamiques, a été suivi d'œ-
dème du poumon ; la suppression brusque de la diarrhée a amené l'engorgement du foie ; celle des flueurs
blanches a produit l'engorgement de la matrice, etc.
Aucun de ces accidents ne fût arrivé, si l'on se fût

pénétré de cette vérité : que, si certaines maladies sont
devenues et restent chroniques par les changements fâcheux qui se sont opérés dans la vitalité et la structure
de la partie malade, il est rare, très-rare, que
cette cause existe seule ; que presque toujours il y a,
en outre, des mouvements fluxionnaires qui entretiennent la lésion locale, et que, pour faire un traitement
rationnel, il faut, ou bien tarir ces mouvements fluxionnaires dans leur source, en attaquant et faisant disparaître l'affection, ou bien, ce qui est généralement plus facile, détourner ces mouvements de la partie atteinte,
en les attirant autre part. On ne réussit pas toujours,
il est vrai ; la fluxion semble se jouer parfois des hommes de l'art. Dans ces cas, il faut beaucoup de prudence, et peser avec soin s'il ne vaut pas mieux respecter cette fluxion, la placer au nombre des maladies
qu'il est dangereux de guérir, que de chercher à la
supprimer par des astringents ou des spécifiques.

Le mot *fluxion* obligeant à tenir compte de ces divers
phénomènes, les rappelant à l'esprit du médecin, nous
paraît donc devoir être conservé. Il faut reconnaître cependant que ce mot nous représente en lui-même, soit
dans les symptômes locaux, soit dans les symptômes
généraux, moins d'intensité que le mot *phlegmasie*.
Aussi y aura-t-il toujours une différence entre le catarrhe et la diarrhée chroniques, qui nous montrent la
fluxion proprement dite chronique, et la pneumonie et
la dyssenterie chroniques qui rentrent dans les phlegmasies ; aussi y aura-t-il toujours une différence entre
l'engorgement chronique du foie et des amygdales et

leur phlegmasie chronique. Mais, dans tous ces cas indistinctement, il y aura constamment à porter la même
attention et sur l'affection et sur les mouvements fluxionnaires qu'elle met en jeu.

Les fluxions chroniques s'observent principalement
chez les vieillards, chez les individus de tempérament
lymphatique, chez ceux dont la constitution est faible,
détériorée ; on les observe principalement dans les pays
froids et humides, ainsi que dans les pays chauds, surtout s'ils sont humides ; on les observe encore dans les
vallées profondes, etc.

La fluxion chronique reconnaît le plus souvent pour
cause intime une diathèse scrofuleuse, dartreuse,
rhumatismale, goutteuse, teigneuse, etc. ; ou bien,
elle tient à la suppression d'un écoulement naturel,
morbide, artificiel.

La fluxion chronique est essentiellement humorale.
Elle ne devient mixte, c'est-à-dire sanguine et humorale, que dans certains cas où elle prend un caractère
d'acuïté plus ou moins prononcé.

Les lésions locales que présente une fluxion chronique ne sont pas étrangères à la persistance de la maladie, mais elles n'y jouent, comme nous venons de le
dire il n'y a qu'un instant, qu'un rôle généralement fort
secondaire.

Les phénomènes que présentent ces lésions locales,
sont l'engorgement, le relâchement des tissus, la lésion
de sensibilité.

L'engorgement est un des phénomènes les plus constants de la fluxion chronique ; on l'observe et dans les organes parenchymateux. et dans l'épaisseur des membranes. Il résulte, soit de l'hypernutrition des tissus normaux, soit de la sécrétion de matière plastique dans la trame de l'organe malade.

L'engorgement est remarquable dans la fluxion chronique des amygdales, dans la fluxion chronique du foie, de l'utérus, de la prostate, etc. L'engorgement se montre encore dans le catarrhe pulmonaire chronique ; c'est son existence qui rend pénibles les fonctions de l'hématose, et qui produit l'asthme symptomatique. Il ne manque guère dans l'ophthalmie chronique, où il amène parfois le renversement des paupières ; il ne manque guère dans le catarrhe chronique de la vessie, où il amène une diminution dans le diamètre de son col, et par suite la dysurie.

L'engorgement est une des conditions de la fluxion chronique qui rendent sa guérison souvent si difficile. On a combattu l'état général, détourné les mouvements fluxionnaires, et cependant la fluxion persiste par la présence de l'engorgement qui entretient l'irritation. On n'aurait qu'à le faire disparaître pour avoir la guérison, mais on ne peut fréquemment y parvenir.

Le relâchement des tissus, des vaisseaux notamment, est un des phénomènes les plus communs de la fluxion chronique. On en a un exemple remarquable dans l'ophthalmie ancienne. Il s'oppose tout autant que l'engorgement, dont il fait presque toujours partie, à la guérison de la fluxion.

L'exaltation de la sensibilité est un phénomène non

moins commun que le précédent. Due à la fluxion qui
se fait sur la partie malade, et liée à une modification
de sa vitalité, elle contribue, elle aussi, à y entretenir
les mouvements fluxionnaires.

La fluxion chronique est presque toujours la suite
d'une fluxion aiguë; cependant il n'en est pas toujours
ainsi; on la voit quelquefois paraître avec ce caractère
dès les premiers moments. Ainsi, on observe des engorgements des amygdales, du foie, de l'utérus, des
ganglions lymphatiques, d'une articulation, etc., qui
n'ont jamais rien offert d'aigu dans leurs symptômes.

Il est une forme particulière de la fluxion, qui a un
caractère essentiellement chronique, et sur laquelle
nous avons à nous arrêter un instant; c'est celle qui
procrée les tubercules.

Quelques médecins ne veulent voir dans le phénomène qui produit ces corps inorganiques, qu'une inflammation, attendu, disent-ils, que les tubercules ne
sont que du pus concret.

Nous pensons comme eux, que les tubercules ne
sont que du pus concret, mais nous ne sommes pas de
leur avis au sujet du phénomène qui leur donne naissance. Ils ne voient, eux, pour expliquer l'inflammation, que le phénomène local; ils laissent de côté tout
le reste, et l'état-général et le genre de traitement qui
convient. Nous ne pouvons nous accommoder de semblables doctrines.

Nous disons que les tubercules ne sont pas le produit de l'inflammation, parce que les tubercules se

développent à peu près constamment dans des conditions tout opposées à celles qui reviennent à l'élément
inflammatoire, et parce que surtout le traitement
qu'on leur oppose est généralement pris en dehors des
antiphlogistiques.

Les tubercules, on le sait, se montrent de préférence chez les individus lymphatiques, scrofuleux;
chez ceux dont la constitution est détériorée; chez
ceux dont l'alimentation n'est nullement réparatrice.
Ils surviennent fréquemment sans occasionner de trouble notable dans l'économie, et s'il est quelque chose
qui soit susceptible de hâter leur développement, c'est
l'emploi des moyens qui conviennent pour une inflammation. Or, nous l'avouons, il nous semble, on ne
peut plus singulier, qu'on veuille faire une inflammation d'une maladie qui répugne si singulièrement aux
antiphlogistiques, à tout moyen débilitant.

Tout, nous le répétons, et dans les individus en
eux-mêmes, et dans les symptômes locaux et généraux, et dans le traitement convenable, nous montre
l'existence d'une fluxion, d'une fluxion humorale surtout, et non pas d'une inflammation.

L'état général des individus atteints de fluxion chronique offre des différences capitales, selon que l'organe
fluxionné est plus ou moins important, selon la nature
de la lésion locale produite par la fluxion, selon le
degré auquel est porté cette lésion locale, etc.

Ainsi, l'état général est parfois celui de la santé la
plus parfaite, la lésion locale n'a pu l'altérer aucune-

ment. C'est ce qu'on observe, par exemple, chez certains individus porteurs d'un engorgement chronique des amygdales, d'une ophthalmie chronique, etc.

D'autres fois, bien que le malade n'ait pas de la fièvre, il existe chez lui une certaine altération de la santé ; les forces ne sont plus les mêmes, l'appétit a souffert, le sommeil est à peu près nul, l'embonpoint a diminué. Cet état s'observe fréquemment dans les catarrhes pulmonaires anciens, dans certains engorgements du foie, dans certaines diarrhées chroniques, etc.

Dans un assez grand nombre de cas, les symptômes précédents sont plus prononcés, il n'y a pas de fièvre dans le jour, mais le soir, à l'entrée de la nuit, le malade éprouve une chaleur générale insolite, de la céphalalgie, de la soif, de l'agitation, le pouls prend une certaine fréquence. La fièvre disparait sur le matin. Cet état général s'observe dans la plupart des fluxions chroniques, alors qu'elles occupent un organe tant soit peu important et que la lésion existe à un certain degré.

Enfin, dans d'autres cas, la fièvre est continuelle et, le soir, à l'entrée de la nuit, il se manifeste une exacerbation qui persiste jusqu'au matin.

La fièvre qui accompagne les fluxions chroniques ne peut guère être considérée que comme symptomatique ; et cependant quelle différence n'y a-t-il pas entre cette fièvre et celle qui est liée à une lésion traumatique ou chimique ! Dans celle-ci, il n'y a que réaction ; dans la première, au contraire, il y a tout à la fois et une affection qui domine cette lésion locale et réaction.

La fièvre, lorsqu'elle dure depuis un certain temps, est dite *hectique* ou *chronique*.

La fluxion chronique se présente comme éminemment humorale et assez souvent même comme locale, c'est-à-dire, bornée aux seuls symptômes locaux, du moins en apparence. Mais, dans bien des cas, elle reçoit des modifications notables qui nous font dire qu'elle est devenue tout à la fois humorale et sanguine, et que de locale elle s'est changée en générale. Ce sont ces cas où elle est passée à l'état sub-aigu. Nous avons des exemples fréquents de ce changement de caractère de la fluxion dans la phthisie pulmonaire. Dans la première période, nous la trouvons le plus souvent purement locale, purement humorale, tant il y a peu d'énergie dans les symptômes, soit généraux, soit locaux. Mais lorsqu'arrive la deuxième période, alors que les tubercules vont entrer en fonte, il survient, dans toute l'économie, un ensemble de symptômes qui annoncent que la fluxion est devenue et sanguine et générale. Le traitement doit nécessairement être établi sur ces nouvelles conditions.

La fluxion chronique voit souvent s'unir à elle, soit comme coassociation, soit comme complication, les autres affections élémentaires, et maintes fois elle en éprouve une influence fâcheuse.

L'affection inflammatoire peut se présenter chez

l'individu atteint de fluxion chronique. Mais pour qu'il en soit ainsi, il faut que ses forces n'aient que peu ou point souffert, et qu'il se présente, du reste, dans les conditions propres à l'élément inflammatoire. On voit que pour que cela ait lieu, il faut par dessus tout que la fluxion n'ait pas frappé un organe important ; car s'il n'en est pas ainsi, l'individu n'aura pas assez de forces radicales pour offrir l'élément inflammatoire. Ainsi, un homme atteint d'engorgement chronique des amygdales peut fort bien être pris d'affection inflammatoire, sa santé n'a pas subi le plus souvent d'influence fâcheuse de cette première maladie ; mais si cet homme, au lieu d'un engorgement des amygdales, est en proie à une phthisie pulmonaire, à une diarrhée chronique, peut-on supposer que ses forces puissent être assez conservées pour qu'il soit susceptible de ce genre d'affection ? Non, la chose n'est pas possible. Nous verrons peut-être se développer, chez le malade, un ensemble de symptômes que nous rapporterons à l'état fluxionnaire général, mais ce ne sera pas un élément inflammatoire. Ce dernier suppose, soit dans la force vitale propre à l'individu, soit dans les symptômes généraux, un degré d'énergie que nous ne pouvons pas trouver ici.

Aussi, quand les tubercules pulmonaires entrent en fonte, alors qu'il existe assez souvent des symptômes généraux et locaux très-intenses, ne sommes-nous pas tentés d'y voir la présence de l'élément inflammatoire, mais seulement celle de l'élément fluxionnaire général. Les indications fournies par l'un ou l'autre de ces éléments nécessitent rigoureusement cette distinction. En effet, tandis qu'en admettant un élément inflammatoire nous serions obligés de recourir largement aux antiphlogistiques, à la saignée notamment, ce qui ne pourrait être que très-fâcheux fort souvent pour le malade, le diagnostic d'un élément fluxionnaire général, bien qu'il nous force parfois à pratiquer l'ouverture de la veine, nous prescrira toujours plus de réserve et l'emploi généralement de moyens moins actifs.

L'affection catarrhale peut fort bien se manifester chez l'individu atteint de fluxion chronique. Elle a d'autant plus de chance de se présenter chez lui qu'elle le trouvera plus faible, elle éprouvera de sa part moins de résistance vitale. Et ce qui est digne d'être noté, c'est que c'est surtout dans cette affection que les mouvements fluxionnaires qui lui appartiennent ont de la tendance à se porter sur l'organe atteint de fluxion chronique. Celui qui sera atteint d'angine chronique ne manquera pas de voir la nouvelle fluxion se porter sur le gosier ; si c'est la muqueuse pulmonaire, ou l'estomac, l'intestin, la matrice qui sont malades, ce sera sur ces organes qu'elle se fera presque à coup sûr de préférence ; et bien souvent la lésion locale en éprouvera fréquemment une aggravation plus ou moins notable.

L'affection muqueuse, l'affection bilieuse, sont susceptibles de venir compliquer la fluxion chronique. Les indications thérapeutiques varieront alors selon diverses circonstances et notamment selon le siége de la fluxion. S'il s'agit, par exemple, d'une irritation gastrique ou intestinale chronique, il importera à un haut degré de tenir compte de cette maladie, afin de ne pas l'aggraver par les médicaments qu'on pourrait croire convenables pour l'élément muqueux ou bilieux.

L'affection ataxique, adynamique ou maligne peut compliquer une fluxion chronique. Quel que soit le siége de cette fluxion, ce qui apparaît alors par dessus tout, ce qui domine tout, c'est l'affection nouvelle. Et cela est vrai, lors même que la fluxion chronique aura son siége sur les organes les plus importants : cerveau, poumon, intestin, etc.

Il est un élément qui vient parfois compliquer les fluxions chroniques et notamment la phthisie pulmonaire, c'est l'élément périodique. Cet élément se présente, tantôt sous l'influence des effluves marécageux, tantôt ceux-ci lui sont absolument étrangers. Il se développe, dans ce dernier cas, par une modification particulière des forces vitales déterminée par telle ou telle cause le plus souvent inconnue.

Si l'on fait attention que les conditions les plus favorables pour le développement des fièvres intermittentes se trouvent réunies chez l'individu atteint de phthisie pulmonaire, savoir : un état de faiblesse générale et une tendance réelle pour l'élément intermittent par le seul fait de la lésion organique ; si l'on fait attention que rien n'est plus fâcheux pour cet individu que la fièvre intermittente en elle-même, soit par les congestions qu'elle amène sur l'organe de la respiration pendant les périodes de froid et de chaleur, soit par la débilitation qu'elle imprime à l'économie, on verra que rien n'est plus fâcheux pour ces malades que leur présence dans des lieux marécageux.

Il importe de ne pas confondre avec la fièvre intermittente périodique dont nous parlons en ce moment, ces accès fébriles irréguliers qui sont si communs dans la phthisie pulmonaire. Les indications qu'ils fournissent ne sauraient être les mêmes.

L'élément nerveux est encore une complication fréquente des fluxions chroniques. Cet élément peut se présenter sous la forme d'une douleur plus ou moins vive qui a son siége, soit sur la partie fluxionnée, soit sur un autre point, ou bien il se montre sous l'état de spasme, sous celui d'un simple éréthisme, d'un affaissement des forces, etc.

C'est la présence de cet élément, dans certaines phthisies pulmonaires, qui leur avait fait donner, par les Anciens, le nom de *phthisies nerveuses*. Ces phthisies sont celles où l'on observe un état d'éréthisme prononcé, où la toux est violente, où les quintes entrainent le vomissement, où le sommeil est impossible, où il y a des migraines intolérables ; ce sont celles, en un mot, où les lésions anatomiques ne rendent pas compte de ces phénomènes. Ces phthisies sont propres surtout aux personnes du sexe douées d'une constitution nerveuse très-prononcée.

Nous avons déjà parlé, dans un autre article, de cette maladie que nous avons nommée *phthisie* par contracture, où nous avons trouvé la coassociation de l'élément nerveux avec une fluxion chronique sur la muqueuse bronchique, nous n'avons pas à y revenir.

19

Il n'est pas rare encore, dans les fluxions chroniques, de voir l'affection nerveuse se manifestant sous forme d'hystérie, d'épilepsie, d'hypocondrie, etc.

Les fluxions chroniques ne guérissent que bien rarement par des crises. Pour que cette terminaison heureuse pût avoir lieu, il faudrait en effet une réunion de conditions bien difficile à obtenir ici. Il faudrait, d'un côté, que l'affection qui entretient le mouvement fluxionnaire sur la partie malade disparût, ce qui n'est pas commun, puisqu'il s'agit le plus souvent d'une diathèse ; il serait nécessaire, de l'autre, que la lésion locale fût modifiée dans sa vitalité et dans sa structure morbides, ce qu'il est tout aussi rare de voir.

La guérison de ces fluxions chroniques par des crises n'est pourtant pas impossible, mais le plus souvent elle n'a lieu que parce que le mouvement fluxionnaire s'est porté sur un autre point. Ainsi l'on voit l'établissement du flux hémorroïdal guérir un catarrhe pulmonaire chronique, une irritation gastrique ancienne ; ou bien ce sont des flueurs blanches qui jugent une angine chronique, un engorgement de l'utérus, une tumeur blanche, etc.

Le plus souvent les maladies chroniques qui ont une date reculée, livrées à elles-mêmes, restent stationnaires ou s'aggravent. Si les symptômes qui les accompagnent, agissent sur les forces générales, leur détérioration plus ou moins rapide et la mort peuvent en être la conséquence.

Les indications fournies par les fluxions chroniques
sont des plus importantes. Ici, comme dans les fluxions
aiguës, elles reposent et sur l'état général et sur l'état
local. Mais il faut reconnaître que dans celles-ci l'état
local, en raison des conditions qu'il présente, exige
peut-être plus d'attention que dans les fluxions aiguës.
Les indications principales sont les suivantes :

1° Remonter à l'affection ;

2° Détourner les mouvements fluxionnaires ;

3° Modifier la lésion locale ;

4° Avoir égard à l'état des forces.

Lorsque l'on cherche reconnaître l'affection qui
entretient une fluxion chronique, on découvre presque
toujours qu'il s'agit d'une diathèse : c'est la diathèse scrofuleuse, dartreuse, rhumatismale, goutteuse, teigneuse,
etc. ; ou bien il s'agit de la suppression de quelque
écoulement naturel, morbide ou artificiel.

Dans le cas de diathèse, l'indication est précise, il
faut chercher à la modifier, à la faire disparaitre. Mais
combien le médecin n'éprouve-t-il pas ici d'obstacles
dans sa thérapeutique ? Peut-il se flatter de détruire une
diathèse dartreuse, scrofuleuse, teigneuse ? C'est tout
au plus s'il parvient à leur imprimer une légère modification. Et combien de fois n'arrive-t-il pas que les
moyens que l'on met en usage pour combattre la diathèse, portent leur première action, presque toujours
excitante, sur la fluxion chronique qu'elles font passer
à l'état sub-aigu ? Il n'est que trop vrai que dans un
grand nombre de cas il en est ainsi, et que l'on est

obligé de renoncer à combattre la diathèse, pour se borner à attaquer, détourner la fluxion. Ce n'est que lorsque celle-ci est guérie, ou à peu près guérie, que l'on peut songer à l'emploi des moyens propres à modifier la diathèse, afin de prévenir de nouvelles manifestations sur les organes.

L'indication qui consiste à détourner les mouvements fluxionnaires de l'organe malade, est, sans contredit, celle qui nous offre le plus de ressources. Nous ne pouvions rien contre la diathèse, mais nous pouvons du moins attirer sur un autre point les actes morbides auxquels elle se livre. Nous n'avons rien pu contre l'affection, et, si nous ne détournions pas les mouvements fluxionnaires, nous ne pourrions pas davantage contre la lésion locale. Bien plus, si nous voulions attaquer cette lésion locale, si nous voulions la guérir sans avoir préalablement détourné la fluxion, nous verrions très-souvent se manifester des métastases fâcheuses.

Les vésicatoires, cautères et sétons sont les moyens principaux employés dans ces circonstances, mais ce ne sont pas les seuls; on se sert encore parfois des purgatifs, des laxatifs. C'est le siége de la maladie, c'est l'état des forces qui doit diriger à ce sujet. Ainsi, pour une fluxion chronique qui se fera sur les organes respiratoires, on aura recours aux vésicatoires ou cautères, et on ne purgera pas; tandis que, s'il s'agit d'une fluxion chronique sur les organes crâniens, des laxatifs peuvent avoir un certain avantage. Et dans ce cas pourtant, si les forces du malade ne sont pas à un degré suffisant, si la constitution est détériorée, les laxa-

tifs sont susceptibles d'avoir un effet fâcheux par la
faiblesse qu'ils augmentent ; il y a contre-indication à
leur emploi. C'est par la même raison que les purgatifs qui
ont généralement tant de succès dans les ophthalmies,
conviennent si peu, dans ces maladies, soit aiguës, soit
surtout chroniques, chez les individus lymphatiques,
sérophuleux, de constitution faible ou détériorée.

L'indication qui a pour but de modifier l'état local,
ne doit être remplie que lorsqu'on a modifié suffisamment l'état général, la diathèse, ou que du moins
on a détourné la fluxion par des vésicatoires, des cautères, etc. Si la fluxion a son siége à l'extérieur, rien
n'est plus facile que cette partie du traitement ; c'est
dans ce but qu'on emploie les astringents, les cathéréti-
ques. Mais quand la fluxion occupe un organe intérieur,
il n'en est plus ainsi ; il faut alors recourir à des moyens
divers qui ont une action spéciale sur telle ou telle partie.

Enfin, l'état des forces est un sujet très-important
d'indications. Autant il importe, en effet, de conserver
au malade toutes celles dont il a besoin et, par conséquent, de ne pas l'affaiblir en vain ; autant il importe,
si ces forces sont en excès, de les ramener à ce point
où elles n'entretiendront pas dans l'organe malade une
surexcitation nuisible.

Ces principes posés, venons-en à quelques applications. Supposons que nous ayons affaire à un catarrhe pulmonaire chronique ; chercherons-nous de prime
abord à le guérir par les médicaments qui sont propres
à modifier la vitalité de la muqueuse ? Nous nous en
garderons certainement, parce que si nous ne rem-

plissons pas les indications préalables dont nous venons
de parler, si nous ne cherchons pas surtout à détourner la fluxion par des exutoires, nous nous exposons,
en la supprimant sur la muqueuse bronchique, à la
voir se porter sur le parenchyme pulmonaire et y donner lieu à un engouement, à un œdème du poumon.
Ce n'est que lorsque nous aurons établi une révulsion
suffisante par un vésicatoire ou cautère, que nous donnerons quelqu'un de ces médicaments qui, en réveil-
lant la vitalité de la muqueuse, en la stimulant, la
font revenir à l'état normal.

Dans l'ophthalmie chronique, nous ferons toujours
précéder les moyens locaux de ceux qui conviennent
à l'affection ou qui du moins détournent la fluxion de
l'organe malade. Nous avons vu une solution résolutive
employée de prime-abord dans une maladie de ce
genre amener une amaurose.

Tout le monde sait que rien n'est plus dangereux
que l'emploi des astringents dans l'otorrhée chronique,
lorsqu'on n'a pas fortement détourné la fluxion ; une métastase sur les méninges en est presque inévitablement la
suite. Cet accident est même survenu dans des cas où
l'on croyait qu'un vésicatoire déjà ancien avait suffisamment détourné la fluxion. Aussi, nous sommes-
nous fait pour règle de ne jamais employer les astringents dans cette maladie, et nous bornons-nous aux
injections émollientes.

Dans une gastrite chronique, nous ne pouvons rien
le plus souvent contre la diathèse qui l'a produite,
nous n'y pouvons pas plus que dans les cas précédents,

mais nous n'en devons pas moins chercher à détourner
la fluxion, et ce ne sera qu'alors que nous pourrons
employer avec quelque chance de succès les moyens
propres à modifier la vitalité de la muqueuse.

Conviendrait-il, dans les fluxions chroniques du
cerveau avec hémiplégie, de prescrire des remèdes
propres à réveiller la vitalité du tissu nerveux, si l'on
n'avait auparavant détourné les mouvements fluxionnaires de l'organe?

C'est encore dans l'emploi des moyens propres à détourner la fluxion que nous trouverons nos principales
ressources contre la phthisie pulmonaire. Que pourrions-nous, en effet, contre une diathèse scrofuleuse,
dartreuse, teigneuse, à laquelle on devrait rapporter
la maladie? Oserions-nous employer les toniques ou
les dépurants propres à ces diathèses? Si nous les met-
tions en usage, le premier effet qu'ils auraient serait
de donner plus de force à la fluxion et de provoquer
la fonte des tubercules. Avant que nous eussions pu
modifier la diathèse, l'organe aurait eu vingt fois le
temps d'être détruit. Si nous voulons corriger ces diathèses, bornons-nous à le faire quand la chose est
possible, quand nous n'avons pas à craindre pour un
organe important, quand nous n'avons pas de dangers
à faire courir au malade.

Nous ne saurions trop le dire, c'est sur les moyens
propres à détourner la fluxion que nous devons compter par dessus tout dans la phthisie pulmonaire. Si
nous pouvons nous flatter de prévenir cette maladie
lorsqu'elle est imminente, ce sera surtout par le secours

des exutoires que nous pourrons y parvenir ; si nous pouvons nous flatter d'empêcher la fonte de tubercules déjà développés, ce ne sera que par le moyen des exutoires ; si nous pouvons nous flatter de mettre des bornes aux lésions organiques qu'entraîne la fonte de ces corps, si nous pouvons nous flatter de voir les cavernes tuberculeuses entrer en voie d'oblitération, de cicatrisation, c'est sur les exutoires que nous devons encore placer nos espérances. Empêcher les mouvements fluxionnaires de se porter sur le poumon ou les en détourner, voilà la grande indication de la phthisie pulmonaire imminente ou déclarée.

Les vésicatoires recommandés par quelques médecins, par Laënnec entr'autres, ne conviennent guère dans cette maladie ; ils ont le grave inconvénient de causer de la douleur, une excitation générale et de n'être que temporaires. Les cautères doivent toujours leur être préférés ; ils n'incommodent que peu ou point les malades et donnent une suppuration soutenue et profonde qui a des avantages bien différents.

Quant au lieu où il faut placer les cautères, quelques-uns les font placer sur la poitrine, dans l'idée qu'il auront une action plus efficace pour détourner la fluxion du poumon ; d'autres les font mettre au bras ou à la jambe.

Pour notre part, nous n'avons jamais trouvé de l'avantage à placer des cautères sur la poitrine dans le voisinage des points tuberculeux du poumon. Ces cautères ont pour inconvénient d'être placés trop près de la fluxion ; l'irritation qu'ils occasionnent transmet sou-

vent les mouvements fluxionnaires sur l'organe dont
on voudrait les détourner. En second lieu , ces cautères
ne donnent pas cette suppuration abondante et soutenue que fournissent ceux de la jambe ou du bras ,
dans lesquels il est plus facile de mettre et de maintenir des pois volumineux. En troisième lieu , ces cautères n'étant guère que temporaires et devant être
fréquemment renouvelés , il s'en suit qu'il faut finir
par en couvrir toute la poitrine , et , malgré cela , il
est des époques où la suppuration qu'ils donnent est
nulle ou presque nulle.

Les cautères permanents du bras ou de la jambe
détournent les mouvements fluxionnaires avec plus de
sûreté et donnent une suppuration sur laquelle on peut
bien mieux compter.

S'il s'agit d'une femme dont les menstrues sont sup-
primées , il y a indication de placer l'exutoire à la
jambe ; dans les autres cas , on peut les placer indiffé-
remment , soit à cette partie , soit au bras , en tenant
compte toutefois des professions qui obligent de le placer sur l'un de ces points plutôt que sur l'autre. Si
l'on juge qu'un seul cautère ne soit pas suffisant , ce
qui arrive fréquemment , il faut en prescrire deux ,
un au bras et l'autre à la jambe.

Quelques médecins ont paru craindre que la suppuration fournie par les cautères ne fût fâcheuse pour
les malades trop affaiblis. Cette crainte n'est pas fondée. Si les malades sont affaiblis , ils le sont par les désordres anatomiques qui se passent dans l'organe et qui
amènent une expectoration abondante , des sueurs , de

la diarrhée, de la fièvre. L'indication est donc précise, il faut attaquer le mal à son origine ; il faut détourner les mouvements fluxionnaires du poumon. Si l'on y parvient, on verra bientôt survenir de l'amendement dans les symptômes. Si l'on n'emploie pas ce remède, qui est alors la dernière ressource du médecin, le malade est voué à une mort certaine dont le moment est plus rapproché.

Nous n'avons pas besoin de dire que le traitement ne doit pas se borner aux exutoires, il est des émollients qu'il ne faut jamais négliger, tant leur action est reconnue généralement avantageuse ; nous voulons parler du lait d'ânesse, des bouillons d'escargots, de mou de veau, etc. Non-seulement ces moyens paraissent propres à agir avantageusement sur l'organe malade, mais ils diminuent la violence de la toux, procurent du repos, rendent les sueurs moins abondantes. C'est le lait d'ânesse qui jouit surtout de ces propriétés.

Dans ces fluxions chroniques, quelles qu'elles soient, il est une chose que l'on ne doit jamais négliger, c'est de rétablir les écoulements divers qui ont pu être supprimés, surtout si l'on trouve dans cette suppression la cause de la fluxion. On obtiendra plus de succès de ces écoulements primitifs rappelés que des nouveaux qu'on voudrait établir. Ainsi, on rappelle les menstrues, les flueurs blanches, la sueur des pieds ; on rouvre un cautère ancien, une vieille plaie, quand c'est dans leur suppression que la maladie a pris son origine, et que l'on a toutefois quelque espoir de réussir, que l'état des

forces ne contre-indique pas l'emploi des moyens appropriés, comme, par exemple, quand il s'agit des menstrues.

Le flux hémorroïdal exerçant une influence salutaire
sur les fluxions chroniques de la plupart des organes
des cavités splanchniques, il convient très-souvent de
chercher à le provoquer, surtout si l'on aperçoit une
certaine tendance des mouvements fluxionnaires vers
ce point. Rien ne sera plus avantageux que l'établissement
de ce flux pour l'engorgement du foie, pour une gastrite
chronique, un catarrhe pulmonaire ou vésical opiniâtre,
pour des congestions cérébrales habituelles, pour une
angine chronique, etc. Nous avons déjà fait connaître
les moyens propres à les provoquer : deux ou trois sangsues à l'anus, toutes les trois ou quatre semaines, des lavements émollients bien chauds et quotidiens, des pilules d'Anderson de temps à autre.

Si la fluxion, quel que soit son siége, existe à ce
degré où elle constitue une phlegmasie chronique, les
indications sont à peu près les mêmes, à cela près que
le régime est généralement plus sévère.

Ainsi, dans la pneumonie chronique, nous recher-
cherons si la maladie n'est pas entretenue par une diathèse que nous puissions combattre sans augmenter
l'irritation locale, ce qui, d'après ce que nous avons
dit, ne pourra être que fort rare ; nous veillerons à ce
que les forces ne soient pas en excès et qu'elles ne fassent pas non plus défaut ; nous détournerons les mouvements fluxionnaires par des exutoires ; nous chercherons

à provoquer l'expectoration par des béchiques, en surveillant toutefois leur action parfois irritante pour le
poumon.

S'il s'agit d'une dyssenterie chronique, les indications
offrent quelque différence selon les sujets, mais elles
sont surtout basées sur l'examen de l'état général.

La dyssenterie chronique, nous avons besoin de
citer cet exemple, nous a paru pouvoir être divisée
en deux espèces, savoir :

1° Dyssenterie devenue chronique et entretenue à
cet état par les désordres anatomiques produits par la
phlogose ;

2° Dyssenterie devenue chronique par le fait d'un
état morbide général, d'une diathèse scrofuleuse, dartreuse, etc.

Les dyssenteries chroniques de la première espèce
sont entretenues par une hypertrophie des tuniques du
rectum et d'une partie du colon. Nous avons vu des cas
dans lesquels l'intestin induré avait une épaisseur qui
allait jusqu'à près de cinq lignes ; l'état de la muqueuse
ne s'éloignait pas sensiblement de celui qui lui est normal.

La deuxième espèce nous présente des dyssenteries
chroniques dans lesquelles, sur un intestin qui n'est que
peu ou point épaissi, il existe des ulcères plus ou moins
nombreux, qui s'étendent depuis l'anus jusqu'à l'arc
transverse du colon.

Nous avons remarqué que les sujets, porteurs de
dyssenterie de la première classe, étaient de jeunes soldats d'un tempérament sanguin et d'une forte constitu-

tion; tandis que ceux dont la partie inférieure du gros
intestin présentait des ulcères, étaient des individus de
tempérament le plus souvent lymphatique, ou de constitution entachée de quelque diathèse.

Il est à peu près évident pour nous, que, chez les
premiers, la dyssenterie était entretenue par la lésion
des parois de l'intestin, tandis que, chez les seconds,
la maladie était surtout chronique par la présence des
ulcères. Les indications doivent nécessairement se ressentir de ces différences. En effet, tandis que, pour les
premiers, le traitement se réduit à peu près au régime, et à des remèdes propres à diminuer le nombre des selles, la nature devant faire le reste; chez
les seconds, il est en outre nécessaire, je ne dirai pas
de chercher à modifier la diathèse, la chose serait inutile, on n'y réussirait certainement pas, et les moyens
que l'on emploierait ne seraient très-probablement pas
sans inconvénient pour la lésion locale, mais il est nécessaire de faire appliquer des vésicatoires qui détour-
neront de l'intestin les mouvements fluxionnaires qui
entretiennent les ulcères.

Outre ces deux espèces de dyssenterie chronique, il
en est une autre que nous avons observée plusieurs
fois, dans laquelle on trouve tout à la fois et l'épaississe-
ment de l'intestin, et les ulcères. Il est évident que, si
elle peut être diagnostiquée, le traitement doit être le
même que pour la seconde espèce.

Dans les divers cas de fluxion chronique dont nous
avons déjà parlé, nous n'avons guère considéré le trai-

tement que par rapport à l'état bien chronique et purement humoral. Or, il arrive maintes fois qu'une fluxion,
quel que soit son siége, soit par une cause, soit par une
autre, devient sub-aiguë, et que, d'humorale qu'elle
était, elle présente le caractère mixte, c'est-à-dire
qu'elle devient tout à la fois humorale et sanguine. Les
indications doivent être alors nécessairement prises sur
ce nouvel état de la fluxion, en tenant compte avec le
plus de précision que possible de ce degré de sub-
acuïté, et en n'oubliant jamais d'avoir égard à l'état
d'affaiblissement qu'a déjà éprouvé le malade, et à
celui qu'il aura encore à subir. Cette dernière considé-
ration oblige bien souvent à être fort réservé sur l'emploi des moyens qu'en tout autre circonstance on met-
trait en usage pour la combattre; nous voulons parler
des émissions sanguines.

Nous n'avons à présent qu'à jeter un coup d'œil sur
le traitement des affections qui viennent assaillir l'individu déjà atteint de fluxion chronique de tel ou tel
organe.

Si l'affection inflammatoire se manifeste chez cet
individu, il est à craindre, pour peu que l'organe
malade soit important, que la congestion qui s'y opère
par le fait même de la fièvre, ne devienne la cause
de désordres plus graves, il importe donc d'en finir au
plus vite avec cette affection, et de la ramener par la
saignée générale au rang de fièvre simple, sans oublier
que la fluxion peut réclamer des indications spéciales
qui différeront selon son siége.

Une affection catarrhale qui survient chez un individu atteint d'une fluxion chronique, exige encore une certaine attention. Il faut éloigner de la partie malade la fluxion catarrhale qui a toujours une tendance extrême à s'y porter. On s'aidera pour cela soit des attractifs émollients, ou bien rendus un peu irritants, soit des émissions sanguines, soit surtout des vésicatoires.

Il importe de savoir que dans ces circonstances la fluxion catarrhale, fixée sur l'organe déjà malade, rend, pour peu que cet organe soit important, les crises difficiles ; et qu'il faut généralement se garder des diaphorétiques qui, loin de produire ici un effet favorable, ne font qu'augmenter la congestion et l'irritation de la partie fluxionnée.

Si c'est une affection bilieuse ou muqueuse qui se manifeste chez un individu atteint de fluxion chronique, il faut tenir compte et de l'élément bilieux ou muqueux et de l'élément fluxionnaire, en saisissant avec le plus d'exactitude que l'on peut les rapports qui les unissent, et n'oubliant jamais les indications particulières, ou les contre-indications qu'ils se donnent l'un à l'autre.

Un état ataxique, adynamique ou malin qui survient chez un individu placé dans de semblables conditions, offre, pour indication principale, de combattre ces divers éléments par les moyens qui leur sont propres, quel que soit d'ailleurs le siége de la fluxion chronique, qu'il se trouve au cerveau, au poumon, ou à l'intestin ; il offre encore, pour deuxième indication, d'éloigner de l'organe malade les mouvements fluxionnaires qui pourraient s'y porter sous l'influence de ces éléments, au moyen des vésicatoires exclusivement; car jamais ici, encore moins que dans la fluxion aiguë développée sous l'influence des mêmes éléments, l'emploi des émissions sanguines, même locales, ni celui des purgatifs, ne saurait être mis en usage. Leur contre-indication est on ne peut plus formelle.

L'élément périodique rémittent ou intermittent, qui survient dans des circonstances pareilles, exige à peu près constamment l'emploi de l'antipériodique de bonne heure, afin que les lésions anatomiques n'en soient pas aggravées, et ceci est surtout vrai, s'il y a une fluxion chronique vers le cerveau, une phthisie pulmonaire, un engorgement du foie, etc. Mais il faut faire attention que la fluxion chronique, qui a pris alors un certain degré d'acuïté, exige parfois l'emploi de moyens préalables; et ce n'est que lorsque ce surcroît d'irritation est calmé qu'on peut en venir à l'antipériodique.

L'état dans lequel se trouvent les individus atteints de phthisie pulmonaire, obligeant de recourir toujours aux moyens les plus doux, nous avons pour coutume, avant de donner le sulfate de quinine, et quand les accès ou paroxysmes sont légers, d'essayer de la potion anti-émétique de Rivière. Elle nous a réussi souvent, et nous a dispensé d'en venir au précédent remède, que les malades et les parents redoutent communément, quoique bien à tort, dans de semblables circonstances, et sur le compte duquel ils ne manquent guère de mettre tel ou tel accident qui peut survenir plus tard.

Si l'élément rémittent ou intermittent présente le caractère pernicieux, il faut de suite et d'emblée, quelles que puissent être les complications, administrer le sulfate de quinine. Si la fluxion exige des moyens particuliers, ce qui est rare, ce n'est qu'aux vésicatoires qu'il est permis d'avoir recours.

La complication de l'élément nerveux avec une fluxion chronique exige une médication en rapport avec l'espèce d'élément nerveux à laquelle on a affaire.

Si nous avons à traiter, par exemple, un catarrhe pulmonaire chronique, qui se complique d'attaques d'asthme, non-seulement nous emploierons les exutoires, mais nous prescrirons les moyens propres à combattre l'asthme, tels que les pilules avec la digitale et l'*assa fœtida*, les lavements avec cette dernière substance, les potions antispasmodiques dont la forme est si variée dans cette maladie.

Rien n'égale souvent la peine qu'éprouve le médecin à modérer les symptômes de l'élément nerveux dans la phthisie pulmonaire. Il y a de vives céphalées, des toux violentes, une insomnie opiniâtre, un éréthisme général qu'on ne peut souvent parvenir à calmer. On prescrit le lait d'ânesse, les bouillons d'escargots, de mou de veau ; on donne le cyanure de potassium, l'extrait de jusquiame blanche, l'extrait de laitue, et cependant l'amélioration est nulle. On se voit souvent forcé d'en venir à des remèdes plus actifs, on prescrit l'acétate de morphine, et cependant on n'en obtient que des résultats insuffisants.

Nous avons dit, dans un autre chapitre, quel était

20

le traitement que nous jugions convenable pour cette maladie, que nous avons appelée *contracture du poumon;* nous n'avons pas à y revenir.

La fluxion chronique peut enfin exiger des changements de pays, de lieux; la suspension ou la cessation des travaux de telle ou telle profession, etc. C'est au médecin à voir ce que l'hygiène thérapeutique peut lui fournir sous ce rapport.

Telles sont les indications fournies par la fluxion chronique; elles reposent, on le voit, par-dessus tout et sur l'affection, et sur les mouvements fluxionnaires que celle-ci met en jeu, et sur les lésions locales. C'est au médecin à savoir apprécier les précieuses ressources que lui donne à ce sujet la doctrine élémentaire.

§ II.

DES FLUX.

Les flux constituent la deuxième forme principale de la fluxion.

Les auteurs ont décrit sous le nom de *flux* tout écoulement contre nature, quelle que soit la cause qui le produise, qu'il soit idiopatique ou symptomatique. Nous ne saurions considérer ici les flux à ce point de vue. Nous ne pouvons nous en occuper qu'en tant qu'ils sont liés à l'existence d'un mouvement fluxionnaire, soit que le fluide soit rejeté au-dehors, soit qu'il s'accumule dans les organes.

Les flux peuvent être distingués en *sanguins*, *séreux*, *muqueux* et *glandulaires*. Nous allons nous occuper séparément de chacune de ces espèces.

ARTICLE PREMIER.

Du flux sanguin ou de l'hémorrhagie fluxionnaire.

Considérations sur l'hémorrhagie fluxionnaire. — Sa distinction en accidentelle — constitutionnelle — supplémentaire — critique — métastatique — intermittente — interne ou externe — sanguine ou sanguine et humorale — locale ou générale. — Causes. — Symptômes. — Des hémorrhagies bilieuses. — Des hémorrhagies spasmodiques. — Métastases. — Crises. — Indications thérapeutiques.

L'hémorrhagie fluxionnaire est une maladie de tous les âges, de tous les tempéraments, de toutes les constitutions ; elle peut se faire par presque toutes les parties du corps ; cependant il y a de nombreuses différences sous ces divers rapports.

L'hémorrhagie fluxionnaire est rare chez les très-jeunes enfants. On ne l'observe guère que vers l'âge de deux ans, encore même est-elle fort peu abondante à cette époque. Quelques gouttes de sang épuisent le mouvement fluxionnaire. Elle devient plus fréquente et plus copieuse après la deuxième dentition. Dans l'adolescence, dans la puberté, elle prend un degré plus élevé. Mais c'est surtout dans la jeunesse et au commencement de l'âge adulte, qu'elle se montre avec une certaine intensité. Plus tard, elle est moins commune ; et, si maintes fois on peut lui attribuer une apoplexie céré-

brale, maintes fois aussi cette apoplexie est de toute autre nature.

Nous avons à peine besoin de rappeler cette loi
pathologique si connue : que, chez les enfants et les
adolescents, l'hémorrhagie fluxionnaire se fait presqu'exclusivement par les fosses nasales; que c'est chez
les jeunes gens que commence à se montrer l'hémoptysie; que l'hématémèse ne survient guère que chez les
adultes, et que l'apoplexie cérébrale sanguine se montre
de préférence chez les vieillards.

Il est digne de remarque que ce ne sont pas les
individus d'un tempérament sanguin, d'une constitution
forte, qui sont les plus sujets à l'hémorrhagie fluxionnaire; loin de là, ils n'y sont que fort peu exposés.
On l'observe principalement chez les sujets lymphatiques, chez ceux dont la constitution porte l'empreinte
d'une certaine délicatesse ; on l'observe surtout chez
ceux qui sont atteints de quelque diathèse : scrofuleuse,
goutteuse, dartreuse, teigneuse, rhumatismale. Et ceci,
il est nécessaire de le dire, a surtout rapport à l'hémorrhagie habituelle, constitutionnelle.

Bien que l'hémorrhagie fluxionnaire se manifeste sur
tel ou tel point, d'après les sympathies de l'âge, elle
se laisse guider aussi dans ses localisations d'après des
prédispositions diverses, héréditaires principalement.
Rien n'est plus commun, par exemple, que les hémoptysies héréditaires, et les métrorrhagies du même genre
ne sont pas rares.

L'hémorrhagie fluxionnaire est le plus souvent spo-

radique; dans quelques cas, cependant, on l'a vu former le caractère principal d'une épidémie.

On distingue l'hémorrhagie fluxionnaire en accidentelle et constitutionnelle. On la distingue en supplémentaire — critique — métastatique — intermittente. On
la distingue encore en externe et interne.

L'hémorrhagie fluxionnaire est purement sanguine,
ou bien sanguine et humorale, ce qui est plus fréquent.
Elle est locale ou générale.

L'hémorrhagie purement sanguine s'observe plus
particulièrement chez les femmes qui ont une suppression accidentelle du flux menstruel, et dont la constitution n'est entachée d'aucune diathèse; on l'observe
plus particulièrement encore chez les individus de tempérament sanguin et de constitution forte, qui n'ont
cette hémorrhagie que par accident ou comme phénomène critique de telle ou telle maladie. L'hémorrhagie
intermittente périodique peut encore être considérée
comme généralement sanguine. L'hémorrhagie est sanguine et humorale dans la plupart des cas où elle se
développe sous d'autres conditions, et surtout lorsqu'elle est constitutionnelle, qu'elle survient chez des
individus atteints de quelque diathèse. Cette espèce est
beaucoup plus commune que la précédente, et mérite
la plus sérieuse attention par rapport aux indications
thérapeutiques.

L'hémorrhagie est dite tenir à une fluxion locale,
lorsque les symptômes sont à peu près limités à l'organe où elle a son siége; elle appartient à une fluxion
générale, lorsqu'il y a du développement, de la fré-

quence, plus ou moins de résistance dans le pouls,
qu'il y a de la chaleur à la peau, etc.

L'hémorrhagie est parfois dite *symptomatique*, alors
qu'elle est réellement fluxionnaire, idiopathique; on
prend pour cause de l'hémorrhagie, des lésions diverses, qui ne sont pourtant, comme elle, que des
symptômes d'une même affection. Ainsi, l'hémoptysie
est considérée comme symptomatique du moment où
il existe des tubercules dans le poumon, et cependant
si l'on fait attention à la manière dont se développe la
maladie, on verra qu'il n'en est rien.

L'hémoptysie, on le sait, existe souvent pendant
plusieurs années, parfois même toute la vie, sans qu'il
existe de tubercules dans l'organe de la respiration. On
sait encore que bien souvent les tubercules ne se forment que parce que l'hémoptysie s'est supprimée. Or,
si l'hémoptysie peut exister sans tubercules, et si les
tubercules peuvent se former du moment où l'hémorrhagie se supprime, nous ne voyons pas comment,
lorsqu'il y aura tout à la fois et hémoptysie et tubercules, on voudra considérer la première comme symptomatique des seconds. Il nous semble qu'il sera bien
plus vrai de les considérer, et l'une et les autres,
comme deux symptômes distincts de la même affection,
comme deux formes différentes que prend la fluxion.

Tout ce qui tend à affaiblir la constitution, à diminuer sa résistance vitale, peut être considéré comme
cause prédisposante ou efficiente de l'hémorrhagie
fluxionnaire. En effet, du moment où la force vitale

perd le degré d'énergie qui lui est nécessaire pour dominer les diàthèses qui ne sont souvent qu'en germe dans
l'économie, ces germes se développent, grandissent, la
diathèse devient puissante, et les mouvements fluxionnaires et l'hémorrhagie, qui est une de leurs formes, se
manifestent. Nous n'avons pas besoin de dire que ceci
a principalement rapport à l'hémorrhagie constitutionnelle.

Parmi les causes intimes de l'hémorrhagie fluxionnaire, nous devons mentionner au premier rang les
diathèses scrofuleuse et goutteuse, et ensuite les diathèses dartreuse, teigneuse, rhumatismale. La suppression d'écoulements divers : menstrues, flueurs blanches, hémorroïdes ; la cicatrisation d'un vieil exutoire,
d'une plaie ancienne ; la suppression de la sueur des
pieds, etc., sont encore des causes fréquentes de cette
hémorrhagie.

L'affection intermittente-périodique est la cause de
l'hémorrhagie qui se présente sous ce type ; celle-ci
est le résultat du mouvement fluxionnaire mis en jeu
par l'affection.

L'hémorrhagie fluxionnaire se présente parfois sans
aucun prodrome, sans aucun changement dans l'état
ordinaire de la santé. C'est ce qui arrive dans quelques
cas pour l'épistaxis, pour l'hémoptysie, mais alors
l'hémorrhagie n'est que légère, insignifiante, car, pour
peu qu'elle soit prononcée, quel que soit son siége,
il y a des prodromes, et selon que l'organe où elle se
manifeste est plus ou moins important, selon les cir-

constances dans lesquelles elle a lieu, la santé est plus ou moins troublée.

Par rapport aux prodromes, nous voyons l'épistaxis précédé de pesanteur de tête, de tension dans les fosses nasales. L'hémoptysie est précédée par la gêne de la respiration, par de la chaleur derrière le sternum et au gosier, par des picotements dans cette dernière partie, par une toux sèche; l'hématémèse, par des coliques d'estomac qui s'étendent plus ou moins dans les régions voisines; l'hématurie, par la douleur des reins; la métrorrhagie, par des douleurs de matrice, etc.

Quant aux symptômes fournis par l'hémorrhagie elle-même, ils se bornent parfois à l'organe où ils se manifestent, c'est ce qui a lieu pour la plupart des épistaxis, pour les hémoptysies, les métrorrhagies, les hématuries légères; mais, dans la plupart des autres cas, il existe un ensemble de symptômes qui font dire que la fluxion n'est plus locale, qu'elle est générale. Alors il y a de la fréquence et plus ou moins de développement, de résistance au pouls; il y a de la chaleur à la peau, de la céphalalgie, un malaise général, etc.

Quand l'hémorrhagie fluxionnaire est interne, elle s'annonce par des symptômes locaux et généraux qui ne manquent guère de la faire reconnaître, et cependant, que d'obscurité dans certains cas, que de traitements intempestifs!

L'apoplexie cérébrale nous offre un de ces cas d'hémorrhagie fluxionnaire où les symptômes qui lui sont

propres, maintes fois enveloppés d'une certaine obscurité, peuvent être confondus avec ceux de l'apoplexie
d'une autre espèce. Quelques mots sont nécessaires à
ce sujet.

L'hémorrhagie fluxionnaire cérébrale ne survient
guère sans avoir été précédée pendant un temps plus
ou moins long, plusieurs mois, plusieurs semaines,
quelques jours, quelques heures, soit de céphalalgie,
soit de disposition au sommeil, de lassitude générale,
de faiblesse des jambes, de défaut d'appétit, etc.

La perte subite de connaissance, la chute instantanée
du corps, les mouvements convulsifs des membres de
l'un ou l'autre côté, alternant avec leur défaut d'action ;
la respiration stertoreuse ou du moins pénible, la déviation des lèvres : tels sont les symptômes principaux que
l'on observe dans l'hémorrhagie cérébrale fluxionnaire
et que l'on observe aussi dans la plupart des autres espèces d'apoplexie cérébrale.

Quant aux symptômes généraux propres à cette
hémorrhagie, nous voyons que la peau a de la chaleur,
que la face est rouge, vultueuse, que le pouls a de la
fréquence, du développement, de la résistance.

Si ces symptômes généraux que l'on observe non-
seulement dans l'hémorrhagie cérébrale fluxionnaire,
mais que l'on rencontre aussi dans celle qui est la
suite d'une altération limitée aux parois artérielles, si
ces symptômes, dis-je, étaient toujours les mêmes,
s'ils ne se présentaient jamais avec un autre caractère,
il serait fort aisé de distinguer ces deux espèces d'apoplexie de celles où il n'y a pas d'épanchement de sang.

Mais souvent il n'en est pas ainsi ; il peut arriver, en effet, qu'avec un épanchement cérébral sanguin, quelle que soit d'ailleurs sa quantité, les symptômes généraux soient différents. Le visage peut être pâle, la peau presque froide, le pouls petit, sans développement, sans résistance.

Cette différence dans le caractère des symptômes généraux, qui tient à ce que les forces vitales réagissent avec énergie dans le premier cas, tandis qu'elles faiblissent, qu'elles sont près de succomber dans le second, nécessite un traitement tout opposé et dans l'un et dans l'autre. Et cependant combien ne voit-on pas de médecins qui croient n'avoir rien de mieux à faire, dès qu'ils ont constaté l'existence d'une apoplexie cérébrale, que d'ouvrir la veine ! Ils ont cru que le diagnostic local suffisait et ils ont laissé de côté le diagnostic général ; ils ne font qu'enlever au malade le peu de vie qu'il a dans ce moment et qu'avec des vues plus éclairées ils eussent fait renaître.

Si l'on réfléchit à présent que, sous le rapport du diagnostic local, il est souvent fort difficile, impossible même, par le défaut plus ou moins complet des circonstances anamnestiques, de distinguer les deux espèces d'apoplexie dont nous venons de parler, et de l'apoplexie nerveuse et du ramollissement apoplectiforme ; si l'on réfléchit que les symptômes généraux, à cela près que la réaction n'est jamais aussi prononcée dans ces dernières espèces que dans certains des cas précédents, ressemblent beaucoup à ce qu'ils sont dans certains autres, il en résultera que pour avoir des indications thérapeutiques tant soit peu positives, il ne faudra jamais séparer l'état général de l'état local, et que ce sera surtout dans le premier que l'on trouvera les indications les plus sûres.

L'apoplexie pulmonaire n'est encore qu'un flux de sang qui se fait dans le parenchyme de l'organe et qui s'y épanche en foyer, ou bien y forme une sorte d'infiltration. Parfois primitive, elle est bien plus souvent consécutive à une hémoptysie ; ou bien même, ce qui est plus fréquent, le flux sanguin se fait tout à la fois et sur les bronches et sur le parenchyme pulmonaire.

Si nous jetons à présent un coup d'œil sur ce que les Anciens appelaient *hémorrhagie bilieuse : apoplexie bilieuse, hémoptysie bilieuse*, etc., croirons-nous que c'est l'état bilieux qui est la cause unique de l'hémorrhagie ? Croirons-nous surtout qu'il suffira de cet état bilieux pour produire une hémoptysie chez celui qui n'y était pas prédisposé ou même sujet ? Non certainement. Nous verrons qu'il s'agit là d'affections composées et de l'élément bilieux et de l'élément fluxionnaire ; nous verrons que si le premier de ces éléments donne des indications, le second a aussi les siennes, et nous verrons que le siége de l'hémorrhagie contre-indique souvent celles que donne le premier. Mais ces apoplexies bilieuses, ces hémoptysies bilieuses sont-elles bien communes ?

Les anciens médecins ont encore admis l'hémorrhagie spasmodique, qui ne pouvait qu'être contestée ou même niée par les modernes. Il est hors de doute

cependant que cette hémorrhagie n'existe, qu'elle ne survienne parfois lors d'une forte émotion ; l'épanchement
cérébral, l'hémoptysie, la métrorrhagie, etc., peuvent
être liés à cette cause ; l'état de spasme, d'éréthisme,
peut même persister pendant l'hémorrhagie ; mais ce
n'est pas une raison pour ne pas y voir autre chose et
pour vouloir traiter toutes ces hémorrhagies par les antispasmodiques. Si l'état spasmodique existe encore, il
faut en tenir compte, mais il faut tenir compte aussi
du mouvement fluxionnaire qu'il a mis en jeu. Il y a
donc dans cette affection et élément nerveux spasmodique et élément fluxionnaire ; c'est sur leur existence que doivent être prises les indications thérapeutiques.

L'hémorrhagie intermittente-périodique se présente
composée et de l'élément fluxionnaire et de l'élément
périodique. Il peut s'agir d'une hémoptysie, d'une
hématémèse, d'une hématurie, d'une métrorrhagie, etc.
Bien que l'élément fluxionnaire soit surtout subor-
donné alors à l'élément périodique et que l'on n'ait,
en général, qu'à combattre celui-ci pour que l'hémorrhagie disparaisse, il ne faut pas croire cependant qu'il
en soit toujours ainsi. Si le mouvement fluxionnaire
est très-prononcé, s'il intéresse surtout un organe important, le poumon, par exemple, il exige des moyens
particuliers qui doivent précéder l'emploi de l'antipériodique ou être prescrits en même temps que lui.

L'hémorrhagie fluxionnaire nous offre des exemples
fréquents de métastase. Un épistaxis qui se manifeste

chez un vieillard et qu'on arrête alors que le mouvement fluxionnaire n'est pas épuisé, ou du moins détourné, peut être suivi d'apoplexie cérébrale, d'encéphalite, de méningite. Une hémoptysie supprimée
brusquement, amène l'apoplexie ou la phthisie pulmonaire; l'hématémèse trop tôt arrêtée détermine une
hépatite, une péritonite, une gastrite; l'hématurie
peut se changer en néphrite, la métrorrhagie en métrite ou métro-péritonite, etc. De pareils accidents ne
doivent pas être perdus de vue dans le traitement de
ces flux.

Une hémorrhagie fluxionnaire plus ou moins habituelle, constitutionnelle, cesse parfois de se montrer
et l'on voit survenir, au bout d'un temps plus ou moins
long, des accidents divers; tantôt c'est une congestion
qui se fait sur telle ou telle partie, tantôt c'est une
phthisie pulmonaire, tantôt c'est une douleur nerveuse
qui se prononce, soit sur une branche nerveuse, soit
sur un organe. D'autres fois, c'est une hystérie, une
hypocondrie, le somnambulisme, la catalepsie, l'épilepsie qui se déclarent; ou bien, c'est un asthme, ce
sont des palpitations de cœur, des crampes d'estomac,
des coliques intestinales, etc., qui se montrent.

Une hémorrhagie fluxionnaire constitutionnelle trouve
parfois sa guérison dans l'établissement d'une sueur
abondante des pieds, dans celui d'une fistule anale,
des fleurs blanches. Une vieille plaie qui se rouvre,
une dartre, une goutte qui reparaissent, deviennent
aussi des moyens de guérison de cette hémorrhagie;
ce qui, entr'autres preuves, montre la nature humo-

rale de ces hémorrhagies. C'était le principe humoral qui mettait en jeu la fluxion sanguine.

L'hémorrhagie fluxionnaire, si elle se prolonge, peut devenir passive. Le sang s'échappe alors des vaisseaux, non par une force d'impulsion qui n'existe plus, mais par l'atonie de tout l'agrégat vivant et de la force vitale et des solides et des liquides. La mort peut en être la conséquence.

Les indications de l'hémorrhagie fluxionnaire varient selon son espèce : qu'elle est purement sanguine, ou sanguine et humorale ; qu'elle est générale ou locale.

L'hémorrhagie purement sanguine est traitée par les attractifs émollients ou légèrement irritants, appliqués aux pieds (cataplasmes ou pédiluves), par les émissions sanguines locales ou générales, et parfois par les purgatifs ou les lavements de même nature.

Pour l'hémorrhagie tout à la fois sanguine et humorale, la plus commune certainement, on choisit d'abord dans les moyens que nous venons de dire propres à l'hémorrhagie sanguine, et l'on prescrit ensuite, si toutefois le siége qu'elle s'est donné sur un organe important l'exige, les vésicatoires, les cautères. Dans bien des cas, on a surtout à faire usage de ceux-ci ; c'est ce qui a lieu, par exemple, pour l'hémoptysie, alors que le flux sanguin est peu abondant.

Outre ces moyens généraux, il en est encore de particuliers que l'on emploie pour attirer la fluxion sur tel ou tel point, comme, par exemple, pour ramener les menstrues, la sueur des pieds, pour provoquer le flux hémorroïdal, etc.

La fluxion hémorrhagique, reconnue générale par l'ensemble des symptômes généraux et locaux, réclame un traitement plus énergique que si elle paraît bornée à l'organe fluxionné. Ainsi, dans l'hémoptysie abondante avec fréquence, développement, résistance du pouls, il faut communément ouvrir la veine, tandis que, dans l'hémoptysie légère, on se borne à une application de sangsues à l'anus, aux cuisses ou même seulement à des pédiluves, sans préjudice pourtant des autres moyens nécessaires à cette espèce d'hémorrhagie.

Les indications fournies par l'hémorrhagie fluxionnaire varient selon sa nature, selon qu'elle est accidentelle, critique, supplémentaire, métastatique, intermittente, selon qu'elle est constitutionnelle ; elles varient selon son siége.

Une hémorrhagie critique donne pour indication de la respecter. C'est le meilleur moyen pour que la maladie dont elle est la crise guérisse et pour que sa suppression intempestive n'en amène pas d'autre. On aurait grandement tort de chercher à arrêter un épistaxis qui fait la crise d'une congestion cérébrale. Une hémoptysie qui succède à une oppression de poitrine, à des chaleurs dans cette partie, met souvent l'organe de la respiration à l'abri de la formation des tubercules ou d'une apoplexie pulmonaire ; la supprimer par les

astringents ne serait pas convenable. Nous en dirons
tout autant de l'hématémèse qui juge de violentes coliques, de la métrorrhagie qui survient à la suite de douleurs utérines, etc.

Ce que l'on doit faire dans ces cas, c'est, tout en
laissant s'épuiser le mouvement fluxionnaire, tant qu'il
ne dépasse pas certaines limites, de le détourner et le
calmer par les moyens que nous fournit la thérapeutique :
anti-fluxionnaires, régime, repos, etc. Il faudra, après
avoir guéri l'hémorrhagie actuelle, chercher à prévenir les mouvements fluxionnaires qui pourraient en
amener de nouvelles.

Si l'hémorrhagie est supplémentaire, il ne faut pas
la gêner dans son apparition par des astringents ou
autres moyens locaux ; elle pourrait s'arrêter, et la
fluxion au lieu de s'épuiser sur une membrane en donnant du sang, serait capable de se porter sur le parenchyme d'un organe où des désordres graves pourraient
arriver. Il ne faut chercher à la guérir qu'en la rame-
nant sur son siége primitif par des moyens appropriés.
Comme il ne saurait guère s'agir que du phénomène
de la menstruation, on y parvient par les fumigations
émollientes, par l'administration des médicaments em-
ménagogues, des pilules de Fuller notamment, par l'application d'un petit nombre de sangsues à la vulve, etc.

L'hémorrhagie métastatique fait trouver dans son
origine les indications principales. On rappelle un flux
hémorroïdal si l'on trouve dans sa suppression la
cause de l'hémorrhagie ; on rappelle des flueurs blanches, la sueur des pieds, la goutte, une vieille plaie,

une ancienne dartre, qui jouent un rôle semblable. Si ces moyens sont insuffisants ou jugés inutiles, on y supplée par les antifluxionnaires communs mis en rapport avec les symptômes qu'offre le malade.

L'hémorrhagie intermittente ne donne souvent pour unique indication que l'emploi de l'antipériodique. Cependant quand le mouvement fluxionnaire est très-prononcé, qu'il se fait sur un organe important, tel, par exemple, que le poumon ; que l'hémoptysie est accompagnée d'une oppression notable de la poitrine, de chaleur dans cette partie, de fréquence et de développement du pouls, il peut être nécessaire, avant d'en venir au sulfate de quinine, de chercher à détourner le mouvement fluxionnaire par une application de sangsues à l'anus et même, dans certains cas, par une saignée générale. On administre tout aussitôt l'antipériodique sans aucun autre retard, sans attendre l'intermission suivante.

Mais tout n'est pas fini lorsqu'on a arrêté une hémoptysie intermittente par l'antipériodique. Si le mouvement fluxionnaire s'est fait sur ce point, c'est parce que l'organe est délicat, c'est parce qu'il est disposé à recevoir la fluxion. C'est parfois de cette manière que commence la phthisie pulmonaire ; la forme intermittente n'a été qu'un accident, qu'un hasard pour ainsi dire dans le développement de la maladie. Nous l'avons vue, pour notre compte, commencer plusieurs fois de la sorte et finir par emporter les malades. Il y a donc, quand on a fait disparaître l'hémoptysie intermittente, indication de surveiller l'état de la poitrine, et presque tou-

21

jours, nous dirons même toujours, on trouvera l'indication de l'emploi des moyens propres à prévenir la phthisie, et en première ligne celle d'un exutoire permanent.

Si l'hémorrhagie est constitutionnelle, il importe de déterminer l'affection qui lui donne naissance. On en trouvera communément la raison dans une diathèse scrofuleuse, dartreuse, goutteuse, teigneuse, etc. Il y aura indication de chercher à modifier ces diathèses et par les remèdes et par le régime. Mais, si l'hémorrhagie se fait par un organe délicat, on peut craindre pour sa structure par le fait même de la fluxion qui peut se concentrer sur son tissu ; on peut craindre que les moyens que l'on emploiera pour combattre la diathèse n'aient une action fâcheuse en augmentant l'énergie du mouvement fluxionnaire. Ainsi, si l'on a affaire à une hémoptysie sous la dépendance de la diathèse scrofuleuse ou dartreuse, tous les moyens que l'on peut employer contre ces diathèses étant plus ou moins excitants, il en résultera que leur premier effet, leur effet inévitable, sera d'augmenter la fluxion qui se fait sur l'organe de la respiration, et de hâter le développement d'une phthisie qui n'était encore qu'imminente. On est, dans les cas de cette espèce, obligé de se garder sévèrement de ce genre de traitement. Il faut s'en tenir à un régime convenable, aux émollients, aux calmants, et à l'établissement d'un exutoire permanent qui met désormais l'organe à l'abri du mouvement fluxionnaire, ou le rend bien moins à craindre. Les vésicatoires sont insuffisants dans cette circonstance ; on ne peut les employer que comme moyen momentané.

Quant à l'hémorrhagie dite *bilieuse*, que les Anciens voulaient surtout, ou même uniquement, traiter par les vomitifs ou les purgatifs, nous pensons que son traitement doit être, à peu de chose près, celui des hémorrhagies fluxionnaires en général. Si l'élément bilieux fournit quelqu'indication, elle ne peut être que fort accessoire. Stoll a bien parlé d'hémoptysies bilieuses qu'il a guéries par un vomitif; mais nous croyons qu'on peut être tout aussi heureux que lui sans mettre en usage un moyen que l'on ne peut que qualifier de violent, si l'on fait attention à la santé généralement si frêle, si délicate des personnes atteintes de ce genre d'hémorrhagie.

Pour ce qui est de l'apoplexie bilieuse, ce sera encore le traitement d'une apoplexie ordinaire qu'on aura à faire. Si l'état du pouls ne s'y oppose pas, on saignera; on purgera encore, comme on le fait presque toujours; mais jamais, à quelque moment que ce soit, on ne trouvera l'indication d'un vomitif qui peut favoriser ou augmenter l'épanchement cérébral.

Du reste, nous répèterons, pour ces hémorrhagies bilieuses, ce que nous avons déjà dit dans un autre article : nous croyons à leur existence sur la parole des auteurs, mais nous n'en avons encore vu aucune qui méritât réellement ce nom.

Les indications de l'hémorrhagie fluxionnaire varient enfin selon son siége : qu'elle est externe ou interne, qu'elle occupe tel ou tel organe.

Une hémorrhagie externe ne nécessite pas générale-

ment les émissions sanguines, surtout générales, le
mouvement fluxionnaire s'épuise ordinairement dans la
perte du sang. Ainsi, l'épistaxis, l'hématémèse, le flux
intestinal, l'hématurie, la métrorrhagie ne peuvent nécessiter les émissions sanguines que dans des cas bien
rares, encore même ces cas ne se présenteront-ils jamais
pour certaines de ces hémorrhagies, pour l'épistaxis
par exemple. L'hémoptysie les rend pourtant parfois
nécessaires, comme nous l'avons déjà signalé ; on a à
garantir le parenchyme pulmonaire de la fluxion qui
peut se porter sur lui.

L'hémorrhagie cérébrale rend à peu près inévitable
la saignée générale, soit pour arrêter le mouvement
fluxionnaire qui se fait sur le cerveau, soit pour
prévenir la phlegmasie de l'organe, mais il faut choisir
le moment où il y a indication de le faire. Il peut en
effet arriver, comme nous l'avons déjà dit, que la
fluxion ou l'épanchement de sang surprenne les forces
vitales, et les mette dans un état de trouble, d'anéantissement, où la saignée non-seulement ne sera pas
convenable, mais deviendra mortelle. L'absence de chaleur à la peau, la petitesse et le défaut de consistance du
pouls, la pâleur du visage sont les principaux symptômes qui annoncent cet état. C'est aux excitants qu'il
faut avoir recours dans ces circonstances ; ce sont les
antispasmodiques diffusibles, (potion éthérée), les sinapismes aux jambes, qu'il faut employer jusques à ce
que la chaleur et le pouls se soient relevés. Alors on
suspend leur administration et on en vient de suite à la
saignée générale.

Outre la saignée générale, qui ne remplit qu'une partie des indications, les purgatifs, les lavements de même nature, une application de sangsues à l'anus, à titre de révulsifs, sont communément nécessaires. Si l'on soupçonne quelque chose d'humoral dans l'apoplexie, ce qui est à peu près constant, les vésicatoires sont indispensables. On les place aux jambes, en ayant toutefois le soin d'attendre que la surexcitation du système vasculaire soit calmée. Un exutoire permanent est aussi souvent très-utile, plus tard, pour achever de détourner la fluxion et pour en prévenir de nouvelles.

Une hémoptysie rend, comme nous l'avons dit, l'application d'un cautère à la jambe ou au bras, à peu près inévitable; mais il y a en outre à faire usage des pédiluves, des émollients, tels que le lait d'ânesse, les bouillons d'escargots, de mou de veau, etc.

En général, une hémoptysie ne doit être combattue que par ces moyens; il faut s'abstenir de ceux qui, modifiant la vitalité de la muqueuse, sont susceptibles de supprimer brusquement le flux; la formation des tubercules dans le poumon pourrait en être la conséquence. Cependant si, après avoir employé les moyens propres à calmer et détourner le mouvement fluxionnaire, la perte de sang, encore abondante, a quelque chose de passif, ce que l'on reconnaît surtout aux symptômes généraux, à la petitesse du pouls, au peu de chaleur de la peau, à la pâleur du visage, à la faiblesse générale, les astringents peuvent devenir nécessaires. Le tannin uni à l'extrait de ratanhéa est alors très-convenable. Le nitrate de potasse à haute dose a été aussi recommandé dans cette circonstance par quelques praticiens.

C'est dans des circonstances pareilles que l'on cherche à arrêter, par des moyens semblables, l'hémorrhagie qui se fait part elle ou telle autre partie, lorsque les antifluxionnaires n'ont pu en venir à bout ou qu'on n'a pas jugé à propos de les employer. On a alors recours, soit aux réfrigérants, soit à des remèdes qui ont une action tonique et astringente sur tel ou tel organe. La décoction ou l'extrait de ratanhéa, le tannin, le seigle ergoté, etc., peuvent rendre, dans ces cas, de grands services, notamment dans les métrorrhagies. Il est toutefois entendu qu'il ne s'agit ici que des hémorrhagies réellement passives, et non de celles qui, bien que plus ou moins anciennes, sont cependant entrenues par un mouvement fluxionnaire réel.

Lorsque l'hémorrhagie est arrêtée, il faut, comme nous l'avons dit, chercher à en prévenir de nouvelles, et les indications doivent nécessairement varier selon sa cause et selon son siége. On tâche, d'un côté, de modifier, soit par les agents pharmaco-dynamiques, soit par le régime, une diathèse qui occasionne cette hémorrhagie ; on détourne, de l'autre, les habitudes fluxionnaires par les pédiluves, par un exutoire, par un flux hémorroïdal que l'on provoque, etc.

Si une hémorrhagie, par ses retours fréquents, devient chronique, il faut se comporter d'après les principes que nous avons émis pour la fluxion chronique en général. On cherche à corriger la diathèse qui l'occasionne, si la chose est toutefois possible, et si les moyens que

l'on a à mettre en usage dans ce but ne sont pas de
nature à faire passer l'hémorrhagie à l'état sub-aigu.
Dans les cas où l'hémorrhagie se fait par un organe
important, délicat, on ne peut pas même songer à leur
emploi ; on ne ferait qu'augmenter l'énergie de la fluxion
qui serait capable d'amener des lésions graves dans
l'organe. Tout ce que l'on peut alors, c'est de détourner
le mouvement fluxionnaire par un exutoire permanent :
un cautère, que l'on place au bras ou à la jambe, et
ce n'est qu'au bout d'un certain temps, si l'hémorrhagie
persiste, qu'il est permis d'avoir recours aux moyens
propres à modifier la vitalité de l'organe qui est le siége
de l'hémorrhagie. Telle est, par exemple, la conduite
que l'on tient dans les hémoptysies chroniques. Ce n'est
qu'après s'être assuré de l'absence de tubercules dans
l'organe de la respiration, et après avoir suffisamment
détourné les mouvements fluxionnaires au moyen d'un
exutoire, que l'on peut prescrire tel ou tel remède
propre à donner du ton à la muqueuse respiratoire, les
Eaux-Bonnes, par exemple ; et encore même de combien de prudence ne faut-il pas s'entourer! Combien de
fois ne faut-il pas s'en abstenir ! Telle est encore la ligne
de conduite que l'on a à suivre dans les métrorrhagies
chroniques. Un traitement différent ne peut qu'amener
le plus souvent des résultats désastreux.

ART. II.

Des flux séreux.

De l'hydropisie fluxionnaire. — De l'œdème partiel ou général fluxionnaire. — De l'apoplexie séreuse. — Des vomissements et diarrhée de
nature séreuse (choléra asiatique.)

Les flux séreux sont ainsi appelés, en raison de la
nature ou de l'aspect du liquide qui est celui de la sérosité. Bien qu'ils soient fournis plus particulièrement par
les membranes séreuses, ils le sont encore par le tissu
cellulaire et même parfois par les muqueuses. Dans le
premier cas, ils constituent l'*hydropisie*, dans le second,
l'*œdème*, et dans le troisième, c'est de vomissements,
c'est de diarrhée de nature séreuse qu'il s'agit.

Il est entendu, par ce que nous en avons déjà dit,
que nous ne nous arrêtons sur ces flux qu'en tant qu'ils
sont le produit d'un mouvement fluxionnaire.

A. L'*hydropisie* fluxionnaire dont nous ne voulons
nous occuper que dans ce qu'elle a de plus essentiel,
est une maladie de tous les âges. Cependant elle est
plus commune vers la fin de l'âge adulte et chez les
vieillards, qu'à toute autre époque. On ne l'observe
guère que chez les individus dont la constitution a subi
une détérioration plus ou moins prononcée. Elle est
plus particulière aux pays froids et humides, aux vallées profondes.

On peut considérer comme cause prédisposante de
l'hydropisie fluxionnaire, toute détérioration de la constitution : c'est presqu'une condition de rigueur pour qu'elle

puisse se produire. Quand elle a lieu, les forces vitales sont loin d'être à l'état normal; le sang n'a plus sa plasticité, sa partie séreuse prédomine.

C'est sous l'influence de cette cause prédisposante, que les diathèses, devenues plus actives, donnent lieu aux mouvements fluxionnaires qui doivent produire l'hydropisie. Ces diathèses seront : le rhumatisme, la goutte, les scrofules, la teigne, etc. L'existence de ces diathèses n'est pas toujours si évidente qu'on les reconnaisse au premier coup d'œil ; mais, si l'on interroge les malades, il est bien rare qu'on n'apprenne pas qu'ils ont été plus ou moins sujets, soit à des hémorrhagies, soit à des éruptions diverses, soit à des engorgements glanduleux, à des douleurs articulaires, à des hémorroïdes, etc. C'est la dernière évolution de ces diathèses, c'est la dernière forme qu'elles prennent alors qu'il n'y a plus assez de force vitale pour les retenir. C'est le dernier mot du génie morbide dans ses tendances destructrices de la vie.

L'hydropisie fluxionnaire est cependant quelquefois la suite de la scarlatine, de la rougeole ; elle peut se montrer dans la fièvre intermittente, etc.

L'hydropisie fluxionnaire varie dans son siége suivant l'âge. S'il s'agit d'un enfant, on observera plutôt un hydrocéphale ; le jeune homme sera plus exposé à l'hydrothorax, à l'hydropéricarde ; l'ascite sera plus fréquente chez l'adulte. Chez le vieillard, nous verrons, par la marche ascendante que prennent les mouvements fluxionnaires, survenir bien souvent l'hydropisie de la plèvre ou du péricarde.

Pour ce qui est de la sécrétion séreuse, elle se fait en vertu d'un mode particulier de vitalité imprimé à la membrane par l'affection. Les symptômes locaux et généraux, les qualités physiques du liquide montrent de reste qu'il n'y a rien là qui ressemble à une phlegmasie.

Les symptômes locaux de l'hydropisie varient nécessairement selon diverses circonstances. En effet, selon qu'elle a lieu sur tel ou tel point, à tel ou tel âge, et qu'elle est plus ou moins abondante, les symptômes physiques sont plus ou moins prononcés ou manquent complètement, et les symptômes fonctionnels ont une intensité plus ou moins grande.

Quant à l'état général de l'individu, il se montre sous trois aspects principaux. Il annonce : 1° une certaine conservation des forces qui semble contraster avec l'existence d'une hydropisie ; 2° une détérioration encore peu marquée de la constitution ; 3° un commencement d'état cachectique. Cette distinction est de la plus haute importance.

Le premier de ces états n'est pas commun. Il est rare en effet que, du moment où le sang n'a plus assez de plasticité pour échapper à cette modification vitale qui amène l'hydropisie, l'individu présente un état qui soit presque celui de la santé ; qu'il ait conservé ses forces, son embonpoint, etc. Avec une hydropisie qui intéresse un organe important, ces choses-là manquent communément. Cependant il arrive parfois qu'il en est ainsi, et c'est ce qu'on observe particulièrement à la suite de la scarlatine, alors que cette maladie surprend les individus dans un état de santé florissante.

Le deuxième de ces états, celui dans lequel la constitution a subi une certaine détérioration, est bien plus fréquent; il précède presque toujours l'hydropisie, ou concorde du moins avec elle. La pâleur du visage, la diminution de l'embonpoint, la flaccidité des chairs, la perte de l'appétit et du sommeil en sont les traits les plus saillants.

Dans le troisième de ces états, celui de cachexie commençante, la pâleur, la bouffissure du visage, l'aspect terreux de la peau, la tristesse du regard, l'œdème des parties inférieures, la perte des forces, la fréquence et la petitesse du pouls etc., indiquent suffisamment la détérioration de l'individu.

La différence qui existe entre ces trois modes de l'état général, ne saurait être trop sévèrement appréciée; elle influe puissamment sur la thérapeutique, puisque tel moyen qui peut convenir dans le premier cas, sera fâcheux dans le second, sera surtout plein de danger dans le troisième. Il ne faut pas croire en effet que dans une hydropisie, il n'y a qu'à donner des diurétiques ou des purgatifs pour guérir; les indications ne sont pas aussi simples, bien s'en faut; ce n'est que par une appréciation exacte et de l'état général et du siége de la maladie, qu'on peut y parvenir.

L'hydropisie fluxionnaire est susceptible de déplacement; un hydrothorax peut succéder à une ascite; une ascite, à un hydrothorax ; un hydrocéphale, à une ascite, etc.

Des crises jugent parfois une hydropisie. Ce seront rarement des sueurs ; bien plus souvent, ce seront des urines abondantes, une diarrhée, etc.

L'hydropisie fluxionnaire, qui était aiguë, passe fréquemment à l'état chronique. Alors, tandis que d'un côté la structure des organes voisins est le plus souvent altérée, de l'autre la fièvre hectique, qui ne manque guère, mine peu à peu la constitution.

Quant à la manière dont se développe cette hydropisie, nous voyons qu'elle se forme parfois d'une manière lente, progressive, tandis que d'autres fois elle se manifeste avec la rapidité de la foudre. Nous avons vu périr en 48 heures, d'un hydrothorax gauche, un jeune homme chez qui on avait fait la compression de la jambe du même côté atteinte d'œdème. Que le mouvement fluxionnaire se fasse vers le cerveau, vers les méninges, et l'on a une apoplexie séreuse.

Les indications thérapeutiques de l'hydropisie fluxionnaire sont établies principalement et sur le genre de l'affection et sur l'état des forces et sur le siége de la maladie. Ce que nous avons à faire consiste non-seulement à détourner les mouvements fluxionnaires, mais à surveiller l'état des forces, puisque c'est bien des fois en remettant ces forces dans un état meilleur que nous pouvons espérer qu'elles maîtriseront les diathèses, et qu'elles les empêcheront de se livrer à leurs actes morbides, à l'hydropisie dans ce cas-ci.

Quant à la cause qui l'a produite et qui est le plus souvent, comme nous l'avons dit, une diathèse, que pouvons-nous contre elle? Rien presque toujours.

L'une des indications capitales est donc de refaire la
constitution si elle a souffert, de donner aux forces
vitales l'énergie qui leur manque, de rendre au sang
sa plasticité ; l'autre a pour but de détourner les mouvements fluxionnaires, soit par les moyens généraux mis en
rapport avec le siége de la fluxion, soit par les moyens
particuliers nécessités quelquefois par la cause qui l'a
produite.

La première indication est fréquemment négligée,
méconnue. On ne songe qu'à provoquer des urines et
des selles abondantes, et les moyens que l'on emploie
dans ce but, les drastiques entr'autres, produisent souvent un effet opposé à cette première indication. Il est
nécessaire qu'il existe un juste rapport entre les moyens
propres à détourner la fluxion et l'état général de l'individu ; ce n'est qu'à cette condition qu'on peut espérer
du succès.

Si la constitution du malade est assez bien conservée,
il importe de la maintenir dans cet état par un régime
léger et fortifiant, et de ne lui donner en purgatifs que
ce qu'il peut supporter sans que les forces vitales soient
exposées à en souffrir. Il ne faut pas défaire d'un côté
ce que l'on a à maintenir de l'autre. On peut user plus
hardiment des diurétiques qui n'ont pas l'inconvénient
des purgatifs ; on doit surtout user des vésicatoires ou
cautères, quand il y a indication à leur emploi ; ils
ont l'avantage de déplacer mieux que tout autre moyen

le mouvement fluxionnaire, et de ne déterminer aucune débilitation.

Si la constitution du malade a déjà souffert, si elle montre une certaine détérioration, il y a indication de refaire les forces par le régime, indication de les ménager dans les médicaments que l'on emploie, et ceci s'applique surtout aux purgatifs. Plus on affaiblira l'individu, moins on aura de chances de le guérir. On aura beau employer des purgatifs, on ne réussira pas; et on ne réussira pas par cela même qu'on les aura employés. Il y a des forces à refaire, un sang à recomposer, et ce n'est pas par de semblables moyens administrés sans mesure qu'on pourra y parvenir.

Ce qui est la cause de la thérapeutique souvent meurtrière qu'on met en usage dans ces cas, ce sont certains faits rapportés par les auteurs, dans lesquels des malades dont l'état était resté stationnaire tant qu'on n'avait employé que des purgatifs doux, auraient guéri par l'administration des drastiques à dose plus ou moins élevée. Mais, nous l'avons déjà dit autre part, connaît-on suffisamment l'état général qu'ils présentaient?..... Il faut nécessairement tenir compte de la différence que cet état doit imprimer au traitement. On ne peut pas, en effet, traiter par des moyens identiques et celui dont la constitution est assez conservée, et celui chez qui elle annonce une certaine détérioration.

Du reste, nous croyons que, même dans le cas où l'économie est encore dans de bonnes conditions, il faut être très-sobre des drastiques.

S'il convient de ménager les forces alors que la détérioration commence, s'il convient d'être très-réservé
dans l'emploi des purgatifs, et s'il faut même parfois
s'en abstenir, que sera-ce quand on aura affaire à un
individu chez qui la cachexie séreuse sera imminente?
Sera-t-il alors bien rationnel de donner des drastiques,
de donner même des purgatifs?

Ce qu'il faut alors c'est, pendant qu'on refait la constitution par un régime convenable et par des médicaments
appropriés, de détourner les mouvements fluxionnaires par des moyens qui ne soient pas susceptibles
de produire un effet contraire. Le siége de la maladie
doit du reste diriger dans leur emploi ; l'hydrothorax a des indications que ne présente pas l'ascite, et
l'ascite a des indications que ne présente pas l'hydrothorax, ou l'hydrocéphale etc.

Ainsi, pour l'hydrothorax, nous nous abstiendrons
sévèrement des purgatifs, qui n'ont généralement que
de fâcheux effets dans cette maladie ; mais nous prescrirons des béchiques, des diurétiques, nous insisterons
surtout sur les vésicatoires, les cautères. Pour l'ascite,
nous emploierons les laxatifs, en mettant toujours les
doses de ces remèdes en rapport avec l'état général du
malade ; nous prescrirons les diurétiques, les vésicatoires. L'hydrocéphale nous rendra plus circonspect
dans l'emploi des laxatifs, et cela en raison de la débilitation plus grande dont cette maladie est accompagnée, par suite probablement de son siége, du trouble
qu'elle porte dans l'innervation générale ; nous mettrons
notre espoir principal dans les exutoires : vésicatoires,

cautères. S'il s'agit d'un hydropéricarde, ce sera surtout à ces derniers moyens que nous aurons recours, les purgatifs n'étant pas convenables dans ce genre d'hydropisie.

Parmi les médicaments que l'on emploie dans l'ascite, il en est un qu'on ne saurait négliger, tant il est avantageux, et comme diurétique et parce qu'il favorise les selles sans fatiguer, c'est l'acétate de potasse ou terre foliée de tartre, que l'on prescrit à la dose d'un à deux gros par jour, sur une pinte de tisane de chiendent. On retire encore de bons effets de la crème de tartre que l'on donne à la dose de demi-once environ par jour sur un verre de liquide.

Le lait a été recommandé par quelques médecins dans l'ascite en général, quelle que fût sa nature, qu'elle fût fluxionnaire ou symptomatique. On en a obtenu, dit-on, de fort belles cures.

Nous croyons que le lait n'est guère susceptible de produire de bons effets dans l'ascite que dans une seule circonstance, c'est lorsque cette maladie est compliquée d'une irritation gastro-intestinale, comme cela arrive quelquefois. Alors il y a indication réelle à son emploi, comme il y a contre-indication des boissons diurétiques qui sont toutes plus ou moins susceptibles d'augmenter l'irritation, comme il y a surtout contre-indication des purgatifs. Le lait est alors indiqué à titre d'émollient, et c'est parce qu'il calme l'irritation gastro-intestinale qu'il devient plus particulièrement diurétique.

Quant à la digitale, ce que nous venons de dire sur

les conditions plus ou moins fâcheuses de l'état général dans l'hydropisie, sur la nécessité de les corriger autant que faire se peut, doit faire prévoir que nous ne saurions recommander son emploi. Ce médicament ne peut avoir à notre avis, sur l'état des forces, qu'une fâcheuse influence que ne contrebalanceront pas ses propriétés diurétiques ; il ne nous paraît convenir que dans les cas où l'hydropisie est liée à une maladie du cœur, et même encore y a-t-il des distinctions à faire.

Pour ce qui est de la ponction de la poitrine ou du ventre dans l'hydropisie fluxionnaire de ces parties, nous croyons que, dans cette espèce comme dans toute autre, elle ne devra être employée que tout autant que l'épanchement sera porté à un tel point qu'il rendra difficile l'acte de la respiration. Il vaut mieux compter sur les ressources de la nature, que de faire une opération qui d'abord, à l'évacuation du liquide près, ne change rien à l'état local, qni ne change rien encore à l'état général, et qui de plus amène un accident presque toujours mortel, la phlegmasie de la membrane séreuse.

Nous ne terminerons pas cet article sans rappeler cette remarque faite par plusieurs médecins, et que nous avons déjà mentionnée, savoir : que dans l'hydrothorax la résorption du liquide n'a jamais lieu qu'il ne soit préalablement survenu une amélioration du côté de l'état général, ce qui confirme l'opinion que nous avons si souvent émise dans le cours de ce travail : que l'état général domine les lésions locales, et que, si l'on veut guérir celles-ci, il ne faut jamais les séparer de l'état général qui fournit constamment les indications

22

thérapeutiques principales. Si l'on veut donc faire un traitement convenable de l'hydropisie fluxionnaire, il ne faut pas oublier que, quel que soit son siége, cette maladie ne se développe guère sans une altération préalable des forces générales et des forces propres du sang, et que par conséquent il faut, non-seulement détourner les mouvements fluxionnaires, mais avoir encore égard à cet état des forces qu'il importe de maintenir et de relever autant que possible par le régime et par des médicaments administrés avec prudence. C'est de cette manière qu'on peut parvenir à rendre au sang sa plasticité, sa vie, et que la cure devient plus facile.

B. *L'œdème* fluxionnaire 'est un des genres du flux qui nous occupe. Rare chez les enfants et chez les adolescents, il devient plus fréquent chez les jeunes gens, chez les adultes, chez les vieillards.

L'œdème est partiel ou général. Dans ce dernier cas, c'est l'*anasarque* fluxionnaire.

L'œdème partiel est externe ou interne.

L'œdème externe, bien qu'il tienne à un mouvement fluxionnaire, a presque toujours son siége à la partie inférieure des membres, au dos de la main ou du pied, à l'avant-bras, à la jambe.

A l'intérieur, l'œdème se manifeste, entr'autres points, au cerveau, au larynx, au poumon.

La suppression des menstrues ou leur retard; la suppression des flueurs blanches, des hémorroïdes, de la sueur des pieds, d'un exutoire ancien; la cicatrisation d'une vieille plaie; la guérison d'une dartre; les diathèses scrofuleuse, goutteuse, rhumatismale : telles sont les principales causes de l'œdème partiel externe ou interne, de nature fluxionnaire.

Les symptômes locaux de l'œdème varient selon son siége.

A l'extérieur, ils sont assez connus.

A l'intérieur, l'œdème du cerveau, maladie fort peu observée jusqu'à aujourd'hui, et que nous n'avons eu l'occasion de bien voir qu'une seule fois, est caractérisée, entr'autres symptômes, par la torpeur des facultés intellectuelles, l'éloignement pour tout travail de l'esprit, la disposition au sommeil, une sorte d'hébétude, la diminution de l'appétit, le besoin du repos, la faiblesse des membres.

L'œdème du larynx amène la gêne de la respiration, le sifflement dans l'inspiration, un sentiment de constriction au gosier, d'étouffement, etc.

Une respiration pénible, la toux avec des crachats, rares le plus souvent, le décubitus sur le côté malade, une certaine matité à la percussion, le râle sous-crépitant humide, tels sont les principaux symptômes de l'œdème du poumon.

Quant à l'état général des individus atteints d'œdème fluxionnaire, si l'œdème est externe, cet état général est communément assez satisfaisant ; mais, quand il s'agit d'un œdème interne, il n'en est plus ainsi ; la constitution a plus ou moins souffert. On a suffisamment lieu de s'en convaincre dans l'œdème du poumon ou de la glotte.

L'anasarque fluxionnaire se manifeste tantôt à la

suite des exanthèmes, de la scarlatine notamment, tantôt il dépend de l'une des causes que nous avons signalées pour l'œdème partiel.

Les symptômes locaux en sont assez connus. Pour ce qui est de l'état général des individus qui en sont atteints, ou bien nous trouvons les forces conservées, comme cela a lieu maintes fois, par exemple, lorsque la maladie arrive à la suite de la scarlatine ou de la rougeole ; ou bien l'économie se montre dans un certain état de détérioration.

Les métastases sont plus communes dans l'œdème partiel que les crises. De l'extérieur, nous voyons le mouvement fluxionnaire se porter, en premier lieu, sur les séreuses : plèvre, arachnoïde, péritoine, péricarde ; en second lieu, ce sont les parenchymes qui sont atteints.

Quant à l'anasarque fluxionnaire, si elle trouve quelquefois sa guérison dans une diarrhée ou des urines abondantes, bien plus souvent l'infiltration séreuse passe de l'extérieur à l'intérieur, envahit tous les organes et fait périr les malades.

L'œdème partiel dont nous nous occupons ici, étant le résultat d'un mouvement fluxionnaire, il y a indication, quand il est extérieur, de ne point le brusquer, de le ménager au contraire, et de n'employer que des moyens qui amèneront sa résolution. Si l'œdème est intérieur, fixé sur le cerveau, le larynx ou les poumons, il y a indication urgente, au contraire, de détourner la fluxion par les moyens que la thérapeutique met à notre disposition.

L'œdème extérieur tient quelquefois, chez les jeunes filles, au retard ou au dérangement des menstrues ; l'indication est alors positive, elle est toute pour régulariser cette fonction ; il n'y a guère autre chose à faire.

Si l'œdème extérieur tient à une autre cause particulière, il faut diriger les indications vers cette cause ; on peut avoir à provoquer le retour des hémorroïdes, des flueurs blanches, de la sueur des pieds, à rouvrir une vieille plaie, etc.

Si, dans un œdème extérieur, les indications particulières manquent on s'en tient généralement aux diurétiques ; la nature doit faire le reste. Des vésicatoires seraient le plus souvent inutiles, et les purgatifs pourraient déterminer une métastase. Ce n'est que lorsque la maladie tend à devenir chronique, que l'on peut en venir aux moyens thérapeutiques, en y mettant toutefois beaucoup de circonspection.

Dans le cas où un œdème extérieur persiste, on est souvent entraîné, quelle que soit du reste sa nature, qu'il soit fluxionnaire ou non fluxionnaire, à employer la compression pour le faire disparaître. Si l'œdème est symptomatique, la compression est généralement sans inconvénient, elle facilite la circulation ; l'œdème disparaît. Mais, si celui-ci est fluxionnaire, la compression peut devenir la cause des métastases les plus graves.

« J'ai vu un jeune soldat atteint d'un œdème de la jambe gauche qui résistait à tout, traité par la compression sur le membre au moyen d'un bandage roulé. Dès le lendemain, la poitrine, qui jusques-là était dans un état parfait, présentait les symptômes d'un hydro-thorax du même côté. La nouvelle maladie fit des progrès rapides malgré l'emploi des moyens les plus convenables et la cessation de la compression. Le troisième jour la mort arrivait. »

J'avoue que ce fait m'a rendu très-réservé sur l'emploi de la compression, et que je ne suis jamais sans crainte lorsque je la prescris, alors même que je crois pouvoir le faire avec quelque certitude de succès.

L'œdème du cerveau, du larynx ou des poumons nécessite, entr'autres moyens, l'emploi des vésicatoires, soit aux jambes, soit aux bras, mais jamais dans un lieu trop rapproché, jamais au cou, jamais à la nuque, la fluxion qu'ils attirent alors se porte tout autant, et plutôt même, sur le larynx ou le cerveau, que sur le vésicatoire. Nous préférons également pour l'œdème du poumon, les vésicatoires aux bras ou aux jambes, à ceux qu'on applique sur la poitrine. Un cautère est en général indispensable dans ces circonstances, soit pour aider au mouvement antifluxionnaire, soit pour prévenir de nouvelles fluxions.

Dans aucun de ces cas, les purgatifs ne sauraient convenir. Ils sont surtout sans avantage dans les maladies du larynx ou du poumon ; ils affaiblissent toujours, et ici il faut se garder des débilitants. C'est au dehors qu'il faut porter les mouvements et non les concentrer au dedans.

Si l'on a affaire à une anasarque fluxionnaire, les
moyens que l'on a à employer pour la combattre sont
très-bornés et souvent insuffisants. On est complètement privé du secours des vésicatoires qui, outre qu'ils
ne donnent qu'une suppuration insignifiante, se com-
pliquent presque toujours d'érythème ou d'érésipèle qui
finissent par devenir gangréneux.

Le tissu cutané, dans cette maladie, est si susceptible de ces érésipèles qui se terminent par gangrène,
que la plus légère excoriation suffit pour les produire.
Aussi nous garderons-nous bien de conseiller les mouchetures, les scarifications que quelques médecins ont
préconisées pour évacuer la sérosité ; elles ont presque
toujours ce fâcheux résultat ? Que peuvent d'ailleurs
ces opérations dans cette maladie ? Changent-elles en
rien l'état général ; modifient-elles l'état du tissu cellulaire ; empêcheront-elles ce tissu de sécréter des quan-
tités toujours nouvelles de sérosité ? On voit d'après cela
qu'il faut s'en abstenir, en règle générale du moins, et
comme moyen curatif ; car si cette opération devait
empêcher une suffocation imminente, on serait autorisé à la pratiquer.

L'application des cautères sur les parties œdéma-
tiées est tout aussi dangereuse que l'application des vésicatoires, que les mouchetures, que les scarifications.
Voici un fait qui tend à le prouver :

« Une jeune femme, de constitution un peu scrofuleuse, ferme un cautère qu'elle avait à la jambe
depuis son enfance. Un an plus tard, elle est atteinte

d'anasarque qu'on juge fluxionnaire et due à la suppression de l'exutoire.

Les purgatifs et les diurétiques ne menant à aucun résultat, on croit n'avoir rien de mieux à faire que de rouvrir le cautère. L'indication semblait positive.

Quelques jours après l'application de la potasse, un érésipèle se montre dans la région du cautère et gagne de là les parties supérieures. La mort de la malade en est la conséquence. »

Les seuls moyens qu'on puisse employer dans l'anasarque fluxionnaire, sont : les frictions sèches que l'on pratique sur toute la surface du corps, les frictions avec le vin scillitique sur la partie interne des membres, les boissons diurétiques et les purgatifs ou laxatifs qu'on met en rapport avec l'état général du malade. On peut varier dans le choix des médicaments que l'on emploie, mais il ne faut jamais perdre de vue : qu'on ne peut donner en purgatifs plus que l'état général ne le permet ; qu'une révulsion ne produira un effet avantageux que tout autant qu'on n'affaiblira pas davantage les forces.

Il est enfin une maladie qui tient tout à la fois aux deux genres dont nous venons de nous occuper, c'est l'apoplexie dite *séreuse*. Ici, la fluxion se fait tantôt sur l'arachnoïde cérébrale seulement, tantôt sur l'arachnoïde et la pie-mère, tantôt, et c'est même ce qui a lieu le plus souvent, tout à la fois et sur les méninges et sur la substance cérébrale. On trouve relatés dans les auteurs, et dans Morgagni notamment, plusieurs faits remarquables de ce genre. Nous en avons, nous-même, observé quelques-uns fort curieux.

La perte de connaissance, l'assoupissement, le coma, la respiration laborieuse, la résolution complète des membres des deux côtés, des évacuations involontaires, de la fréquence et quelque développement au pouls qui n'offre que peu de résistance : tels sont les principaux symptômes de cette apoplexie qui ne se manifeste peut-être pas avec la même instantanéité que l'apoplexie sanguine ou nerveuse, mais qui n'en marche pas moins d'une manière rapide.

L'état général des individus atteints d'apoplexie séreuse indique généralement l'espèce de la fluxion. Ce n'est pas, en effet, chez ceux dont la constitution est forte, bien conservée, que l'on peut la rencontrer ; on l'observera chez des individus d'une constitution molle, usée par telle ou telle cause, et qui présentaient maintes fois auparavant, soit un œdème, soit une hydropisie.

Les indications découlent non-seulement du siége de la fluxion, mais elles découlent surtout de son espèce, qu'on apprécie, comme nous venons de le dire, d'après l'état général du malade.

Les vésicatoires que l'on place aux jambes et aux bras, sont le principal espoir du médecin ; ils sont appropriés au caractère exclusivement humoral de la fluxion.

Les émissions sanguines ne peuvent être prescrites ici ; il y a contre-indication formelle à leur emploi. Elles ne pourraient que donner plus d'énergie à la fluxion en affaiblissant les forces vitales ; elles amèneraient probablement un collapsus mortel.

Quant aux purgatifs, ils exigent une grande réserve, en raison de la débilitation qu'ils amènent. On ne peut les prescrire que tout autant qu'il y a réellement assez de forces pour pouvoir les supporter.

Les lavements du même genre ont moins d'inconvénient. Leur mode d'agir est généralement avantageux.

Nous n'avons pas besoin de dire que les indications spéciales ne doivent être jamais négligées. Une vieille plaie qu'on aurait laissé cicatriser et dont la guérison pourrait être à bon droit considérée comme la cause de l'apoplexie séreuse, devrait être ravivée par l'application d'un vésicatoire, sans préjudice de ceux qu'on pourrait avoir à faire placer autre part.

En cas de guérison, l'application d'un exutoire permanent est souvent nécessaire pour prévenir une nouvelle fluxion sur les viscères crâniens.

C. Les flux séreux ne se font pas seulement par les voies que nous venons de signaler, les membranes muqueuses peuvent en être aussi l'instrument. Nous en avons un exemple bien remarquable dans le *choléramorbus asiatique* qui nous présente un flux de ce genre sur la muqueuse digestive, avec cette circonstance pourtant qu'il y a association de l'élément nerveux avec l'élément fluxionnaire.

La cause intime de cette maladie nous échappe. Nous savons qu'elle est dans l'atmosphère générale, dans des principes particuliers qu'elle renferme, et qui nous sont inconnus ; nous savons qu'elle est aussi dans l'atmosphère particulière des lieux; nous connaissons quelques prédispositions individuelles, mais nous ne voyons rien au-delà. Ce qui ne nous échappe pas pourtant, c'est l'affection qu'elle représente. Nous y trouvons l'élément fluxionnaire humoral représenté par le flux séreux qui se fait sur la muqueuse intestinale ; nous y trouvons l'élément nerveux accusé par les crampes, par les vomissements opiniâtres, par la gêne de la respiration, par le refroidissement des extrémités, par l'affaissement du tissu cellulaire général, par la cyanose, par l'état du pouls qui devient de plus en plus petit, moins résistant, etc. Voilà ce qu'il nous importe de connaître. C'est sur le diagnostic de ces éléments que reposent nos indications; nous ne pouvons pas nous en écarter. Nous en avons déjà parlé dans le chapitre précédent.

ART. III.

Des flux muqueux.

Les flux muqueux ne se montrent guère que sur les muqueuses respiratoire, digestive et génito-urinaire; et par flux muqueux, nous entendons la sécrétion d'une quantité plus ou moins considérable de mucosités, sans que la membrane soit le siége d'une irritation bien évidente.

La muqueuse respiratoire est maintes fois le siége de ces flux. Il n'est peut-être pas de praticien qui n'ait eu l'occasion de voir des individus, des vieillards notamment, qui rendent tous les jours, le matin principalement, une quantité notable de matière muqueuse, à peu près limpide, filante. Il y a chez eux un peu de toux, mais elle n'est pas en rapport avec la quantité de matière sécrétée. Ce qui est plus marqué, c'est la gêne de la respiration, due probablement à un certain engorgement de la muqueuse.

Les individus atteints de ce flux sont le plus souvent des goutteux, des rhumatiques, des dartreux, des scrofuleux, des teigneux. On reconnaît dans ces diathèses la cause qui produit et entretient ces flux.

C'est ici surtout qu'il faut se rappeler qu'on ne doit jamais brusquer les mouvements fluxionnaires. Si on les attaque, en effet, par des remèdes spéciaux qui les suppriment en modifiant la vitalité de la muqueuse, sans avoir pris toutes les précautions convenables, le mouvement fluxionnaire ne fait que se déplacer; il se porte bientôt, soit sur le parenchyme pulmonaire dont il amène l'engouement, l'œdème; soit sur la plèvre, où il produit un épanchement; et encore même la métastase arrive-t-elle parfois alors qu'on a mis en usage tout ce qui pouvait la faire éviter.

On ne peut guère songer à guérir ces flux en attaquant les diathèses qui les ont produits, on n'y parviendrait pas. Le plus souvent, en effet, on a affaire à des vieillards chez qui ces diathèses ont jeté des racines en rapport avec leur âge. On doit s'attacher par-dessus tout à détourner la fluxion; et l'on emploie dans ce but et les vésicatoires et les cautères. On prescrit en même temps les tisanes de lichen, de lière terrestre, de polygala de Virginie, qui modifient la vitalité de la muqueuse. Si la maladie persiste, on a recours quel-

quefois aux Eaux-Bonnes dont l'effet est plus avantageux. Quant aux balsamiques et aux préparations diverses de goudron, leur action ne saurait être trop
surveillée. S'ils ont plus de puissance pour supprimer
le flux, ils ont plus de puissance aussi pour produire
des métastases. Il n'est que trop fréquent, du reste,
d'être obligé de s'en tenir aux exutoires et à une simple tisane de lichen ; on court trop de chances, chez
les vieillards notamment, quand on veut guérir ces
flux d'une manière radicale, ou du moins trop prompte.

Il est des individus qui, sans avoir une irritation
intestinale tant soit peu prononcée, sont sujets à un
flux diarrhoïque mucoso-séreux. On en voit qui en sont
atteints depuis 15, 20, 40 ans ; qui l'ont depuis leur
jeune âge. La cause s'en trouve à peu près constamment
dans les diathèses que nous avons signalées plus haut.

Que faire dans ces circonstances ? Supprimer le flux
par les astringents, par les toniques, ne saurait entrer
dans l'esprit du médecin. Le détourner par des exutoires alors qu'il se fait sur une surface aussi étendue et
qu'il a de plus pour lui la force de l'habitude ? On ne
peut guère y songer. C'est au régime qu'il faut avoir
recours, c'est à l'hygiène surtout qu'il convient de s'a-
dresser. Le traitement ne peut être que palliatif.

Quant aux mucosités abondantes que fournit, dans
certains cas, la muqueuse vésicale, remonter à la
cause, attaquer l'affection, si c'est possible, détourner
la fluxion, modifier la vitalité de la muqueuse, ne pas

négliger les ressources que peut donner l'hygiène, telles sont les principales indications que présente cette maladie qui fait si souvent le désespoir et de celui qui l'a et de celui qui est chargé de la guérir.

Pour ce qui est enfin du flux qui se fait par la surface utéro-vaginale et qui constitue ce qu'on appelle les *flueurs blanches*, ce n'est encore communément que le symptôme de l'une des diathèses que nous venons de signaler. L'indication se réduit ici a attaquer l'affection par les moyens qui lui sont appropriés ; ce n'est que de ce côté qu'il faut attendre la guérison. Un exutoire ne saurait convenir dans ces cas, car, outre qu'il aurait à lutter et contre le mouvement fluxionnaire dépendant de l'affection et contre le mouvement physiologique qui agit dans le même sens, lutte dans laquelle il aurait fréquemment le dessous, il serait, en supposant qu'il réussit, tout aussi incommode pour la malade que les flueurs blanches qui ne présentent par elles-mêmes aucun danger. Quant aux remèdes qui pourraient supprimer le flux sans s'attaquer à l'état morbide général, comme, par exemple, les balsamiques ou les injections astringentes, nous ne croyons pas qu'un médecin prudent puisse jamais songer à leur emploi.

ART. IV.

Des flux glandulaires.

Nous ne voyons guère que le diabétès qui puisse rentrer dans les flux glandulaires. Cette maladie présente en effet, sous tous les rapports, un mouvement fluxionnaire réel. Il n'en est point de même pour d'autres flux glandulaires, pour le flux de larmes ou de salive, par exemple, où la sécrétion toute momentanée du liquide, avec les autres circonstances d'ailleurs qui l'accompagnent, doit faire considérer le phénomène comme purement nerveux.

La cause qui produit le diabétès n'est autre, le plus souvent, que celles qui amènent les fluxions : c'est une diathèse dartreuse, scrofuleuse, rhumatismale, goutteuse, teigneuse ; c'est une suppression de flux normal, morbide ou artificiel, qui, portant son action sur les organes sécréteurs de l'urine, y détermine l'acte morbide dont il s'agit.

Si on a l'occasion d'examiner les reins, on y constate ordinairement une légère hypertrophie, quelques veines variqueuses à leur surface ; mais on n'y trouve rien qui annonce une phlegmasie.

Enfin, le traitement qui a eu le plus de succès jusqu'ici dans cette maladie si fréquemment réfractaire aux moyens thérapeutiques, annonce encore qu'il s'agit réellement d'un mouvement fluxionnaire. Ce sont, en effet, les vésicatoires placés sur la région lombaire, qui ont ordinairement amené sa guérison dans les cas assez peu nombreux où elle a eu lieu.

Or, si dans ses causes, dans les symptômes qui lui appartiennent, dans le traitement qui lui convient, le diabétès se montre comme le résultat d'un mouvement fluxionnaire, nous ne voyons pas comment on pourrait ne pas le ranger dans la classe des flux.

RÉSUMÉ. — CONCLUSIONS.

Nous ne savons si nous nous faisons illusion, mais il nous semble que nous avons atteint le but que nous nous étions proposé.

Nous avons voulu ramener à quelques modes morbides généraux tout ce qu'il y a de plus important en médecine-pratique, savoir : les fièvres quelles qu'elles soient, la fluxion et ses diverses espèces, les maladies nerveuses et leurs nombreuses variétés. Or, il nous paraît, nous le répétons, que nous y avons réussi.

En premier lieu, en effet, nous voyons se rattacher parfaitement aux bases, tout à la fois claires et précises, que nous leur avons données, toutes les fièvres qui, sous la qualification d'*essentielles* ou de *symptomatiques*, forment un nombre si grand pour quelques-uns, et si incertain pour tous.

En second lieu, nous y trouvons, ramenées sous le titre d'*élément fluxionnaire*, et la fluxion proprement dite, et la classe des flux, et cette grande question des Modernes, qui fait toute leur médecine, qui remplit tous leurs livres : l'*inflammation*.

Nous y trouvons encore l'élément nerveux qui, avec des caractères précis, rassemble autour de lui des maladies si variées. Nous le voyons en effet former, d'un côté, les maladies nerveuses proprement dites; nous le voyons, de l'autre, constituer ces coassociations, ces complications qu'on rencontre si souvent dans les fièvres, les fluxions, les exanthèmes, etc., et qui déroutent à tout instant le médecin, s'il n'est bien fixé à leur égard.

La classe si importante des affections non-élémentaires (érésipèle , rhumatisme , goutte , exanthèmes aigus ou chroniques, scrofules, etc.) y occupe enfin une large place, puisque ces affections y sont étudiées aux deux points de vue les plus majeurs, savoir : la fièvre concomitante et les fluxions qu'elles présentent ou qu'elles sont susceptibles d'offrir.

Partout, quelle que soit l'affection que nous ayons eue sous les yeux, nous avons toujours fait marcher parallèlement l'état général et l'état local , et jamais nous n'avons oublié de les mettre en regard, quand il s'est agi des indications thérapeutiques.

Les lésions cadavériques ont fixé à un haut degré notre attention ; mais, au lieu de n'y voir que le résultat d'un phénomène toujours identique : l'inflammation, nous avons constamment cherché à rapprocher ces lésions de l'affection à laquelle elles avaient été liées. Cette étude nous a servi pour montrer la différence des états morbides généraux, si caractérisée déjà et par les conditions sous lesquelles ces états se forment et par les symptômes auxquels ils donnent lieu ; elle nous a autorisé à insister d'autant plus sur la nécessité d'en tenir compte dans le traitement des maladies.

Que reste-t-il en dehors du cadre que nous nous sommes tracé? Peu de chose certainement : des

23

questions secondaires, qui sont elles-mêmes vivement éclairées par la doctrine élémentaire qui montre partout le rapport qui existe entre l'affection et les lésions locales, qui montre partout la part qu'il faut accorder et à l'une et aux autres.

Quelle est à présent, nous le demandons, la maladie quelle qu'elle soit qui résistera à l'analyse de la doctrine élémentaire? Sera-ce, par exemple, une épidémie insolite? Mais cette épidémie, pour si étrange qu'on la suppose, ne sera jamais formée en dehors de nos éléments simples ou coassociés. Nous n'aurons donc qu'à déterminer les éléments que cette maladie présentera, et notre thérapeutique sera fixée d'une manière certaine, puisqu'elle ne saurait consister que dans l'emploi des moyens propres aux éléments que nous aurons reconnus.

Il résulte enfin de notre travail, que les maladies ne peuvent trouver d'autre base solide que l'*affection* ou état morbide général, et que sur cette base s'élèvent deux grandes classes qui les comprennent toutes, savoir : *les affections élémentaires* ou *éléments morbides*, et les *affections non-élémentaires ;* les premières offrant cela de particulier qu'elles se présentent *dans la plupart* des maladies, et, de plus, qu'elles dominent généralement les secondes, soit par le caractère qu'elles leur impriment, soit, par conséquent, en raison des indications capitales qu'elles fournissent.

Oui, nous en avons l'espoir, la doctrine des éléments,

telle que nous avons cru devoir l'envisager, aura désormais, en médecine-pratique, un rôle important et
assuré.

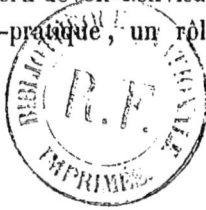

FIN DU TOME SECOND ET DERNIER.

TABLE

DES MATIÈRES CONTENUES DANS CE VOLUME.

TROISIÈME PARTIE.

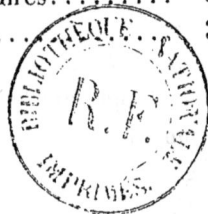

FIN DE LA TABLE DU TOME SECOND ET DERNIER.

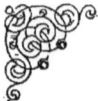

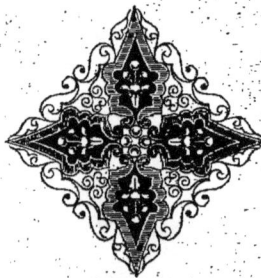

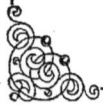

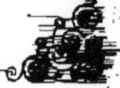

Montpellier, typographie de P^{re} Grollier.

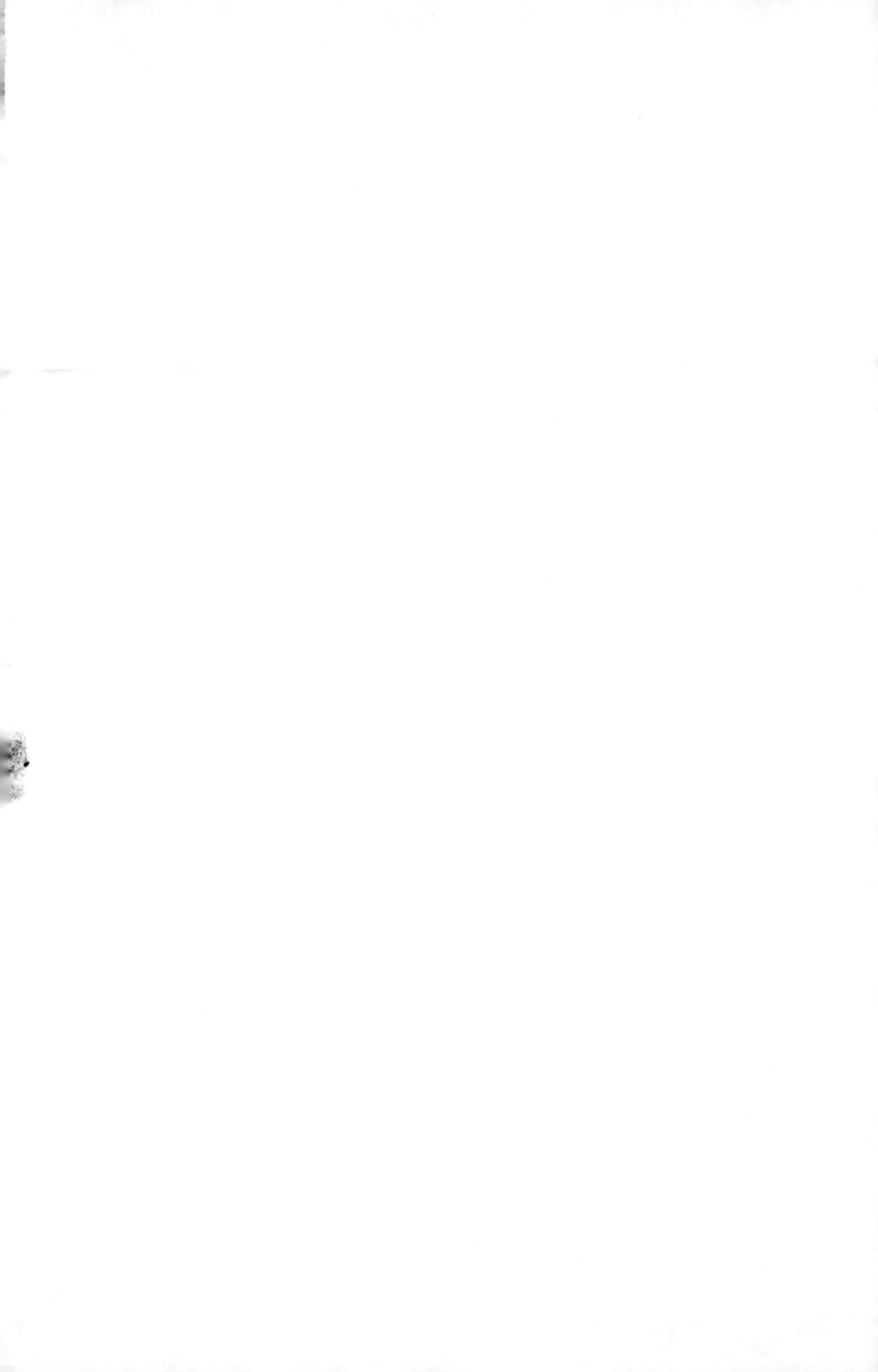

www.ingramcontent.com/pod-product-compliance
Lightning Source LLC
Chambersburg PA
CBHW060118200326

41518CB00008B/865